神針大要

道岩 **李義遠**
一坤 **李重吉** 공저

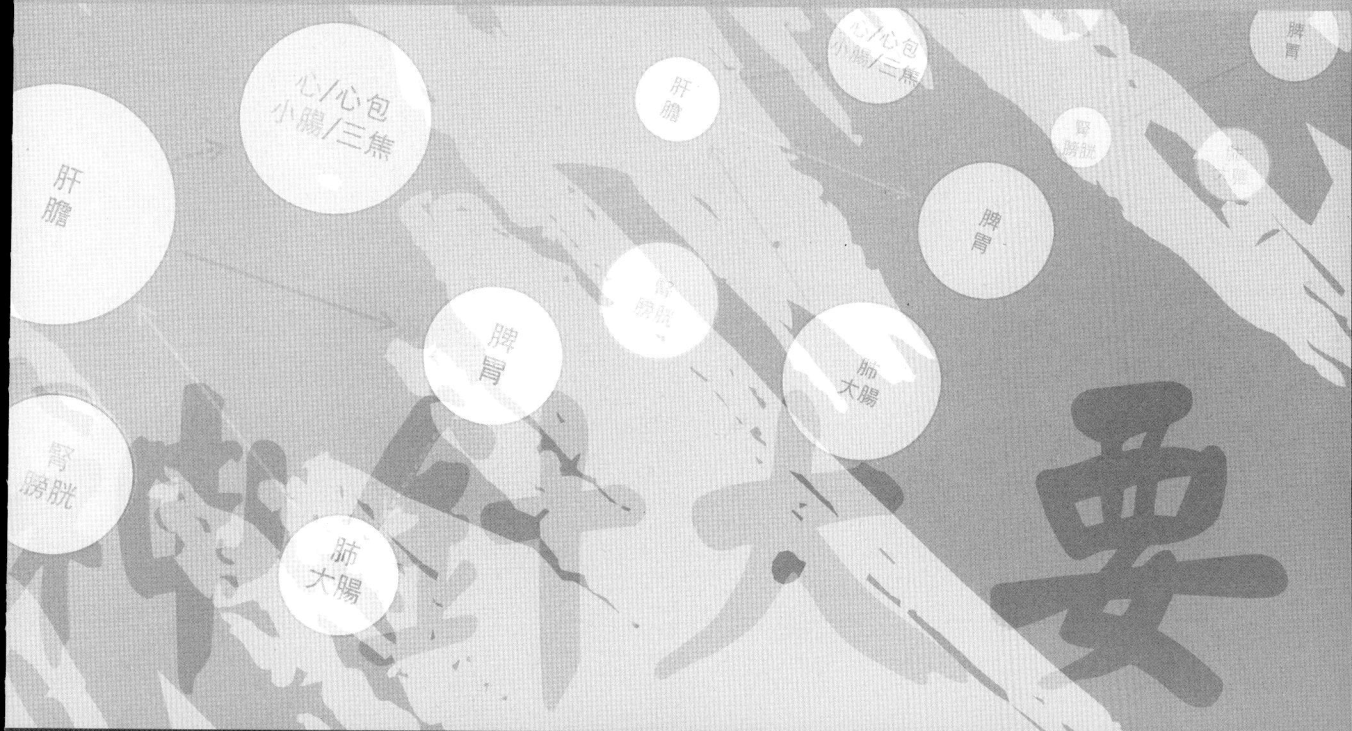

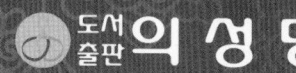

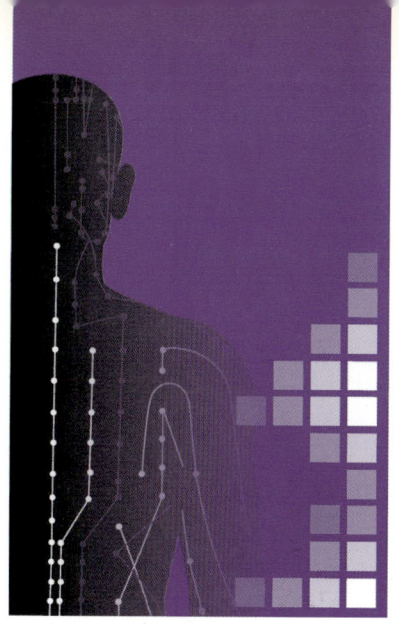

서 문

생명전기와 자기장을 연구하여 노벨상 후보로 두 차례 올랐던 로버트 베커(R. Becker) 박사는 다음과 같은 실험을 했다. 지구자기장에 평행한 자기장과 직각인 자기장을 각각 설치하고 그 안에 암세포를 배양하는 실험이었다. 배양기 속의 암세포를 직각인 자기장에 노출시켰을 때 암세포는 비정상적인 형태를 보였고 세포증식이 멈추었다. 그러나 평행인 자기장에 노출시켰을 때에는 아무런 변화가 일어나지 않았다. 이것은 자기장이 몸체에 직각으로 놓였을 때 그것에 영향을 미친다는 홀효과(Hall effect)의 원리를 실제로 보여준 것이다. 그는 다음과 같은 말을 했다.

「…인체를 거대한 화학 공장과 기계적 모델로 보는 현대 의학의 한계가 이미 드러나고 있다. … 또한 의사들은 이제 더 이상 환자들로부터 배우려 하지 않고 오로지 의공학자나 제약회사가 건네주는 데이터에 의존하려 한다. 현대 의학은 인체나 질병에 대하여 상당히 많은 것을 알고 있지만, 아직도 생명의 진리에서는 멀리 떨어져 있다. 더구나 지구, 달, 태양의 요동에 대응해서 어떻게 우리 몸이 신진 대사를 조절하고 있는지 아는 것이 거의 없다…내 견해로는 의학에 지자기장을 포함시킨다는 것은 아마도 금세기의 가장 중요한 발상이자 발견이 아닐까 싶다!」

필자가 보기에는 불행하게도 서양의학은 화학적-기계적 모델의 치료 한계를 벗어나려는 노력을 원하지 않는 듯하다. 과연 얼마나 많은 의료인들이 우뚝 일어나서 인간의 생명은 화학적-기계적 존재 이전에 전기적-자기적 존재, 즉 생기(生氣)적 존재라고 말할 수 있겠는가? 또한 암이나 난치병 환자에게 당신이 건강을 근본적으로 회복하려면 당신 몸의 생기적(전기적-자기적) 기능을 정상화하는데 달려 있다고 감히 말할 수 있겠는가? 베커 박사는 우리가 신체의 기본적 기능들을 논할 때 중요한 변수로서 지구 자기장을 포함시키고 있고, 이 책에서는 달, 태양과 인간과의 관계의 중요성과 그런 관계를 경락의 기능 구조라는 관점에서 구체적으로 규명하여 새로운 치료의 원리로 제시하고 있다.

그리스의 철학자 플라톤은 그의 인식론에서 다음과 같이 말했다.
「…사람들은 어떤 사물의 현상을 관찰하고 일정한 규칙성이 발견되면 이것을 하나의 진리라고 생각한다. 한 예로 의사가 한 약초를 써서 병이 나을 경우 그 약초에는 병을 고치는 힘이 있다고 생각한다. 그러나 그것은 단지 그 의사의 '생각'일 뿐 진리가 아니다. 또 사람들은 그러한 일정한 규칙성을 반복해서 발견할 경우 이것을 재현성이 확실한 객관적인 진리라고 생각한다. 그러나 그것은 단지 그의 '신념'일 뿐 진리가 아니다…」

플라톤에 의하면 어떤 사물의 현상적인 관찰에서는 그 사물의 참된 이치를 알지 못한다는 것이다. 우리는 그 '참모습'을 깨달아야만 비로소 진리를 알 수 있다는 것이다. 플라톤은 사물 본래의 '참모습'이라는 의미로 '이데아(Idea)'라는 말을 사용했다.

필자가 말하고 싶은 것은 생명의 블랙박스(경락시스템) 안에서 작동하는 기의 작용원리를 통해 인간의 '참모습'을 바로 알고 깨달아야만 암이나 난치병으로 죽을 목숨을 되살리는 길을 찾을 수 있다는 것이다. 생명의 '이데아(Idea)'로서의 기와 경락의 기능 구조를 깨달을 때 인간은 암이나 난치병으로부터 자유로워질 것이다. 이 책은 그것을 구체적으로 밝히고 있다.

일찍이 석가모니 부처는 위빠나사 명상을 통한 깨달음의 길을 다음과 같이 설명했다.

「깨달음에 이르는 길에는 신, 수, 심, 법(身受心法)이라는 앎의 단계를 거쳐야 한다.…네 자신을 들여다보면서 그 길을 찾으라!…」

무엇을 알아야 하는가? 먼저 자신의 몸[身]을, 그리고 자신의 느낌(기의 변화나 기분을 잘 느껴 아는 것)을, 마지막으로 자신의 마음[心]을 안으로 잘 살피어 그 몸, 느낌, 마음 안에서 일어나는 모든 현상을 통해 일정한 법칙[法]을 찾아야 한다. 이것이 곧 깨달음의 길이라 했다.

이 책에서 밝히는 경락 기능 구조의 원리란, 기에 관한 이야기들이면서, 어찌 보면 인간의 몸, 느낌(기분), 마음을 잘 들여다보는 세월 속에 생명이 잘 되는 길 또는 병든 인간을 치유하는 법을 찾는 과정들의 결과를 기록한 것이다.

이와 같이 신, 수, 심, 법(身受心法)의 생명공부 끝에 깨달은 '생명법', 즉 경락의 기능 구조적 원리에 따라서 생명이 잘되는 길을 가는데서 인간은 비로소 생로병사의 고생에서 벗어날 수가 있다. 크게는 근원의 한 기운으로 돌아가(歸一氣源) 세상과 사람을 잘 되게 하는 큰 힘을 얻고, 작게는 내 한 몸의 생기와 활력을 되찾아 험한 병을 얻거나 큰 고생을 해도 고통스러운 것을 모르고 잘 이겨내게 된다는 말이다.

독자들의 앞날에 많은 생명 공부가 잘 이루어지기를 간절히 바라는 바이다.

2008년 3월

道岩 李義遠

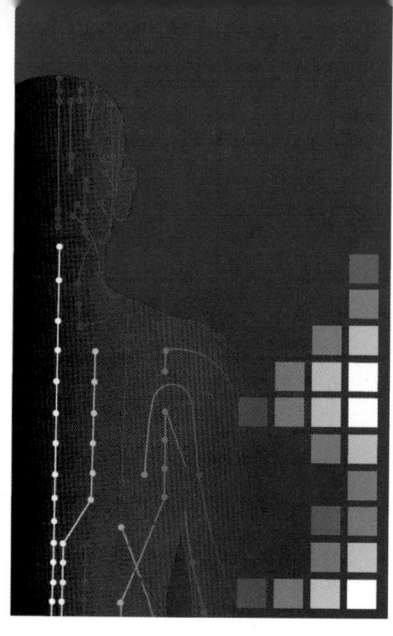

책을 내면서

93년 학생시절에 겪었던 약사법 파동은 한의사가 처한 법제도적인 문제점들을 부각시켜줬을 뿐만 아니라, 개인적인 입장에서는 한의학을 공부하는 나에게 한의학이 과연 무엇인가라는 근본적인 문제를 남겨줬습니다.

이러한 문제의식은 당시에 학생회 정책위원이라는 신분으로 의대생, 약대생들과 의료제도에 대한 심도 깊은 논의를 하면서 더욱 깊어져갔습니다.

한의학이 과연 필요한가, 한의학과 현대의학이 무엇이 다른가, 이원화된 의료제도가 과연 효율적인 것인가 등등.

학생회 활동이 끝난 이후에도 이러한 문제들에 대한 답을 찾기 위해 과학철학도 공부해보고, 의학도 공부해보고, 여러 방면으로 몸부림을 쳐보았지만, 마땅한 답을 얻지 못한 채 졸업을 하게 되었고, 생업에 휩쓸려 어느덧 10여년이 지나왔습니다.

한의사의 대표적인 치료 수단은 침과 한약입니다.

한약은 본초강목과 같은 본초서적과, 보제방과 같은 대형 방제서적을 몇 년에 걸쳐 전산화하면서 어느 정도 틀을 잡아갈 수 있었지만, 침에 대해서는 도무지 갈피를 잡지 못했고, 여러 침법을 사용해봤지만, 그 관념론적 체계에 회의를 느껴왔습니다.

한약의 본초와 방제를 체계화하다보면, 막다른 길에 다다르게 되는데, 이는 동병이치(同病異治)와 이병동치(異病同治)입니다. 어느 면에서 동병이치와 이병동치를 한의학의 장점으로 볼 수도 있지만, 또 다른 측면에서는 장점이 아닙니다. 병(病)과 치(治)의 체계에 모순이 있기 때문에 이병동치와 동병이치의 현상이 나타나는 것입니다. 상한론에서의 이러한 모순이 이동원의 비위론과 내상 개념으로 극복되었듯이, 이를 극복하기위해서는 이론적인 변화가 뒷받침 되어야 합니다.

이러한 막다른 길을 돌파하려는 과정에서 자연스레 체질의학에 관심을 가지게 되었고, 체질의학을 공부하면서 한약의 본초와 방제의 체계화의 막다른 길은 어느 정도 해소되었고, 그 결과의 극히 일부는 이 책의 부록(참고자료)에 실려 있습니다. 하지만, 여전히 침에서는 갈피를 잡지 못하고 있었습니다.

오행 이론에 근거한 침법이나 여타의 침법들은 재현성에 늘 회의를 느껴, 사용하다 접어두고, 사용하다 접어두고를 수 없이 반복해왔고, 결국 근육과 인대와 같은 구조적 관점에서 침을 사용하는 방법에 눈을 돌리게 되었습니다.

생계수단으로 보자면, 근육학적 관점에서 침을 놓아 효과가 좋기만 하면 문제될게 없지만, 어느 날 후배와의 우연한 만남은 구태에 젖은 나에게 큰 반향을 불러 일으켰습니다.

그 후배는 술자리에서 한의사로서의 삶에 대한 이런 저런 고민을 이야기하기 시작했고, 나도 선배랍시고 이런저런 경험들을 늘어놓으면서 조언을 해주기 시작했습니다. 자연스레 이야기는 한의사들의 친목 모임에서 금기시되는 화제인 임상적인 부분으로 흘러갔고, 근육학적 관점에서 침을 놓는 것이 매우 효율적이고, 재현성이 좋으니 꼭 해보라고 조언을 하던 중 그 후배는 나에게 선배가 한의사 맞냐는 돌발적인 질타와 함께 한의사가 한의학을 져버리면 한의사와 한의학의 정체성은 없는 것 아니냐는 비판을 받게 되었고, 그 자리에서는 이런 저런 현실적 조건과 한계를 들먹이며 스스로를 변호했지만, 집으로 돌아오는 지하철 속에서 내 자신에 대한 노여움과 부끄러움이 끊임없이 솟아나왔고, 그 후로도 한 동안 뇌리에서 그 후배의 말들이 떠나지를 않았습니다.

그 후배 덕분에 가슴 한편에 잠재워두었던, 이미 다 써버린 줄 알았던 열정이 꿈틀거리게 되었고, 이왕 갈 길이라면 열심히, 그리고 당당하게 가보자라는 결심을 세우게 되었고, 그런 결심으로 침에 관한 공부를 다시 하기 시작했습니다. 이런 저런 침구학 서적들과 논문들을 미친 듯이 읽기 시작했고, 사암침법이나 각종 오행침법과 체질침법까지 두루 살피게 되었고, 이런 저런 침에 관한 지식이라는 구슬들은 날이 갈수록 늘어갔지만, 이 구슬들을 꿰어서 보배로 만들 방법이 없어서 이 구슬 저 구슬만 만지작거리는 세월을 보내게 되었습니다.

그러던 와중에 우연히 도암선생을 만나게 되었습니다.

도암 선생의 이론을 처음 접했을 때의 느낌은, 이 이론은 정말 대단하거나 아니면 한 사람의 관념의 유희일 수 있겠구나란 생각이 들었습니다.

도암선생의 이론은 경락과 경혈의 개합이론을 근간으로 하고 있으며, 오수혈과 경락의 오행적인 관계가 실제 기 현상에서는 어떠한 방식으로 작동하는지에 대해 이론적으로 상세히 밝히고 있고, 체질이라는 것이 경락에서는 어떠한 현상으로 나타나는지도 제시하고 있어, 그 내용이 처음 접해보는 관점과 이론이라 당황스럽기도 했고, 한편으로는 지적인 호기심도 자극 받게 되었습니다.

도암선생으로부터 직접 기수련을 받고, 기의학과 인체의 경락의 기능 구조와 원리를 공부하면서 여러 침법 이론에서 가졌던 의구심들은 하나하나 사라져갔고, 기수련의 결과로 기감이 발전하여 기를 직접 살필 수 있는 눈을 얻게 되어,

도암선생의 이론이 인체에서 살아 움직이는 기 현상과 모두 들어맞는다는 것을 하나하나 직접 확인하게 되었습니다. 또한 이 책은 그러한 확인 작업의 결과물이기도 합니다.

한의학을 공부하는 한의사와 한의학도에게 기를 공부한다는 것은 큰 의미를 가지고 있습니다. 침이라는 것이 기에 의해서 효과를 나타내는 것이고, 한약의 효과도 기를 매개로 나타납니다.

기에 눈을 뜨지 못한 채 침을 놓는다는 것은 눈이 없는 사람이 길을 가는 것과 같습니다. 눈이 없다고 길을 못가는 것은 아니지만, 눈으로 보면서 길을 가는 것보다는 불리한 입장에 처할 수밖에 없습니다.

이 책은 장님이 코끼리 더듬던 수준의 침구학을 눈으로 직접 코끼리를 보는 수준으로 높여줄 수 있다고 생각됩니다.

서로 다른 체계로 다루어져온 사암침법과 팔체질침법을 이론적으로 통합시켰고, 음양화침법의 장경과 부경의 허실관계가 왜 그렇게 현상적으로 드러나는지 경락의 표리관계와 허실의 특성으로 설명이 되고, 두솔사상침법의 통렬한 사암침법의 정격과 승격, 그리고 상생상극 이론에 대한 비판이 경락과 경혈의 본래의 특성에 기인하고 있으며, 오수혈들의 상생상극의 원리가 실제 기 현상에서는 어떠한 의미를 가지고 있는지도 밝혀내었고, 체질침법이 왜 오리무중에 빠지게 되었는지에 대해서도 납득이 가고, 경락의 표리 관계나 경락의 상합, 교상합과 같은 여러 침구학의 근본적인 문제들에 대한 답도 제시하고 있습니다. 또한 사암침법과 팔체질침법의 처방들보다 뛰어난 효과를 보이는 새로운 처방들도 제시하고 있습니다.

오수혈을 이용한 침법들은 여러 가지가 있지만, 사암침법과 팔체질침법이 양대 산맥을 이루고 있습니다. 그러나 사암침법은 그 이론적 토대가 부실하고, 팔체질침법은 사암침법보다는 이론적 토대가 탄탄하지만, 그 이론과 처방의 구성 원리가 명확하게 밝히지 않은 부분이 많아, 제대로 평가받지 못하고 있는 실정입니다.

이 두 침법은 분명 인체의 경락과 경혈 현상의 법칙성을 반영하고 있고, 세계적으로 자랑할 만한 침법임을 그 누구도 부인할 수는 없습니다. 그러나 이 책에서 밝히고 있는 오수혈의 원리를 통해 본다면 결과적으로 사암침법과 팔체질침법은 반쪽짜리 치료법입니다.

언젠가 김용옥 선생이 체질침법은 4천만 국민을 먹여 살릴 수 있는 상품성을 가지고 있다는 말을 한 것으로 기억됩니다. 이 책을 쓰면서, 그리고 사암도인과 권도원 선생의 처방들을 발전시킨 처방들을 통해 매일매일 환자를 치료하면서, 김용옥 선생의 말이 단지 '주장'이 아니라, '사실'이라는 생각이 더욱 확실해져 감을 느끼고 있습니다.

마지막으로 일탈을 생각할 때마다, 직간접적으로 바른 길을 가라고 채찍질해 준 동료 및 선후배들에게 감사드리며, 이왕 갈 길이라면, 열심히 그리고 당당하게 가자라는 결심을 갖게 해준 후배에게 이 책을 통해 감사 인사를 대신하고 싶습니다.

2008년 3월

一坤 李重吉

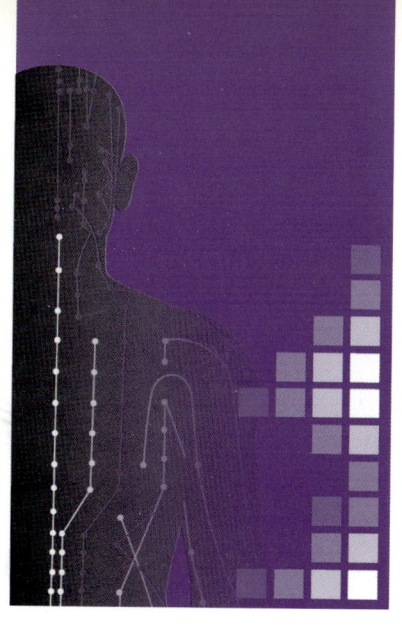

목 차

상면 경락의 개합 원리

서 론 ●●● 19

침針과 기氣 ●●● 37

오수혈 ●●● 39

경락 개합開闔과 개혈開穴의 의의 ●●● 43

시간에 따른 경락의 개합開闔 ●●● 47

1. 인체 경락의 남북 방향에 따른 극성 ●●● 49
2. 인체 경락의 좌우 개합開闔 ●●● 52
3. 인체 경락의 수경手經, 족경足經의 개합開闔 ●●● 53
4. 장경臟經-부경腑經, 좌경左經-우경右經, 수경手經-족경足經의 개합 ●●● 54
5. 사암침법과 경락의 시간에 따른 개합開闔의 적용 ●●● 57
6. 경락의 개합과 체질 ●●● 58
7. 체질침법에서 경락의 시간에 따른 개합開闔의 적용 ●●● 60
8. 경락의 개합과 복합체질 ●●● 62

9. 음시간과 양시간(달 영향권 시간대와 해 영향권 시간대) ●●● 64

공간에 따른 경락의 개합開闔 ●●● 77
1. 달과 인체의 경락 ●●● 77
2. 음력 상순 하순과 경락의 개합 ●●● 79
3. 심신心身 치료 경락의 대칭 구조 ●●● 82
4. 경락 개합의 고정축 ●●● 84

중편 경락의 기능 구조

경락의 기능적 구조 (1) ●●● 93
경락의 기능적 구조 (2) 〈심신心身구조〉 ●●● 95
경락의 기능적 구조 (3) 〈경락經絡의 표리表裏 관계〉 ●●● 99
경락의 기능적 구조 (4) 〈수경手經과 족경足經(상하上下)의 연계〉 ●●● 103
경락經絡의 허실虛實 ●●● 111
경락의 기능적 구조와 체질 ●●● 115
두 개의 경락經絡 체계, 두 개의 체질體質 구조 ●●● 119
복합체질과 부장기이론 ●●● 125

하편 오유혈의 원리

정격正格 승격勝格과 보補 사瀉 ●●● 131
사암침법 정격승격의 배혈구조 〈모자혈母子穴과 관혈官穴〉 ●●● 141

경락과 경락의 상호작용 ••• 153
팔체질침법의 배혈구조 〈모자혈母子穴과 수혈讐穴〉 ••• 163
좌선성 인체와 우선성 인체 〈사암침법과 팔체질침법의 차이〉 ••• 177
새로운 시대의 새로운 처방 〈심신동치心身同治〉 ••• 189
마음 심心과 염통 심心 〈심경心經과 심포경心包經〉 ••• 195
오행이론에 따른 체질과 경락의 대소관계 ••• 205

오수혈의 취혈 ••• 211
  1. 수태음폐경 ••• 212
  2. 수양명대장경 ••• 215
  3. 수궐음심포경 ••• 217
  4. 수소양삼초경 ••• 220
  5. 수소음심경 ••• 222
  6. 수태양소장경 ••• 224
  7. 족태음비경 ••• 227
  8. 족양명위경 ••• 230
  9. 족소음신경 ••• 232
  10. 족태양방광경 ••• 234
  11. 족궐음간경 ••• 236
  12. 족소양담경 ••• 237

부록 복합체질 참고자료

경락 기능 구조의 실제 활용 ••• 241

16 신침대요(神針大要)

    1. 요 통 ●●● 249

    2. 호흡기질환 ●●● 254

    3. 신경정신과 질환 ●●● 256

복합체질과 방제 ●●● 259

    1. 복합체질과 본초 ●●● 262

    2. 복합체질과 조방 및 약대 ●●● 264

    3. 소음>소양과 소양>소음의 병증약리 : 장경악張景岳의 숙지황熟地黃과 당귀當歸 ●●● 266

    4. 소음>소양의 병증약리 : 왕청임王淸任과 도인桃仁 홍화紅花 ●●● 271

    5. 태음>소양과 소양>태음의 병증약리 : 상국음桑菊飮과 은교산銀翹散 ●●● 273

    6. 무희옹繆希雍과 소양>태음, 태음>소양의 병증약리 ●●● 274

    7. 오국통吳鞠通과 소양>태음, 태음>소양의 병증약리 ●●● 277

    8. 사물탕과 복합체질 ●●● 278

    9. 갈근 승마와 태음>소양과 소양>태음 ●●● 286

체질론의 오행적 병인과 장부론의 변증적 증후의 분석 종합 ●●● 292

    1. 태양인 ●●● 292

    2. 소양인 ●●● 296

    3. 태음인 ●●● 307

    4. 소음인 ●●● 315

복합체질과 성정性情 ●●● 327

  『인간, 세상 그리고 체질의학』

    프롤로그 ●●● 329

    사대사상체질론 ●●● 357

상편

경락의 개합 원리

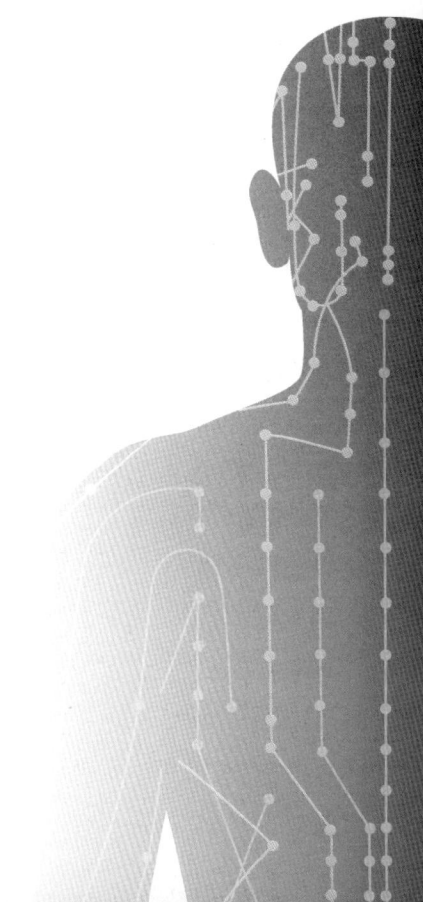

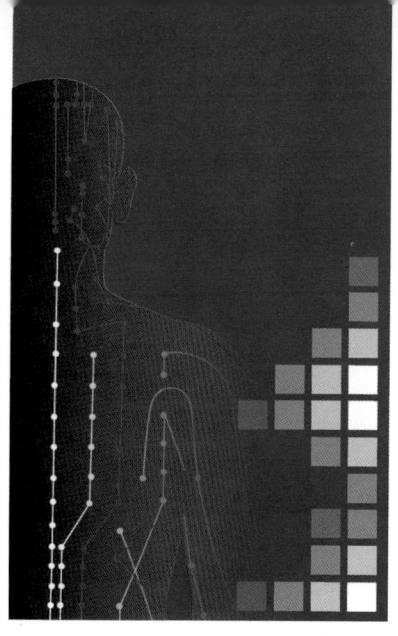

서 론

침구학은 수천 년의 역사를 지니고 있고, 실제 임상에서도 여러 영역에서 질병치료에 많은 기여를 하고 있지만, 학문적으로는 '경험의 누적'이라는 단계를 크게 벗어나지 못하고 있는 것이 현실입니다.

황제내경으로부터 수많은 침구학 서적들이 저술되어왔지만, 기실 내용적으로는 경락의 기능과 구조라는 측면에서 일관성 있는 이론이나 경락 현상을 설명해주는 체계적인 모형이나 가설조차 존재하지 않는 것이 침구학의 현주소입니다.

침구학의 토대가 되는 경락에 대한 이론은, 경락 현상을 설명해주는 기능 구조적 모형을 통해 설명되고, 또 반대로 경락 현상을 설명해주는 기능 구조적 모형에 의해 침구학의 이론은 그 발전에 제약을 받기도 합니다.

최근까지의 경락 현상을 설명해주는 경락의 기능적 구조에 대한 모형은 수태음폐경에서 족소양담경까지 순환고리를 형성하여 순환하는 구조이지만, 이러한 순환고리의 모형은 자오유주침법에서 주로 활용될 뿐 임상적으로 사용되는 대부분의 침법에서는 순환고리의 모형보다는 구심성의 특성을 가진 병렬구조의 모형을 전제하고 있는 경우가 많습니다.

병렬구조는 인체의 오장육부가 서로 연계되기는 하지만 기본적으로 독립적인 구조를 가지고 있듯이 개별 경락도 일정 영역에서 독립적으로 기능하는 구조입니다.

자오유주침법도 오수혈과 오행이론을 활용하고, 사암침법도 오수혈과 오행이론을 활용하지만, 두 이론의 토대가 되는 경락의 기능적 구조가 다르기 때문에 실제 임상에서의 활용 방식이 확연히 달라지게 됩니다.

자오유주침법은 수태음폐경에서 족소양담경까지의 순환고리의 모형을 토대로 삼고 있고, 치료의 원리가 되는 경락과 경락의 상호관계는 오행의 상생상극 관계로 설명하지만, 경락들간의 상생상극 관계의 토대가 되는 경락의 기능 구조에 대해서는 구체적인 언급이 없이 장부간의 상생상극관계로 얼버무리고 있습니다.

사암침법의 경우 구체적으로 경락의 기능적 구조에 대해 언급하고 있지는 않지만, 사암침법에서 전제하는 경락의 기능적 구조는 기본적으로 개별 경락이 독립적으로 기능하면서 오수혈과 오수혈간의 관계, 경락과 경락간의 관계는 상생상극 관계를 가지고 있습니다. 하지만 사암침법에서는 경락과 경락 혹은 장부와 장부의 상생상극 관계를 설명해주는 경락의 기능 구조적 토대는 뚜렷하게 제시되지 않습니다. 사암침법의 처방 구성 원리와 그 처방들의 임상적 활용방식을 통해 역추론해보면 경락과 경락의 상생상극 관계는 오수혈을 통해 이루어진다고 인식한 것으로 생각됩니다.

경락의 기능적 구조에 대해 현재까지 알려진 내용 중 가장 자세하면서 체계적으로 구성된 이론은 권도원 선생의 팔체질침법입니다. 하지만 권도원 선생의 경락의 기능적 구조에 대한 이론은 그 가치에 비해 제대로 평가받지 못하고 있는 실정입니다. 근래에는 체질의 존재 이유에 대해 종교적으로 설명을 하는 글들이 발표되면서 권도원 선생의 경락에 대한 이론들은 한의사들의 의학적인 관심에서 점점 멀어지는 실정입니다.

권도원 선생이 제시한 경락의 기능적 구조에 대한 이론은 경락과 경락, 경락과 장부가 어떠한 방식으로 작동하는지에 대한 내용들을 담고 있습니다. 오수혈의 작동 원리의 토대가 되는 기능적 구조를 송혈(送穴)과 수혈(受穴)의 개념을 통해 제시하고 있고, 오수혈간의 작동 원리를 토대로 경락간의 관계도 설명하고 있으며, 오수혈과 경락을 통해 장부간의 상호관계가 이루어진다고 말하고 있습니다. 그리고 이러한 내용들을 경험적으로 확인하여 침구학 역사에서 큰 의의를 가지고 있다고 할 수 있습니다. 다만, 사암침법에서는 오수혈과 오수혈간의 상생상극관계를 포함하고 있지만, 권도원 선생의 이론에서는 오수혈들간의 상생상극관계는 수용하지 않으며, 이 때문에 처방구성의 방법론에 있어 사암침법과 팔체질침법은 차이를 가지게 됩니다.

　사암침법에서는 폐경의 경우 척택과 태연이 정반대의 역할을 한다고 인식하지만, 권도원 선생의 경우 척택+와 척택-, 태연+와 태연-가 각각 반대의 역할을 하는 것으로 인식하게 되고, 경혈의 영수보사가 바뀌면 그 역할이 정반대라고 해석하게 됩니다. 그러나 영수보사를 반대로 하는 것과 혈위 선택을 다르게 하는 것은 전혀 작용이 달라집니다.
　실제 인체의 경락에서 모자(母子)혈과 관수(官讐)혈의 관계는 사암도인의 방식으로 작동하며 경락의 기능적 구조라는 측면에서는 사암도인이나 권도원 선생이 제시한 내용과 차이가 있습니다. 경락의 기능 구조편에서 실제 경락이 어떠한 기능 구조를 가지고 있고, 어떠한 방식으로 상호작용하는지 설명됩니다.

　권도원 선생의 주요한 또 하나의 업적은 새로운 처방의 창안입니다.
　권도원 선생이 발표한 처방들에는 사암침법과 배혈이 같은 처방도 있고, 사암침법에서는 사용되지 않는 오수혈을 활용하여 배혈방식이 사암침법의 정격 승격과는 다른 새로운 처방들도 있습니다.
　권도원 선생의 새로운 처방들은 『난경』의 오행 상생상극 이론을 토대로, 장부 및 경락들간의 상생상극 관계의 여러 가지 가능한 방법들 중에서, 실제 임상적으로 일일이 확인을 거쳐 확립되었지만, 그 처방의 구성원리에 대해 체계적인 이론으로 승화시키진 못했습니다. 경락을 제어하는 여러 가지 방법 중에서 부작용이 적은 형태의 처방을 경험적으로 취사선택했음을 초기 논문에서 밝히고 있을 뿐입니다.

권도원 선생이 가장 최근에 발표한 처방들은 크게 두 부류로 분류가 가능합니다. 사암침법의 정격 승격처럼 모자혈과 관혈로 구성된 처방이 있고, 권도원 선생이 정립한 모자혈과 수혈로 구성된 처방이 있습니다.

권도원 선생이 새롭게 구성한 처방은 임상적으로 뛰어난 효과를 가지고 있습니다. 또한 사암침법의 정격 승격의 처방들과 권도원 선생의 새로운 처방들은 그 효과가 대등합니다. 지금까지의 경락에 관한 이론 중에서 사암도인과 권도원 선생의 이론만큼 체계적이면서 임상적으로 뛰어난 효과를 보이는 경우는 없었다해도 과언이 아닙니다. 사암도인과 권도원 선생이 정립한 오수혈에 관한 두 이론은 세계에 자랑할 만한 이론입니다. 또한, 사암침법의 처방과 권도원 선생의 처방에는 인체 경락현상의 중요한 비밀을 담고 있습니다.

사암침법의 처방과 권도원 선생의 처방은 표면적으로는 경락의 허실에 대해 모자혈(母子穴)과 관수혈(官讐穴)을 활용하는 방법에 차이가 있지만, 그 이면에는 음과 양처럼 좌선성과 우선성의 특징을 가지고 있으며 좌선성과 우선성을 잘 구분해서 활용하여야 늘 재현성 있는 효과를 나타내게 됩니다.

우리 인체는 기의 속성(극성)이 좌선성인 사람과 우선성인 사람으로 구분됩니다. 일란성 쌍둥이는 한쪽이 우선성이고 한쪽은 좌선성으로 태어나는데, 수정란이 분화되면서 이러한 극성이 형성되는 것으로 생각됩니다. 사암침법과 권도원 선생의 처방들은 이러한 인체의 좌선성과 우선성을 잘 구분하여 활용하면 뛰어난 효과를 보이지만, 이를 구분하지 않을 경우 재현성도 떨어지고 효과도 현저히 감소하게 됩니다. 또한 사암침법만 사용한다거나, 팔체질침법만 사용하는 것은 반쪽짜리 치료법이 될 수밖에 없습니다.

이 책에서는 경락과 경혈이 개합되는 원리를 토대로 사암침법과 권도원 선생의 처방들을 어떻게 활용하여야하는지에 대한 방법을 제시하였고, 또한 사암침법과 팔체질침법의 효과를 뛰어넘는 새로운 처방을 제시하였습니다. 이 처방들은 경락의 기능 구조에 근거하여 정립된 처방이며 임상적으로 뛰어난 효과와 안정성이 확인된 처방입니다. 또한 새롭게 발표한 도암 선생의 처방들은 심신을 동시에 치료하는 효과가 있어 근골격계 질환은 물론이고, 정신과 질환이나 스트레스성 질환에도 탁월한 효과가 있습니다. 또한 타경(他經)혈을 사용하는 사암침법과 권도원 선생의 처방들보다 해당 경락에 보다 정밀하게 작용하기 때문에, 효과의 범위도 정확하고, 효과의 속도도 빠른 특성을 가지고 있습니다.

침구학에는 많은 기본적 의문들이 있지만, 대부분의 질문들은 정확한 답이 제시되지 않은 상태입니다. 침은 어떻게 효과를 나타내는가, 경락은 과연 무엇인가, 경락은 장부와 어떤 관계를 가지고 있는가, 경락이 좌우 두 개 존재하는 이유는 무엇인가, 좌우의 두 경락은 같은가 다른가 또한 다르다면 무엇이 다른가, 경락과 경락은 어떠한 방식으로 상호작용하는가, 체질에서의 장부대소와 경락의 허실을 동일시 할 수 있는가, 경락의 허실이란 무엇인가 등과 같이 매우 기본적인 문제들에 대해 우리는 제대로 된 답을 가지고 있지 않으며, 이런 물음들에 대한 답이 없는 한 침구학이 '경험의 누적'이라는 한계를 뛰어넘어 학문으로 발전하는 것은 불가능합니다. 이 책은 이처럼 기본적인 질문들에 대해 답을 제시하려는 노력의 성과들을 담았습니다.

침구학의 기본적 질문들에 답을 하기 위해서는 우선 경락에 대한 개념 규정이 선행되어야 하지만, 사실 경락의 개념 규정문제는 역사적으로 매우 많은 변천을 거쳐 왔고, 다양한 시각들과 생각들이 얽혀 있기 때문에 쉽게 정의할 수 있는 것은 아닙니다.

『중국침구학술사대강』에서는 이러한 역사적 변천과정과 여러 생각들의 얽힘을 어느 정도 풀어내어 설명하고 있지만, 경락의 개념을 본래의 원시적 개념으로 되돌려놓았을 뿐 새로운 내용을 제시하고 있진 못합니다. 결국 우리는 수천 년 전의 원점으로 다시 되돌아가게 됩니다. 경락이란 무엇인가?

경락과 경혈은 인체의 기 현상을 관측하고 제어할 수 있는 전자기장의 속성을 가진 체계라고 말할 수 있습니다. 경락과 경혈은 해부학적인 구조가 발견되지 않았지만, 인체 표면의 일정한 위치에 나타나는 특성을 가진 것은 분명합니다.

경락은 기(氣)와 불가분의 관계이고, 경락은 기를 통해서만 그 실체와 작용을 드러내기 때문에 이시진(李時珍)의 말처럼 경락은 기를 느끼는 사람만이 제대로 관찰할 수 있습니다.

인체의 기는 현대과학의 장비로 측정이 쉽지 않습니다. 인체의 기가 전자기적 특성을 가지고 있는 것은 분명하지만, 지구 자기장의 수백만분의 일 정도로 약하기 때문에 이를 측정하는 장비를 만드는 것은 쉽지 않습니다. 또한 설령 이러한 장비를 만들었다해도 인체의 전자기장을 측정하기도 전에 주변의 다양한 간섭으로 인해 정확한 결과를 얻기가 거의 불가능합니다.

인체의 기를 측정하는 방법 중 현실적인 대안은 기감(氣感)입니다. 기감은 일부의 사람들에게서 선천적으로 또는 일정한 수련을 통해서 얻게 되는 능력으로 인체의 기를 직접 느끼는 것입니다. 흔히 기감은 타고난 소질을 가진 사람들의 전유물처럼 인식되지만 정확한 수련방법으로 일정 기간 수련을 거치면 대부분 기감을 얻을 수 있습니다[1].

물론 기감을 통해 인체의 경락을 연구한다는 것은 많은 비판의 여지가 있고,

특히 모든 사람이 간단하게 획득할 수 있는 능력이 아니고, 이를 소유한 사람들끼리도 편차가 존재하기 때문에 객관성의 문제가 있지만, 기를 측정할 수 있는 다른 대안이 없는 상황에서는 기감이 유일한 대안이며, 기감을 통해 측정된 내용이 실제 인체에서 제대로 작동하는 것을 보면 기를 측정할 수 있는 장비가 나오기 전까지는 매우 유용한 방법임에는 틀림이 없습니다.

경락과 경혈은 인체 기의 상태를 반영해주는 반응처이면서 동시에 인체 기의 상태를 조절할 수 있는 스위치이기도 합니다.

경락과 경혈에 드러나는 기의 상태를 통해 인체의 어느 영역에 이상이 있는지를 알 수 있고, 반대로 경락과 경혈에 적절한 자극을 가하면 해당 경락과 연관된 부위의 기의 상태가 정상으로 회복됩니다.

경락과 경혈은 해부학적 구조를 가지고 있지 않기 때문에 인체가 처한 시공간적 조건에 따라 활성화되기도 하고 비활성화 되기도 합니다. 이러한 활성 비활성을 옛 사람들은 개합(開闔)이라고 정의하였고, 자오유주침법은 바로 이 개합을 중심 개념으로 활용하는 이론입니다.

경락과 경혈이 활성화되었을 때 자극하는 것과 비활성화 되었을 때 자극하는 것은 질적으로 다른 결과를 보입니다.

기존에는 개합에 대한 의미규정이나 임상적인 의미에 대해 밝혀진 바가 없었기 때문에 개합이 등한시되었지만, 『의학입문』에서는 신침(神針)의 경지에 다다르기 위한 네 가지 요건 중 하나를 개합으로 제시하였고, 실제로 경락과 경혈의 개합은 침의 효과를 좌우하는 중요한 요소 중 하나입니다.

경락과 경혈의 개합은 인체의 시공간적 조건에 의해 달라집니다. 지구라는 제한된 영역에서 시간과 공간은 태양과 달과 지구의 관계로 정의 되며, 인체의 경락은 태양과 달의 상태에 따라 개합이 달라집니다. 또한 인체의 기도 전자기

---

1) 필자의 경우도 도암선생 지도하에 주2회의 수련을 통해 6개월째부터 기감이 생기기 시작했고, 점차 발전하여 경락을 연구할 수 있는 정도의 기감을 얻게 되었습니다.

장의 속성을 가지고 있고, 지구도 지자기장을 방출하기 때문에, 인체의 전자기장과 지구의 지자기장이 상호작용하면서 지표면에서의 공간적 변화에 따라 경락의 개합이 영향을 받습니다. 이 영향은 인체의 동서남북 방향과 체위에 따라 경락의 개합이 변하는 방식으로 드러납니다.

경락과 경혈의 병리적 상태는 허실로 구분되고, 경락과 경혈에 대한 자극은 보사로 구분됩니다. 한의학의 묘미는 변증론치라 일컬어지고, 변증론치에는 수많은 변증 기준이 있지만 경락에서는 허실만이 존재합니다. 경락과 경혈에 존재하는 기는 전자기적 속성을 가지고 있고, 이 때문에 마치 자석의 N극과 S극처럼 극성을 가지게 됩니다. 병리적인 상황에서는 이러한 극성이 어느 한쪽으로 치우치게 되는데 이를 허실이라 할 수 있고, 극성의 치우침을 바로잡는 것이 보사(補瀉)라고 할 수 있습니다. 이러한 특성 때문에 경락은 허실 이외의 다른 질적인 속성을 가지고 있지 않는 것으로 생각됩니다.

초기의 경락이론은 경락의 허실에 대해 보사의 방법만을 가지고 있었으나, 경락이론이 장상이론과 결합되면서 경락의 허실과 장상의 허실이 개념적 혼란을 일으키게 되었고, 상한에서 유래한 표리와 한열의 개념까지 유입되면서 혼란은 더욱 가중되게 됩니다.
경락의 허실과 장상이론 그리고 표리한열의 개념이 결합되면서 침구학의 발전에 어느 정도 긍정적인 기여를 한 것은 사실이지만, 경락 자체에 대한 이해와 연구는 오히려 미궁으로 빠지게 되었고, 허실만 존재하던 침구학에 팔강이 적극적으로 도입되면서 이러한 혼란은 더욱 가중되게 됩니다.
이러한 혼란 증가의 원인은 애초에 경락의 허실에 대한 명확한 개념 규정이 없었기 때문입니다.
경락의 허실은 증상의 양상으로 구분되지 않으며, 장상이론이나 표리한열에 대한 진단근거들을 통해서도 구분되지 않습니다. 우리가 구분될 수 있다고 믿고 있거나, 구분되기를 바랄 뿐입니다.

경락과 경혈을 기감을 통해 직접 관찰해보면 경락의 허실은 오수혈의 상태를 통해 정의될 수 있습니다.

사암침법의 처방을 통해 본다면 경락이 허하면 해당 경락의 모혈(母穴)이 활성화되고, 실하면 해당 경락의 자혈(子穴)이 활성화됩니다.

이는 사암도인이 책상머리에 앉아 궁싯거리면서 사암침법의 정격과 승격을 만들어냈다기보다 직접 경락과 경혈을 관찰하면서 정격과 승격의 원리를 구성했을 가능성을 시사해줍니다.

경락의 허실을 경혈의 활성화로 규정하는 것은 실제 임상에서 다양한 증상들, 특히 한열표리의 속성이 다른 증상들을 통해 경락과 경혈을 관찰해도 마찬가지의 결과를 보여줍니다. 증치의학에서 제시하는 팔강의 다양한 변증론치의 내용들이 경락에서는 결국 허실로만 드러날 뿐입니다.

경락의 허실은 또한 체질과도 직접 연결됩니다. 경락의 허실은 상황에 따라 변동되는 것으로 생각되지만, 실제 인체의 경락과 경혈이 보여주는 특성은 이와는 다릅니다. 선천적으로 타고난 것처럼 증상의 표리한열허실의 양상과는 무관하게 경락은 체질에 따라 늘 일정한 허실 상태를 나타냅니다. 증치의학적 관점에서는 같은 유형의 증상이더라도 경락의 허실은 체질에 따라 허와 실이 결정될 뿐 증상의 속성이나 증상의 원인에 의해서 결정되지 않습니다.

지금까지의 체질의학은 형태적인 분류학 이상의 의미를 갖지 못한 것이 사실입니다.

성정을 통한 구분이든 체형을 통한 구분이든, 지금까지의 체질 개념은 임의적인 분류와 질적으로 다른 본질적인 기준을 제시하지 못했습니다.

성정을 통한 체질 구분에서 늘 문제가 되는 것은, 체질감별을 위한 감별자와 피감별자와의 의사소통에 사용되는 용어와 개념이 늘 상대적이라는 점입니다.

이제마의 체질의학은 인간의 인식 기능의 선천적 편차를 강조하고 있고, 인식 기능의 선천적 편차가 체질의 근본적 이유로 제시되고 있습니다. 서로 편차를 가진 인식 기능을 가진 두 사람이 같은 개념을 사용해도 그 내포된 의미는 다른 경우가 많을 수밖에 없기 때문에 성정을 통한 체질감별은 근원적으로 한계를 가지게 됩니다.

성격이 급하면 양인이고, 소심하고 걱정이 많으면 음인이라고 많이들 이야기하지만, 성격이 급하다는 것과 소심하고 걱정이 많다는 것은 상황에 따라 상대적이기 때문에 선천적이고 비가역적인 의미로서의 체질에 대한 구분 기준으로 사용되는 것은 근본적으로 한계를 가지게 됩니다.

또한 전형적인 성정의 특성을 소유한 사람은 감별이 쉽지만 삶을 통해 다양한 환경에 적응하면서 타고난 성정이 굴절된 경우에는 감별이 어렵게 됩니다.

설문지를 통한 체질감별의 경우 A체질 몇 %, B 체질 몇 %라는 결과가 나오는 것도 이런 이유이고, 상담이나 설문이라는 방식을 통해 얻어진 정보를 해석하는 방법 또는 해석자의 편향 때문에 결과에 대한 신뢰도가 약할 수밖에 없습니다.

물론 체질과 성정의 관계가 부정되는 것은 아닙니다. 분명 체질에 따라 기본적인 성정의 차이를 가지고 있는 것은 엄연한 사실입니다. 하지만 성정의 분류를 기준으로 체질을 감별하는 것은 순서가 뒤바뀐 접근방식입니다. 이러한 접근법은 대중매체에서 심심풀이로 다루는 여러 종류의 '심리테스트'보다 고차원의 것인 양 보이지만, 질적인 차이를 갖지는 못합니다.

융(C. G. Jung)의 유형론의 경우 심리학적 유형이기 때문에 심리학적 범주 내에서 사람을 넷으로 구분하든, 여덟으로 구분하든 사실 별 문제가 안 되지만, 한의학에서 다루는 체질의학은 단순히 심리학적 문제가 아니라 약을 투여하고 침을 시술하는 내용과 관련이 있기 때문에 성정보다는 신체에 근거한 또 다른 본질적인 기준이 필요합니다.

신체에 근거한 체질 구분 방법으로는 체형을 통한 구분이 대안으로 제시되기도 하지만, 체형을 통한 체질구분도 성정을 통한 체질 구분과 상황이 크게 다르지 않습니다.

체형과 인간의 심리학적인 유형에 관한 연구는 서양에서도 연구되어온 주제이고, 미국의 심리학자 윌리암 셸던(William Sheldon)은 1950년대에 체형 측정을 통해 사람의 유형을 세 가지 타입으로 구분하고, 심리학적 특성까지 분류하고 있습니다. 셸던은 환자의 몸통사진을 통해 체간부의 위쪽과 아래쪽 면적의 수학적 관계를 체간지표(Trunk Index)로 삼아 사람을 세 가지 유형으로 구분합니다. 우리나라의 체형사상의학회에서도 체간의 여러 부위를 측정하여 체질을 감별하고 있습니다. 하지만 어느 방법이든 객관화시키기 어려운 체질의 감별을 눈에 보이는 방법으로 분별해낼 수 있다는 의의는 있지만, 체형이 체질 구분의 본질적 기준이라고 보기에는 어렵습니다. 눈에 보인다는 것은 그 방법이 누구나 알기 쉽다는 의미는 갖지만, 옳고 그름을 판단하는 기준은 아니기 때문입니다.

체형이 체질의 본질적 기준이었다면 이제마의 사상 분류와 셸던의 분류가 어느 정도 일치했을 겁니다. 또한 실제 임상에서는 체형의 구분과 체질이 일치하지 않는 경우도 꽤 많기 때문에 체질감별의 참고 가치가 큰 방법이긴 하지만, 체형이 체질 구분의 본질적 기준이 될 수는 없습니다.

혹자는 성정 또는 체형을 통해 체질을 구분하여 임상에 적용해보면 충분히 효과를 거두고 있다고 말하기도 하지만, 이는 어찌 보면 인체가 가진 복합체질의 특성이 주는 특혜일 수 있습니다.

경락의 허실을 통해 체질을 정의할 경우 좌우의 두 경락체계는 마치 두 개의 체질을 가진 것처럼 허실관계가 나타나게 되며, 이 때 두 체질의 조합은 음체질 하나와 양체질 하나의 조합을 가집니다. 이로 인해 복합체질은 8가지의 유형이 나타납니다.

복합체질의 특성으로 인해 우리가 무작위로 소음인 치료법을 시술할 경우 어느 정도 효과를 보일 확률은 절반입니다. 8가지 유형 중 4유형이 소음을 포함하고 있기 때문입니다.

우리가 현재 사용하는 체질감별의 방법들이 불명료함에도 불구하고 인체가 가진 복합체질이라는 특성의 혜택으로 체질의 감별이 틀려도 어느 정도는 효과를 보이는 경우가 많습니다.

경락의 허실을 통한 체질 규정은 인체의 체질이 단순히 분류의 체계에 그치는 것이 아니라 인체의 구성원리나 인체의 작동원리의 중심에서부터 체질이 관여한다는 것을 보여줍니다.

경락을 통한 체질 규정은 경락이 보여주는 체질적 속성이 복합적이라는 것을 보여줍니다.

복합체질과 맞물리는 경락의 기능 구조적 특징은 좌우 경락이 같은가 다른가의 문제에 그 근원이 있습니다.

지금까지의 침구 경락 이론에서는 좌우 경락이 두 개이지만 하나의 장부로 귀결되는 동일한 속성을 가진 체계로 인식되어왔습니다.

좌우 두 경락이 하나의 장 혹은 부로 귀착되는 것은 사실이지만, 좌우 경락의 허실이 같음을 의미하는 것은 아닙니다.

인체의 좌우 24개 경락의 좌우의 허실은 서로 반대가 됩니다. 체질에 따라 활성화되거나 활성화되지 않는 경락이 있지만 기본적으로 좌우 두 경락의 허실은 반대가 됩니다.

예를 들어 비염을 폐경을 통해 치료할 경우, 폐경의 허실은 증상의 속성을 분별하여 경락의 허실이 결정되는 것이 아니고, 체질에 따라 좌우의 두 폐경의 허실이 결정되어 한쪽 폐경이 허하면 반대쪽 폐경은 실하게 됩니다.

『의학입문』에는 신침(神針)이 되기 위한 네 가지 요건을 다음과 말하고 있습니다.

神針大要有四
■ 신침이 되기 위해서는 네 가지 요건이 필요하다.

曰穴法 - 周身三百六十穴 統於手足六十六穴 六十六穴 又統於八穴故謂奇經

■ 첫째는 혈법이다. 우리 몸의 360개의 혈은 팔 다리의 66개의 오수혈로 통제되고, 66개의 오수혈은 기경팔혈로 다스려진다.

曰開闔 - 燕避戊己 蝠伏庚申 物性且然 況人身一小天地乎? 故緩病必候開闔
猶瘟疫必依運氣 急病不拘開闔 猶雜病舍天時而從人病

■ 둘째는 개합이다. 제비나 박쥐가 때가 되면 숨듯이 소우주인 인체도 마찬가지다. 완만한 병은 개합을 반드시 살펴야하는데, 온역이 운기에 영향을 받는 것과 같고, 급한 병은 개합에 구애받지 않아도 되는데, 잡병이 천시보다는 인체의 상태에 근거하여 치료해야하는 것과 같다.

曰迎隨 - 迎者 逆也 隨者 順也 逆則爲瀉 順則爲補 迎隨一差 氣血錯亂
目前或見小效 久後必生異證 諺云 目不針不瞎 脚不針不跛.

■ 셋째는 영수이다. 영은 경락을 거스르는 것으로 사하는 것이고, 수는 경락을 따르는 것으로 보하는 것이다. 영수가 틀리면 기혈이 어지러워진다. 눈앞에서 조금 효과가 있더라도 시간이 흐른 뒤에 반드시 이상한 증상이 생기게 된다. 속설에 눈에 침을 맞지 않으면 눈 멀 일이 없고, 다리에 침을 맞지 않으면 앉은뱅이가 될 일이 없다고 했다.

曰飛經走氣 - 今人但知飛經走氣爲難. 不知迎隨明而飛走在其中矣.

■ 넷째는 비경주기이다. 요즘 사람은 비경주기의 어려움만 알았지, 영수보사에 비경주기가 있다는 것은 잘 모른다.

『의학입문』의 신침대요의 내용은 오수혈을 개합 조건에 맞추어 보사를 허실에 맞게 하고, 적당한 자극을 가하면 신침이 될 수 있다고 요약할 수 있습니다.

그리고 이는 사실입니다. 이 네 가지 요소가 모두 맞아들었을 때의 침의 효과는 매우 놀랍습니다.

정확한 오수혈의 취혈과 허실에 맞는 보사, 개합에 대해서는 이 책을 통해서 전달이 가능하지만, 자극량에 대한 판단은 경험을 통해 평균화시키거나, 직접 기를 살필 수 있어야 가능하기 때문에 책을 통해 전달하지 못하는 것이 안타까울 따름입니다.

또한 이 책은 경락과 경혈의 개합을 통해 인체의 경락의 기능 구조와 오수혈의 작동원리를 설명하고 있으며, 경락의 기능 구조가 결국 체질로 귀결된다는 것을 보여주고 있습니다.

이 책은 주로 오수혈을 중심으로 다루고 있으나, 기경팔혈도 12경맥의 오수혈과는 다른, 독립적인 체계를 가지고 있으며 12경맥의 오수혈을 통한 치료와는 또 다른 효과가 있습니다.

속설에 신선이 되려면 기경팔혈을 잘 다스려야 한다는 말이 있는데, 공허한 말만은 아닙니다.

또한 내경에는 경맥과 락맥의 독립적인 학설이 공존하고 있는데, 락혈도 임상적으로 중요하며, 오수혈이나 기경팔혈과는 또 다른 체계를 가지고 있습니다.

병이 중증일수록 기경팔혈과 락혈이 중요해지고, 암과 같은 난치병을 치료하려면 반드시 기경팔혈과 락혈을 같이 치료해줘야 합니다. 그러나 기경팔혈과 락혈은 오수혈처럼 혈이 많지 않음에도 불구하고 그 활용이 복잡하며 조금의 오차가 큰 부작용을 일으키는 경우가 많으므로 주체질과 객체질의 분별, 즉 경락의 허실이 정확하게 판단된 뒤에 사용해야 하며, 허실에 맞지 않게 시술하면 오수혈의 부작용보다 훨씬 강한 부작용을 일으키므로 신중하게 활용해야 합니다.

기경팔혈과 락혈의 활용은 다음기회에 책이나 강좌를 통해 발표할 예정입니다.

이 책의 내용들은 기존의 경락에 대한 이론이나 침구학의 이론을 토대로 연역적 방법으로 정리한 것이 아니라, 주로 인체의 氣 현상을 직접 관찰하고 임상적으로 확인하여 정리된 내용이기 때문에 그 관찰 및 연구 수단인 기감에 대하여 언급을 하지 않을 수 없어 기감에 대해 간단히 적고자 합니다.

 기감이란 말 그대로 氣를 느끼는 감각을 의미하고, 기감은 사람마다 다르고, 오감에 비하여 느끼는 사람이 적어서, 경락현상의 관찰과 연구 수단으로서 과연 적절한가에 대한 회의론이 늘 제기될 수밖에 없습니다.

 특히나 기감을 가지고 있는 사람들끼리도 그 수준이 천차만별이라 기감있는 사람끼리 같은 대상을 놓고도 의견이 다른 경우도 있는게 현실입니다[2].

 또한 기감을 가지고 있는 사람도 자신이 느낀 내용이 구체적으로 어떤 의미를 갖는지 모르는 경우가 많기 때문에 관찰된 현상에 대해 정확하게 평가하지 못하는 경우도 많고, 인체가 가진 다른 오감과 달리 기감은 의념의 영향에 따라 결과에 대한 해석이 달라지는 특성도 있습니다.

 그리고 무엇보다 중요한 것은 기감을 계속 사용하면 상기증(上氣症)이 오게 되고, 상기증이 지나치면 주화입마에 빠지게 되는데, 상기증 단계에서부터는 기감의 결과가 氣가 평온한 상태와는 다르게 측정되어 기감으로 감지한 결과를 신뢰할 수 없는 상태가 되기도 합니다. 따라서 기감 소유자가 스스로의 상기(上氣)된 상태를 평온한 상태로 유지할 수 있어야 기감의 정확도를 높은 상태로 유지할 수 있게 됩니다. 기감을 가진 사람은 많지만, 자신의 氣 상태를 평온한 상태로 유지할 수 있는 사람은 의외로 드물기 때문에, 기감으로 무언가를 연구할 때 부정확한 결과의 원인이 되는 경우가 많습니다.

 기감은 氣수련을 거듭할수록 단계별로 발전합니다.

 첫째 단계는 너무 당연한 애기지만 氣 현상을 느끼는 단계입니다. 하지만 이 단계에서는 氣마다 가지고 있는 다양한 질적인 차이를 느끼지는 못합니다. 이 단계에서는 氣의 유무를 느낄 수 있으며, 경혈의 위치를 확인하는 정도까지는

---

[2] 이는 특히 좌선성의 氣가 지배적인 사람과 우선성의 氣가 지배적인 사람에 따라 같은 대상에 대한 판단이 달라지기도 합니다.

가능합니다.

　둘째 단계는 氣마다 가지고 있는 질적인 차이를 느끼는 단계입니다. 이 단계에서는 사람마다 약간씩 다른 氣의 차이를 느낄 수도 있고, 경락에 흐르는 氣의 좌선성과 우선성의 차이를 구분할 수 있게 되고[3], 경락과 경혈의 허실도 어느 정도 파악이 가능한 단계입니다. 질적인 차이에 대한 경험 데이터가 누적되면, 알아낼 수 있는 정보도 많아집니다.

　셋째 단계는 氣의 양을 측정할 수 있는 단계입니다. 사람의 기운이 어느 정도까지 뻗쳐있는지도 판단할 수 있고, 경혈의 허실의 정도를 양적으로 파악이 가능하고, 기술적으로 연마하면 정확한 치료량까지 판단 및 결정이 가능한 단계입니다. 치료 후 부작용이 나타났을 때, 誤治에 의한 것인지 과자극에 의한 것인지 판단할 때 중요하며, 치료 효과가 없는 경우 자극량이 부족한 것인지 치료 방법의 문제인지 판단할 때도 기의 양을 측정하는 것이 중요합니다.

　넷째 단계는 측정 대상을 눈으로 보거나 눈으로 본 이후에 의념으로 떠올리는 것만으로 위 세 단계의 내용을 확인할 수 있는 단계입니다. 의념으로 판단할 때는 직접 대면했던 대상이 신뢰도가 높습니다.

　다섯째 단계는 A라는 사람이 B라는 대상을 의념으로 떠올리면, A를 통해 B에 대한 정보를 알아낼 수 있는 단계입니다. 다만 직접 대면해서 얻을 수 있는 정보보다 제한적입니다.

　위에 적은 내용은 현재 제가 판단할 수 있는 내용들이며, 대체로 위 순서대로 점차점차 발전해왔다고 할 수 있습니다. 물론 저에게 氣를 가르쳐주신 도암(道岩)선생께서는 더 높은 수준까지 가능하시겠지만, 어느 정도까지인지는 저도 가늠하지 못하기에 다섯째 단계 이후의 내용들은 저도 알지 못합니다.

---

3) 좌선성과 우선성은 氣의 음과 양의 속성을 말합니다. 인체의 氣에는 상대적으로 구분되는 좌선성의 氣와 우선성의 氣가 실제로 구분되며, 임상에서도 중요한 의미를 가집니다. 일란성 두 쌍둥이의 경우 정반대의 기운을 가지고 태어나는데, 한 사람이 좌선성 기운이 우세하면, 다른 쌍둥이는 우선성 기운이 우세하게 태어납니다. 음 속에 양이 있고, 양속에 음이 있듯이 좌선성의 氣와 우선성의 氣는 서로 구분되면서도 서로가 서로를 포함하고 있습니다.

기감으로 경락이나 인체 氣 현상을 연구하려면 적어도 세 번째 단계까지는 가능해야 유의성 있는 결과를 얻을 수 있으며, 설령 셋째 단계까지 이르렀다해도, 기감을 통해 정보를 획득하고 해석하는 구체적 방법론이 없거나, 정확한 기감을 유지할 수 있는 철저한 자기관리방법(특히 상기증에 대한 해결책)이 없다면 그 관찰 결과는 신뢰도가 현저하게 감소하게 됩니다. 임상에서 기감을 활용하는 것은 한편으로는 남들이 갖지 못한 유력한 정보수집 수단을 가지게 되는 것이지만, 한편으로는 상기증이나 주화입마에 빠지지 않기 위한 처절한 자기 자신과의 싸움의 시작이기도 합니다.

철저한 자기 관리가 전제 되면 기감은 한의사에게 뛰어난 능력이 되지만, 그렇지 못할 경우 부정확한 기감으로 갈피를 못 잡게 되거나, 상기증이 점점 심해지면서 기감의 노예로 전락하게 됩니다.

마지막으로 조선의 유학자 이이(李耳)는 이통기국(理通氣局)이라 했습니다.

기감이란 능력은 관찰 수단에 불과합니다. 과학철학자들의 지적처럼 관찰은 이론 의존적입니다.

理에 대한 끊임없는 고민과 탐구가 없다면, 기감을 통한 氣의 관찰은 결국 옛 사람들의 관찰을 되풀이할 뿐입니다. 기감을 통해 氣를 관찰하는 능력을 가진 사람은 많지만, 관찰된 氣 현상의 결과를 통해 새로운 理를 추구하는 사람은 많지 않습니다.

氣의 능력에만 만족하고, 理通에 대한 추구가 없었다면, 『神針大要』의 내용은 이 세상에 드러날 수 없었을 겁니다.

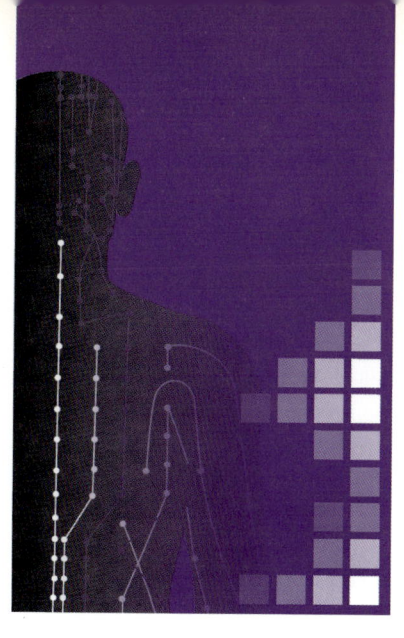

침針과 기氣

침 이 효과를 내는 기전은 여러 가지 가설이 있지만, 『內經』에서 말해지듯이 결국은 '調氣治神'입니다.

인체의 골격은 뼈로 이루어져 있지만, 뼈와 뼈 사이의 힘은 인대와 근육에서 나오듯이, 인체 조직의 골격은 세포벽으로 이루어져 있지만, 세포벽과 세포벽 사이의 힘은 氣에 의해서 유지됩니다.

邪氣가 몰려 있는 인체 조직은 정상부위에 비해 경도가 약하거나 강해져 있고, 치료를 통해 몰려 있는 邪氣가 배출되고 氣의 상태가 정상화되면 그 조직의 경도도 정상부위와 같아지는 것을 확인할 수 있습니다.

근건막통증후군(MPS)에서 TP(Trigger Point)나 근육 경결점에 침을 놓으면, 경결점이 해소되는 이유도 해당 부위의 氣의 상태가 정상화되기 때문입니다. 또한, 과이완된 근육이나 연부조직의 경우도 자침하여 氣의 상태가 개선되면 약해졌던 조직의 경도가 정상화되면서 기능이 정상화됩니다.

근건막통증후군의 경우 근육의 TP와 경결점에 대한 침의 효과가 氣를 조절함으로써 달성된다는 것은, 표피에 천자하여보면 간접 확인이 가능합니다. 근육에 경결점이 생기면 그 근육 근처 피부표면의 氣 상태가 매우 어지러워지는데, 이곳에 자침하면, 邪氣가 배출되면서 氣의 상태가 평온해지게 됩니다. 氣의 상태가 평온해지면, 환자의 통증도 감소하고 근육의 경결도 풀립니다. 물론, 피부에 천자하는 것보다 근육의 TP나 경결점에 직접 자침하는게 효과가 빠릅니다. 직접 자침하는게 사기가 배출되는 양이 훨씬 많기 때문입니다.

사암침법이나 체질침법도 쓰는 혈이 다르고 작용 경로가 다르지만, 근건막통증후군이 나타난 부위와 연관된 경락의 오수혈에 침을 놓으면 통증부위의 邪氣가 배출되고 氣 상태가 정상화되면서 근육의 경결과 통증이 해결됩니다. 또한 오수혈은 직접 환처에 자침하는 아시혈보다 훨씬 효과가 빠르고 광범위합니다.

예를 들면, 어깨나 목에 통증이 있는 경우, 한 두 개의 근육에 의한 통증은 오수혈과 아시혈을 사용하는 치료법이 큰 변별력이 없지만, 여러 개의 근육에 의한 통증에서는 오수혈과 아시혈이 큰 차이가 납니다.

고개를 좌우로 돌리기도 힘들면서, 앞으로 굽힐 때와 뒤로 젖힐 때도 통증이 있는 환자의 경우, 승모근, 견갑거근, 사각근 등이 동시에 고장나는 경우가 많은데, 오수혈의 경우 한 경락에 한 혈만 치료해주어도 환자의 전반적 증상이 호전될 뿐 아니라, 여러 근육의 경결점도 풀리는 것을 확인할 수 있는 반면, 아시혈은 개별 근육 부위를 모두 치료해주어야 합니다. 치료 속도면에서도 오수혈로 치료하는 것이 더 빠른데, 이는 아시혈에 여러 부위 자침하는 것보다 오수혈 한 혈에 자침하는 것이 시술시에 환부에서 배출되는 사기의 양이 압도적으로 많다는 점에서도 확인할 수 있습니다. 단, 오수혈로 아시혈과 차별화된 효과를 얻기 위해서는 경락의 개합을 따져, 개혈된 혈에 시술해야 합니다.

내과적인 기능성 증상과 내부 장기의 조직의 변화를 수반하는 질환들도 기의 상태가 만성적으로 일탈하여 나타나는 경우가 많기 때문에 해당 장기의 기 상태를 정상화시켜주면 장기의 기능의 정상화는 물론 장부조직의 변화도 정상화될 수 있습니다. 또한 신경정신과 질환도 氣를 조절하면 치료가 잘 됩니다.

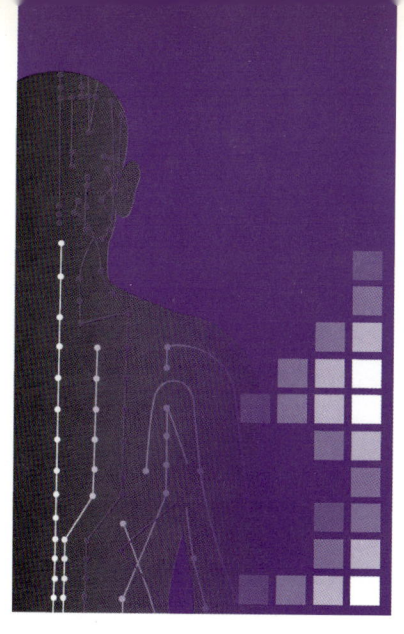

오수혈

초기 경락이론은 사지(四肢)의 맥동처 한 곳과 두면(頭面)이나 체간(體幹)의 한 곳을 잇는 선으로 인식되었습니다. 임상적 경험이 누적되면서 새로운 혈들이 발견되었고, 이런 경험이 누적되면서 각 경락마다 오수혈이 정립되게 됩니다. 송대(宋代) 이전까지 12경맥은 오수혈이 주로 배속되었고, 나머지의 혈들은 부위별로 분류되었습니다. 송대(宋代)의 왕유일(王維一)은 『동인수혈침구도경(銅人輸穴鍼灸圖經)』에서 기존에 부위별로 분류되던 혈들을 모두 12경맥에 배속시킵니다. 초기의 맥동처(지금의 原穴)에서 오수혈까지의 발전 과정에서는 임상적 경험이 많은 역할을 했지만, 부위별로 분류되던 혈들이 12경맥에 배속되는 과정은 임상적 경험이 뒷받침되지 못했고, 이 때문에 오수혈은 역사적 지위나 임상적 효과와 혈의 특성이 많이 다름에도 불구하고 비오수혈과 대등한 취급을 받게 되었습니다.

氣 현상을 직접 관찰해보아도 오수혈과 비오수혈은 차이가 있습니다. 오수혈에서 느껴지는 氣는 좁은 부위에 고밀도로 형성되고, 비오수혈에서 느껴지는 氣는 오수혈보다 넓은 영역에 저밀도로 형성됩니다.

또한, 오수혈에 자침하거나 氣를 흘려보내면, 광범위한 영역으로 氣가 유주하지만, 비오수혈들은 자침하거나 氣를 흘러보내면 국부적인 영역에만 기가 유주합니다.

 문헌적으로 주치증을 살펴봐도 원위취혈하여 전신적인 효과를 나타내는 혈들은 대부분 주슬 관절에서 사지말단 사이에 분포하며 대부분이 오수혈들입니다.
 『영추(靈樞)』본수편(本輸編)에 오수혈의 특성과 주치증이 자세히 언급되어 있고, 『난경(難經)』69難에서는 오수혈의 오행속성과 '虛則補其母 實則瀉其子'의 취혈원칙이 제시됩니다. 이후로 대개 오수혈은 날짜에 따라 자침하고, 12경의 原穴은 시간에 따라 자침하는 방법으로 활용이 되어 왔습니다.
 『침구취영(針灸聚英)』에서는 自經補瀉法이 제시되는데, 12經의 유주 시간에 따라 虛할때는 子가 되는 時에 自經의 母穴을 補하고, 實할때는 유주시간에 自經의 子穴을 瀉하는 방법입니다.
 『도주난경(圖註難經)』에서는 他經補瀉法이 제시되는데, 예를 들면, 肝實에 膽의 火穴을 瀉, 肝虛에 膀胱의 水穴의 補하는 식으로 운용되는 방법입니다.
 『의학입문(醫學入門)』에서도 오수혈의 운용방법을 제시하고 있는데, 心病의 實證에 脾胃를 瀉하고, 虛證에 肝膽을 補하는 방식입니다.

 위에서 열거된 방법들은 주로 날짜와 시간에 따라 개합되는 경락과 혈이 다르다는 인식하에 날짜와 시간에 맞추어 병이 든 경락과 장부에 따라 虛하면 母經 혹은 母穴을 補하고, 實하면 子經 혹은 子穴을 취하는 방식으로 운용됩니다.
 조선 중기에 사암도인은 시간에 따른 운용보다는 해당 경락의 병과 증상에 따라 기존에 사용되던 『난경』69難의 '虛則補其母 實則瀉其子'의 원칙에 '實則補其官 虛則瀉其官'의 相剋관계를 본격적으로 도입하여 自經과 他經의 혈들을 補瀉에 활용하였습니다.
 舍岩針法 내에는 母子穴과 官穴로 구성된 기본적인 正格 勝格외에 瀉南補北說이나 熱補寒補등과 같은 다양한 변형이 운용되고 있으나 결론부터 말하자면, 虛則補其母 實則瀉其子 實則補其官 虛則瀉其官의 원칙에 입각한 네 穴이 가장 중요하며, 이는 경락의 開闔이나 開穴, 그리고 실제 氣현상을 관찰해보면 확인

할 수 있는 사실이고, 임상적 효과에서도 變形방법에 의해 선정된 穴들은 正格 勝格의 기본적인 穴들에 못 미칩니다.

권도원 선생은 팔체질침법을 창시했고, 오수혈의 활용에서도 독자적인 견해를 제시합니다. 사암도인의 69難을 토대로한 補母 瀉子의 원칙, 그리고 官穴을 이용한 補官 瀉官의 원칙에, 75難의 내용인 瀉母 補子의 원칙과 瀉讐 補讐의 원칙을 추가하여 오수혈을 통한 경락의 보사방법을 확대하여 독창적인 처방까지 발표합니다.

권도원 선생의 처방 중 사암침법의 정격 승격과 배혈 방식이 다른 처방들은 사암도인의 정격과 승격과는 다르지만, 임상적으로 중요한 의미를 가지며, 초기 논문에서 발표한 처방을 구성하는 과정은 오수혈 연구에서 매우 귀중한 자료입니다.

본서에서는 사암도인의 처방 외에 권도원 선생의 새로운 처방에 대해서도 그 의미와 작용을 경락 구조와 기 순환의 원리를 통해 자세히 설명하여 그와 같은 처방들의 존재의미와 효용성을 구조적으로 밝힐 것입니다.

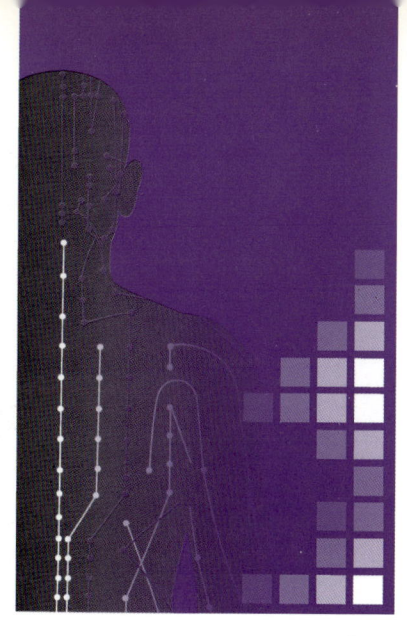

경락 개합 開闔과
개혈 開穴의 의의

혈(穴)이 열린다[開]거나 경락이 열린다는 개념은 자오유주침법(子午流注針法)에서 주로 이용되는 개념이며, 자오유주침법에서는 시간에 따라 특정 경락이 열리[開]고, 나머지 경락은 닫히[闔]는 것으로 인식했습니다. 따라서 원하는 경락을 치료하기 위해서는 해당 경락이 열리기를 기다렸다가 치료해야하는 번거로움이 있었습니다.

이러한 시간에 따른 개합의 특성이 맞느냐 틀리느냐의 판단은 우선 뒤로 하고, 과연 개합이라는 것이 어떤 의미를 갖는 것인지 짚고 넘어갈 필요가 있습니다.

자오유주침법에서의 개합을 포함하여, 경락이나 경혈의 개합이 구체적으로 어떤 의미를 갖는지에 대해서는 아직 이렇다 할 설명조차 없는 것이 현실입니다. 그저 열린 경락에 침을 놓는 것이 더 효과가 좋다는 정도의 초보적 인식이 전부였고, 기수련이 일정 정도 수준에 이른 사람들만 혈이 열렸는지 닫혔는지 판정이 가능하다고 주장해왔기 때문에 경혈과 경락의 개합은 광범위하게 연구되고 검증되기에는 어려운 점이 많았던 것이 사실입니다.

설령 경혈과 경락의 개합을 판정할 수 있다해도 과연 열린 경혈 경락을 치료하는 것과 닫힌 경혈 경락을 치료하는 것이 어떤 차이점이 있는지에 대해서는 마땅한 가설조차 없는 실정입니다.

　도가(道家)의 대표적 경전 중 하나인 『태평경(太平經)』에는 침과 뜸을 시술하면 '전신의 脈이 모두 머리로 상행하고 안으로 장(臟)과 연계한다[4]'고 언급되어 있는데, 기존 한의학 이론에서는 陽經이 주로 머리로 유주하는 것으로 언급되어 있지만, 실제 氣현상을 관찰하여보면, 모든 12경락의 기운이 머리로 상행한다는 『태평경』의 언급이 맞습니다.

　하지만 『태평경』의 언급처럼 침을 놓으면 모든 경우에 氣가 머리로 상행한 뒤 장부로 흘러드는 것은 아닙니다. 바로 열린 경락과 경혈에 침을 놓아야, 氣의 흐름이 머리로 상행하여 머리에(百會穴) 도달한 후에 다시 각 경락의 유주상의 종지부나 장부로 흘러들어갑니다. 닫힌 경락과 경혈에 침을 놓으면 氣의 흐름이 머리로 상행하지 못하고 국부적인 흐름으로 끝나버립니다.

　열린 경락과 경혈을 치료하는 것은 닫힌 경락과 경혈을 치료하는 것에 비해 치료 범위와 강도에 있어서 매우 큰 차이가 납니다. 우리가 사암침법이나 체질침법에서 시술 후에 전신적이고 신묘한 효과를 보이는 경우가 바로 이처럼 열린 경락이나 경혈에 침을 놓았을 때라고 할 수 있습니다. 머리(백회를 중심으로)로 모인 기(아날로그적인 생체전기)가 뇌의 중추신경계를 자극하고 뇌의 신경과 호르몬을 활성화시키고 조화를 이루게 만들어 전신적인 진통이나 소염, 장부기능의 정상화 등의 효과를 볼 수 있게 됩니다. 하지만 닫힌 경락과 경혈에 침을 놓으면 효과가 국부적으로만 나타나거나 효과가 없는 경우도 생기게 됩니다.

　경락과 경혈이 열리고 닫히는 것은 on/off의 디지털 방식이 아니라, 수도꼭지와 같이 점진적으로 열리고, 점진적으로 닫히는 아날로그 방식입니다. 경락의

---

4) 出外周旋身上 總於頭頂 內繫於臟 『太平經 灸刺訣第七十四』

개합과 경혈의 개혈을 고려하지 않고 자침해도 어느 정도의 재현성과 효과를 보이는 것은 바로 경락과 경혈이 조건에 따라 아날로그 방식으로 개합되기 때문입니다.

경혈과 경락이 가장 많이 열리는 조건을 알게 되면 시술할 때마다 탄성을 자아낼 정도의 효과를 얻을 수 있으며, 경혈과 경락의 개합조건에 맞추어 침을 시술하면 침으로 치료되지 않을 것 같은 난치성 증상도 치료되고, 치료되는 범위도 전신적으로 넓어지며, 늘 재현성 있는 효과가 나타나게 됩니다.

이처럼 경락 경혈의 개합을 잘 아는 것은 『의학입문』에서 말하는 것처럼 신침(神針)의 경지에 이를 수 있는 하나의 중요한 요건이 되는 것입니다.

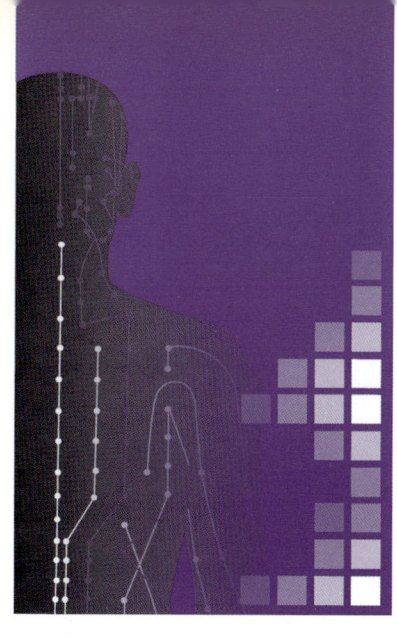

시간에 따른 경락의 개합 開闔

우리가 임상에서 사암침법이나 체질침법을 활용하다 보면, 어떤 때는 매우 뛰어난 효과를 보이다가도, 또 어떤 때는 동일한 치료법을 사용했음에도 불구하고 치료 효과가 계속 이어지지 않거나, 간혹 전날 좋았던 치법이 오히려 증상을 악화시키는 경우가 있습니다.

이런 경우 우리는 보통 진단의 오류를 상정하는 경우가 많지만, 수많은 시행착오를 겪다 보면 이러한 문제점은 진단의 오류인 경우도 있지만, 무언가 다른 변수가 있을 거라는 느낌을 지울 수 없게 만듭니다.

사암침법이나 체질침법에서 효과가 좋았던 치료법을 재차 사용했을 경우 효과가 없다면, 확실한 것은 '무언가 변했다'라고 할 수 있으며, 진단의 오류라는 변수를 빼고 나면 남는 변수들은 시간, 공간, 환자 상태의 변화, 시술자의 변화 등이 있을 수 있습니다.

혹자는 사암침법과 체질침법의 이론적 한계를 지적하기도 하지만, 사암침법과 체질침법의 이론 체계에 따라 시술을 하다보면, 이론적 한계라고 보기에는 효과를 보이는 경우가 여전히 많고, 그 효과 또한 신묘하다 할 정도로 뛰어난 경우가 많으며, 체질진단이나 변증 진단 하에, 동일 치법을 계속 운용하다보면, 효과가 좋다가, 없다가 다시 좋은 경우도 있는 걸로 봐서는 이론 체계의 한계보다는 인체의 다른 변수가 작용할 가능성이 크다고 할 수 있습니다.

　인체의 경락이나 경혈이 조건에 따라 변화한다는 개념은 이미 오래전부터 형성되어 왔으며, 특히 자오유주침법이 이러한 개념을 주로 사용해서 형성된 이론입니다.

　자오유주침법은 시간에 따라 인체의 경혈이 열리고 닫힌다는 개념을 토대로 형성된 이론이지만, 경혈의 개합의 의미도 불분명하고, 개합이 시간이라는 조건에 너무 제한되어, 복잡다단한 질병에 대처하기에는 상당히 무리가 있는 이론이라고 할 수 있습니다.

　예를 들어 동일 시간대에 여러 경락이 관여한 증상을 가진 환자들은 각 경락마다 열리는 시간을 기다려 치료를 해야 하는 경우가 발생할 수 있기 때문입니다. 물론 초기의 이론과 달리 후대에는 부처호용법(夫妻互用法)이나 모자보사법(母子補瀉法)과 같은 다양한 방법으로 발전했지만, 적극적으로 그 이론을 받아들이기에는 여전히 무리가 있다고 생각됩니다.

　하지만 자오유주침법의 발전 과정에서 오수혈의 허실에 대한 보사(補瀉)의 기초 개념이 형성되어 사암침법이나 체질침법의 원류가 되었으며, 자오유주침법은 경락 특성이 시간에 따라 변할 수 있다는 영감을 준다는 사실만으로도 의미가 있다고 생각됩니다.

　한편 『의학입문』에서는 침의 보사를 논하면서, 남자와 여자, 오전과 오후, 좌측과 우측, 음과 양에 따라서 보사가 달라져야 한다는 내용이 언급되어 있고, 사암침법에서는 여기에 상하의 개념까지 구분해서 보사를 결정하고 있는데, 특히 다른 조건이 같더라도 오전과 오후에 따라서 보사가 달라진다는 개념은 동일한 인체의 경락이 시간이라는 조건에서 무언가 특성이 변화한다는 것을 말해준다고 볼 수 있습니다.

　침에서의 보사의 효과를 인정치 않는 경우에는 이러한 특성이 무의미하겠지만, 『의학입문』에서는 영수보사에 대해 '영수(補瀉)가 잘못되면, 당장에 호전된 증상이라도, 시간이 지나면 다른 증상이 발생할 수 있다'(迎隨一差. 氣血錯亂. 目前或見小效. 久後必生異證.)고 실증적인 언급을 하고 있고, 직접적인 임상적 체험으로도, 오전과 오후에 따른 보사의 변화는 분명 인체 경락의 시간에 따른 변화를 실제로 내포하고 있다고 할 수 있습니다.

1. 인체 경락의 남북 방향에 따른 극성

지구가 남과 북에 따라 자기장의 서로 다른 극성을 가지고 있듯이 인체의 기 현상도 전기와 자기장의 특성을 그대로 가지고 있어 극성을 가지고 있으며, 인체 기의 극성은 인체가 향하는 남북의 방향에 따라 달라지게 됩니다.

또한 이 극성은 경락으로 보자면 장경(臟經)과 부경(腑經)으로 대별되며, 신체 표면에서는 장측(掌側)과 배측(背側)에 대응됩니다. 극성을 띤다는 의미는 기 흐름의 방향성이 남북방향을 달리하면 그 특성이 변화된다는 의미이며, 남쪽 혹은 북쪽으로 알맞게 누울 때에만 해당 특성이 나타난다는 의미이기도 합니다.

경락과 남북 방향에 따른 극성은 모든 인체가 동일한 것이 아니고, 사람에 따라 두 부류가 있습니다.

개합 시간	06:00~12:00	12:00~18:00	18:00~24:00	00:00~06:00
개합 경락	北向(腑經絡)	南向(臟經絡)	北向(腑經絡)	南向(臟經絡)
	南向(臟經絡)	北向(腑經絡)	南向(臟經絡)	北向(腑經絡)

표 1. 시간에 따른 경락의 남북 극성

위 표와 같이 오전에 북쪽으로 누우면 腑經이 열리는 사람이 있고, 반면에 남쪽으로 누우면 臟經이 열리는 사람이 있습니다. 이 때 북쪽으로 누워 腑經이 열리는 사람은 남쪽으로 누우면 臟經이 열리는 것이 아니라 열리는 경락이 없게 되고, 남쪽으로 누워 臟經이 열리는 사람은 북쪽으로 누우면 腑經이 열리는 것이 아니라 열리는 경락이 없게 됩니다. 이 때문에 극성을 띤다고 표현됩니다. 또한 이러한 인체 경락의 극성은 午時를 기준으로 반대로 뒤바뀌며, 酉時, 子時, 卯時에 각각 뒤바뀌게 됩니다.

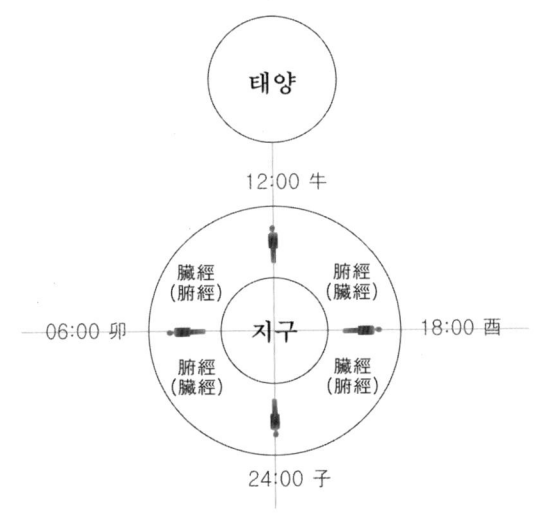

::: 그림 1. 남북 개합 천체도

이러한 특성이 나타나는 이유는 태양과 지구와의 각도에 따른 지구 자기장의 변화에 따라 나타나는 것으로 보입니다.

생물에는 지구자기장에 반응을 보이는 경우가 있는데, 노스웨스턴 대학의 내분비학 교수 프랭크 브라운박사는 1950년 생물주기를 연구했고, 바다 갯지렁이 나사리우스(Nassarius)가 지자기장에 뚜렷한 반응을 보이는 것을 관찰했습니다. 이른 아침에 이 갯지렁이들은 서쪽을 향해 있었고, 정오에는 동쪽을 향해 있었는데, 초저녁에는 다시 서쪽으로 방향을 바꾸었습니다. 또한 초승달과 하현달 때는 다른 때보다 동쪽으로 향하는 것을 보았습니다. 이는 갯지렁이가 태양의 리듬과 달의 리듬을 감지하고 있으며 이에 따라 반응한다는 것을 의미합니다. 또한 브라운 박사는 인간을 포함해서 자신이 시험한 모든 유기체에 '자기장에 의한 주기'가 있다는 것을 밝혀냈습니다. 경락도 태양과 달의 리듬을 감지하여 연동하는 특성이 분명하지만, 그 기전에 대해서는 관련 분야의 추가적인 연구가 필요하다 생각됩니다.

북쪽으로 누우면 腑經이 열리고, 臟經은 닫히게 되는데, 열린 경락에 침을 놓아야 효과가 좋으며, 늘 재현성 있는 효과를 나타내고, 닫힌 경락에 침을 놓으면 효과가 미미하거나 없습니다. 오전에 북쪽에서 腑經이 열린 사람을 남쪽으로 눕히면, 열린 경락이 없게 되고, 남쪽으로 눕히고 치료하면 효과가 전혀 없는 것은 아니나, 열린 경락을 치료하는 것에 비해서 치료범위나 치료 속도에 현저한 차이가 납니다.

사암침법을 활용하다보면, 환자를 신허요통으로 진단하고, 腎正格을 사용해서 효과가 좋았는데, 재차 腎正格을 사용해서 효과가 없기에 膀胱正格을 사용하니 다시 효과가 나는 경우가 있는데, 이 경우 腎經의 병증이 갑자기 膀胱經의 병증으로 변했다고 보기보다는 본래 腎 膀胱은 표리관계이기 때문에, 시간에 따라 臟經과 腑經의 開闔이 뒤바뀌어 나타나는 현상으로도 해석이 가능합니다.

특히 체질침법에서는 이러한 극성에 대한 인식이 매우 중요합니다.

사상체질을 모태로 했으면서도 팔체질로 나아간 권도원 선생의 팔체질침법이 사실 이러한 극성 때문에 4개의 체질에서 8개의 체질로 분화했을 가능성이 크기 때문입니다.

太陰人을 통해 예를 들어보면, 太陰人은 사상체질에 의하면 臟經은 肝大肺小, 腑經은 膽大大腸小가 되어야 합니다.

그러나 팔체질침법에서는 臟經의 대소와 腑經의 대소를 별개로, 팔체질로 구분을 하는데, 사상체질 본래의 원리를 포기하면서까지 팔체질로 이론을 전개하게 된 이유는 아마도 임상적으로는 인체 경락의 극성 때문에 臟經을 취하는 것과 腑經을 취하는 것이 별개의 것처럼 보일 수도 있었기 때문일 것입니다. 체질이라는 특성 이외에도 腑經이 열리는 사람과 臟經이 열리는 사람이 따로 존재하기 때문에 같은 체질로 분류가 되어도 臟經을 위주로 치료해야 효과가 좋은 사람과 腑經을 위주로 치료해야 효과가 좋은 사람으로 나뉘게 되고, 바로 이것이 팔체질이 태어나게 된 하나의 계기가 되었을 거라 추측됩니다.

2. 인체 경락의 좌우 개합 開闔

인체 경락의 左 經絡과 右 經絡도 시간에 따라 개합되는 경락이 달라집니다.

활성 시간	09:00~15:00	15:00~21:00	21:00~03:00	03:00~09:00
활성 경락	左經絡	右經絡	左經絡	右經絡
	右經絡	左經絡	右經絡	左經絡

표 2. 시간에 따른 좌우 경락의 개합표

좌우 경락의 개합도 사람에 따라 두 부류로 나누어집니다.
오전 9:00~15:00의 시간에 좌측 경락이 열리는 사람도 있고, 같은 시간대에 우측 경락이 열리는 사람이 있습니다. 15시가 되면 열린 경락은 닫히고 반대쪽 경락이 열리게 됩니다.
우리가 임상에서 환측과 건측에 치료하는 것이 차이가 있다는 것을 알면서도 그 구분 기준을 뚜렷하게 제시하지 못하고 있지만, 위 표의 시간에 따른 좌우 경락의 개합을 고려하면 환측과 건측의 적용 기준을 보다 명확하게 제시할 수 있게 됩니다. 좌측 경락과 우측 경락의 개합은 시간대에 따라서도 변하지만, 음력 상순과 하순에 따라 뒤바뀌는 특성이 있습니다. 음력 상순에 09:00~15:00사이에 좌측 경락이 열렸던 사람은 음력 하순에는 같은 시간대에 우측 경락이 열린다는 의미입니다.

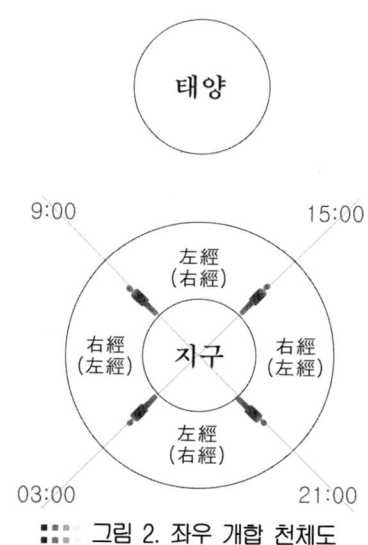

::: 그림 2. 좌우 개합 천체도

좌우 경락의 개합을 지구와 태양과의 관계로 표시하면 위 그림과 같습니다.

3. 인체 경락의 수경手經, 족경足經의 개합開闔

수경(手經)과 족경(足經)도 시간에 따라 개합(開闔)이 달라집니다.

시간대	09:00~12:00	12:00~14:00	14:00~15:00	15:00~18:00
활성 경락	上部 手經絡	下部 足經絡	上部 手經絡	下部 足經絡

::: 표 3. 시간에 따른 수경과 족경의 개합표

手經과 足經의 개합은 臟經 腑經과 左右의 경우와는 달리 모든 사람에서 동일합니다. 또한 물구나무를 서면, 즉 체위를 바꾸면 시간이 변하지 않아도 手經과 足經의 개합(開闔)이 달라지는 특징이 있습니다. 개합이 달라지는 시간 간격도 左經 右經, 臟經 腑經의 패턴과는 차이가 있습니다.

手經과 足經의 開闔의 차이는 체질침법에서 중요합니다.

체질침법에서는 서로 다른 다양한 증상에 대해 장부대소를 조절하는 치료법을 일관되게 사용하는 것이 원칙이라 할 수 있습니다. 하지만 임상에서는 같은 태음인에서도 어떤 사람은 간경(肝經)을 치료해야 효과가 좋고, 어떤 사람은 폐경(肺經)을 치료해야 효과가 좋은 경우가 있습니다. 또한 동일인에 대해서도 하나의 증상에 대해 간경(肝經)을 치료해서 효과가 나다가 재차 치료시 별 반응이 없어 폐경(肺經)을 치료하면 또 효과가 나는 경우가 있는데, 위에서 서술한 현상들은 수경(手經)과 족경(足經)의 시간에 따른 개합의 차이 때문이라 할 수 있습니다.

따라서 폐보(肺補)를 위주로 하는 태음인과 간사(肝瀉)를 위주로 하는 태음인으로 구분하는 시각은 이러한 특성을 고려하지 않았기 때문이라고 생각됩니다. 권도원 선생이 팔체질침법에서 제시한 病根 개념이나 기본방의 개념이 이러한 특성에 기인했다고 여겨집니다.

4. 장경臟經-부경腑經, 좌경左經-우경右經, 수경手經-족경足經의 개합

시간에 따른 인체 경락은 臟經과 腑經, 左經絡과 右經絡, 手經絡과 足經絡의 개합(開闔)이 달라지게 되는데, 手經과 足經의 개합을 제외하면 臟經과 腑經, 左經과 右經의 개합에 따라 네 유형으로 분류가 가능합니다.

자연시간	09:00~12:00	12:00~15:00	15:00~18:00
서울시간	09:28~12:28	12:28~15:28	15:28~18:28
mBL型	北(腑經) 左	南(臟經) 左	南(臟經) 右
mBR型	北(腑經) 右	南(臟經) 右	南(臟經) 左
mZL型	南(臟經) 左	北(腑經) 左	北(腑經) 右
mZR型	南(臟經) 右	北(腑經) 左	北(腑經) 左

표 4. 남북 극성 유형에 따른 경락의 개합표 1

위 표에서 m은 morning의 약자이고, B는 북쪽과 腑를 뜻하고, Z는 남쪽과 臟을 뜻하고, L은 左, R은 右를 의미합니다. 아침 시간을 기준으로 사람들의 경락 활성이 臟經, 腑經, 左經, 右經 가운데 어느 쪽에 나타나는 가를 4유형으로 나누어 mBL mBR mZL mZR로 각각 표기한 것입니다.

환자가 남쪽이나 북쪽으로 눕는 조건에서는, 사암침법이나 체질침법에서 변증이나 체질 구분 이외에 위 표와 같은 네 유형을 추가로 구분하여야 늘 재현성 있는 효과를 얻을 수 있게 됩니다. 그렇지 않으면 늘 재현성 있는 효과를 얻지 못하게 될 뿐 아니라, 제대로 진단을 하고서도 병이 쉽게 호전되지 않는 상황이 발생하기도 합니다.

위에서 언급한 네 분류 외에 시간에 따른 수경(手經)과 족경(足經)의 개합(開闔)을 추가로 구분하면 아래의 표와 같습니다.

서울시간	09:28~12:28	12:28~14:28	14:28~15:28	15:28~18:28
mBL型	北 左手 腑經	南 左足 臟經	南 左手 臟經	南 右足 臟經
mBR型	北 右手 腑經	南 右足 臟經	南 右手 臟經	南 左足 臟經
mZL型	南 左手 臟經	北 左足 腑經	北 左手 腑經	北 右足 腑經
mZR型	南 右手 臟經	北 右足 腑經	北 右手 腑經	北 左足 腑經

표 5. 남북 극성 유형에 따른 경락의 개합표 2

mBL型은 09:28~12:28 사이에 북쪽으로 누우면, 左手의 腑經이 열리게 됩니다. 또한 같은 시간대에 右手의 臟經과 右足의 腑經, 左足의 臟經이 같이 열리게 되고, 左手의 臟經, 右手의 腑經, 右足의 臟經, 左足의 腑經은 닫히게 됩니다. 12:28~14:28 사이에는 남쪽으로 눕는 것만 달라지고, 경락의 개합은 앞의 시간대와 같습니다. 14:28~15:28 사이에는 남쪽으로 누운 상태에서, 開闔되는 경락이 左右, 手足, 臟腑가 서로 뒤바뀌게 됩니다. 이를 그림으로 표시하면 아래와 같습니다.

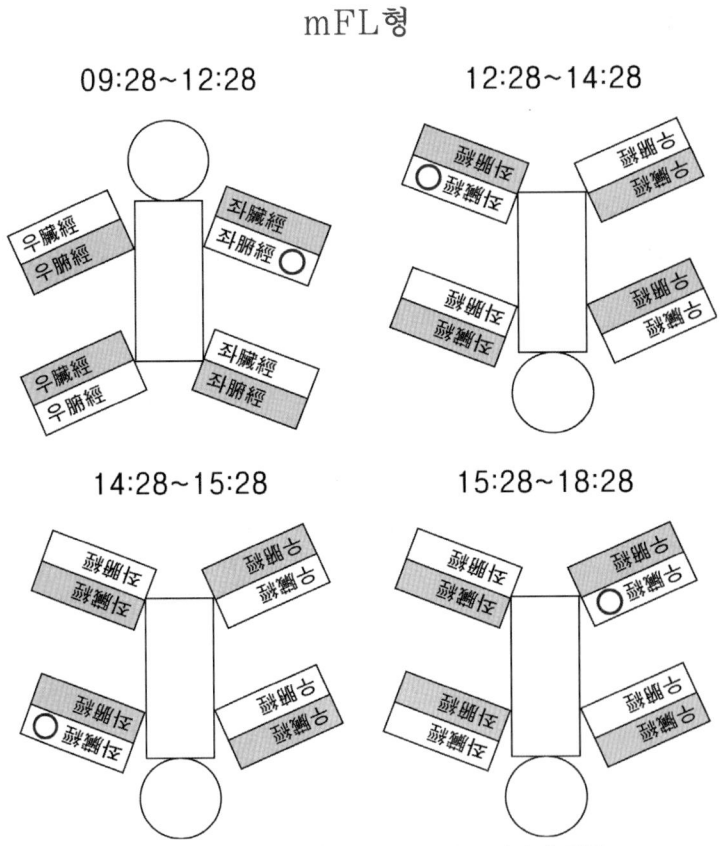

그림 3. mBL형의 시간대에 따른 경락의 개합

〈그림 3〉에서 흰색 표시된 경락이 열린 경락이고, 회색 표시된 경락이 닫힌 경락입니다.

○표시된 부분은 열린 경락 중에서도 가장 활성도가 높은 경락입니다. 표시되지 않은 경락들도 열린 상태이지만 활성도는 표시된 경락이 가장 높습니다. 또한 ○표시된 경락을 '대표 경락'이라고도 말하는데, ○표시된 경락을 자극해야 나머지 경락들이 활성도가 높아지기 때문입니다. 엄밀하게 말하면 위 그림에서 흰색 표시된 경락들은 모두 열린 상태로 있는 것이 아닙니다. 대표 경락에 자극을 가해야 나머지 경락들이 순차적으로 열리게 됩니다.

위 그림을 태음인이라고 한다면, mBL형의 태음인은 09:28~12:28의 시간대에는 좌측 대장경만 열려 있고, 나머지 경락은 닫혀 있습니다. 그러나 좌측 대장경에 자극을 가하면 상황에 따라 순서는 달라지지만, 우측 담경, 우측 폐경 좌측 간경 등이 열리게 됩니다.

5. 사암침법과 경락의 시간에 따른 개합開闔의 적용

사암침법에서 앞서 언급되었던 경락의 시간에 따른 개합(開闔)을 정확하게 적용하면 훨씬 뛰어난 효과를 얻을 수 있습니다.

남북에 따른 경락의 극성 분류에 따라서 臟經을 취할지, 腑經을 취할지, 혹은 우측 경락을 취할지, 좌측 경락을 취할지가 결정됩니다.

또한 正格과 勝格의 自經穴과 他經穴을 운용할 때도 위의 원칙에 따라서 취혈하면 효과가 배가됩니다.

일반적으로 正格과 勝格을 활용할 때 각 혈들의 좌우를 구분하지 않고 취혈하고 있지만, 시간에 따른 경락의 개합(開闔) 규칙에 따르면 自經穴과 他經穴은 모두 열린 경락에 취혈해야 효과가 좋고, 自經穴과 他經穴이 手經과 足經이 혼합된 경우에는 自經穴과 他經穴의 좌우가 달라지게 되며, 自經穴과 他經穴이

足經에만 또는 手經에만 있는 경우에는 열린 쪽에 취혈하면 됩니다.
　腎經이 허해서 요통이 발생한 경우, 腎正格은 復溜+ 太谿- 經渠+ 太白-이며, 환자가 mBL형이라면, 9:28~12:28의 시간에는 북쪽으로 누워, 左足臟經이 열리므로 신경(腎經)은 좌측 신경(腎經)을 치료해야 합니다. 좌측 신경(腎經)을 치료함에 있어서도, 自經穴인 復溜+ 太谿-는 좌측에 시술하고, 經渠+는 手經이므로 우측에 시술하고, 太白은 自經穴과 같은 足經이므로 좌측에 시술합니다. 12:28~14:28의 시간에는 동일 혈을 치료하지만, 눕는 방향이 남쪽으로 바뀌게 되고, 14:28~15:28의 시간에는 남쪽으로 누워서 우측 腎經을 치료해야 됩니다. 만약 腎經이 허한 환자가 臟經이 열리지 않고, 腑經만 열리는 시간대에 내원하면 표리가 되는 腑經인 방광경을 치료해주면 됩니다.

6. 경락의 개합과 체질

　지금까지 언급한 시간에 따른 남북축에서의 경락의 개합 현상을 수 없이 관찰한 결과 경락 현상에서도 체질이 존재한다는 것을 발견하였습니다. 남북 방향에서 인체가 보여주는 개합의 특징은 눕는 방향에 따라 달라지지만, 크게 두 가지로 표현이 가능합니다.

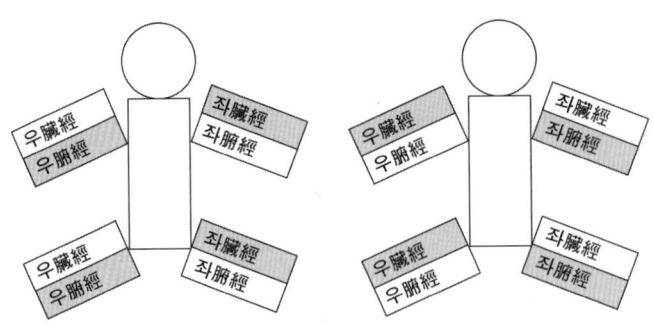

그림 4. 개합에 따른 두 개의 경락 체계

시간대에 따라 어떤 경락의 활성도가 가장 높으냐는 차이가 있지만, 경락이 열리는 타입은 위 두 가지를 벗어나지 않습니다.

첫 그림의 경우 우측 手臟經과 좌측 手腑經, 우측 足腑經과 좌측 足臟經이 열립니다. 우측 手臟經이 열린다고 했지만, 실제 인체를 관찰해보면 3개의 우측 手臟經이 모두 열리는게 아니라 열리는 경락이 정해져 있습니다. 3개의 경락중 2개의 경락만 열리는데, 心包經은 모든 사람이 열리고, 心經이 열리는 사람과 肺經이 열리는 사람으로 나누어집니다. 좌측 手腑經도 2개의 腑經이 열리는데, 우측 手臟經과 표리가 되는 腑經이 열립니다. 心包經과 표리가 되는 三焦經은 기본적으로 열리고, 사람의 체질에 따라 心經이 열리는 사람은 小腸經이, 肺經이 열리는 사람은 大腸經이 열리게 됩니다.

우측 手臟經이 열릴 때 좌측 足臟經이 같이 열리는데, 좌측 足臟經도 우측 手臟經과 마찬가지로 2개의 경락만 열립니다. 脾經은 모든 사람이 공통되게 열리고, 肝經이 열리는 사람과 腎經이 열리는 사람으로 구분이 됩니다.

또한 우측 手臟經이 肺經이 열리면, 좌측 足臟經은 肝經이 열리고, 우측 手臟經이 心經이 열리면 좌측 足臟經은 반드시 腎經이 열립니다. 현재까지 이러한 규칙성의 예외는 발견되지 않았습니다.

이제마가 肺-肝으로 太陽人과 太陰人을 규정하고, 脾-腎으로 少陽人과 少陰人을 규정했듯이, 경락이 열리는 현상에서도 우측 肺經이 열리는 사람은 반드시 좌측 肝經이 열리고, 우측 心經이 열리는 사람은 반드시 좌측 腎經이 열립니다.

사상의학은 肺-肝과 脾-腎의 조합이고, 경락의 개합은 肺經-肝經과 心經-腎經의 조합이라는 차이점이 있지만, 마치 체질에 따른 불균형을 가진 것처럼 열리는 경락이 사람마다 차이가 납니다.

대부분의 사상체질 관련한 침법에서 이제마의 肺脾肝腎을 그대로 經絡에 도입하여 사용되고 있지만, 경락이 개합되는 특성을 통해서 본다면 脾經 대신 心經을 쓰는게 적절합니다.('마음 心'과 '염통 心', 그리고 心經과 心包經 참조)

7. 체질침법에서 경락의 시간에 따른 개합 開闔의 적용

  시간에 따른 경락의 개합은 경락 현상의 보편적 규칙이기 때문에 체질침법을 운용할 때도 이러한 규칙을 적용해서 활용해야 치료효과가 커지고 재현성이 높아집니다.

체질	서울시간	09:28~12:28 수경(手經)	12:28~14:28 족경(足經)	14:28~15:28 수경(手經)	15:28~18:28 족경(足經)
太陽人	mBL型	腑左-大腸瀉	臟左-肝補	臟左-肺瀉	臟右-肝補
	mBR型	腑右-大腸瀉	臟右-肝補	臟右-肺瀉	臟左-肝補
	mZL型	臟左-肺瀉	腑左-膽補	腑左-大腸瀉	腑右-膽補
	mZR型	臟右-肺瀉	腑右-膽補	腑右-大腸瀉	腑左-膽補
太陰人	mBL型	腑左-大腸補	臟左-肝瀉	臟左-肺補	臟右-肝瀉
	mBR型	腑右-大腸補	臟右-肝瀉	臟右-肺補	臟左-肝瀉
	mZL型	臟左-肺補	腑左-膽瀉	腑左-大腸補	腑右-膽瀉
	mZR型	臟右-肺補	腑右-膽瀉	腑右-大腸補	腑左-膽瀉
少陽人	mBL型	腑左-小腸瀉	臟左-腎補	臟左-心瀉	臟右-腎補
	mBR型	腑右-小腸瀉	臟右-腎補	臟右-心瀉	臟左-腎補
	mZL型	臟左-心瀉	腑左-膀胱補	腑左-小腸瀉	腑右-膀胱補
	mZR型	臟右-心瀉	腑右-膀胱補	腑右-小腸瀉	腑左-膀胱補
少陰人	mBL型	腑左-小腸補	臟左-腎瀉	臟左-心補	臟右-腎瀉
	mBR型	腑右-小腸補	臟右-腎瀉	臟右-心補	臟左-腎瀉
	mZL型	臟左-心補	腑左-膀胱瀉	腑左-小腸補	腑右-膀胱瀉
	mZR型	臟右-心補	腑右-膀胱瀉	腑右-小腸補	腑左-膀胱瀉

표 6. 체질과 남북 극성 유형에 따른 경락 개합표

  체질별로 남북 방향의 극성에 따라, 시간에 따른 경락의 개합에 따라 취혈하는 경락은 위와 같이 정해집니다. 물론 위 표를 어기고 침을 시술해도 효과가 전혀 없는 것은 아닙니다.

다만, 점수로 비유하자면, 100점짜리냐 50점짜리냐의 차이가 나고, 치료에 있어서 치료 방법이 역치에 도달해야 효과가 나기 때문에 위 표대로 시술해야 호전되는 비율과 호전되는 정도가 비약적으로 높아지게 됩니다.

예를 들어, 09:28~12:28의 시간에 내원한 태음인 환자가 mFL형이라면, 이 환자는 북쪽으로 누울 때, 좌측 手腑經이 열리고, 우측 手臟經, 좌측 足臟經, 우측 足腑經이 같이 열립니다. 따라서 이 환자를 치료할 때, 大腸補는 좌측에, 肺補는 우측, 肝瀉는 좌측, 膽瀉는 우측에 시술해야 제대로 된 체질침법의 효과를 보이게 됩니다.

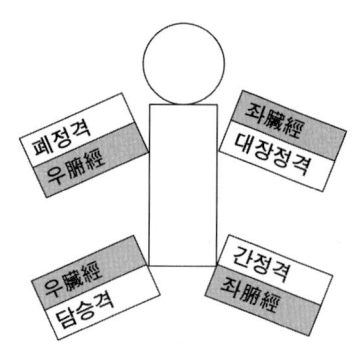

그림 5. 태음인 경락 개합

또한 앞서 언급되었듯이 正格과 勝格 시술시에 취혈의 좌우는 自經穴 기준이며, 他經穴은 足經 手經의 상황에 따라 같은 쪽이나 반대쪽에 취혈해야합니다.

12:28~14:28의 시간에는 환자가 눕는 방향만 남쪽으로 바뀌고, 취혈은 똑같고, 14:28~15:28의 시간에는 환자가 남쪽으로 눕고, 취혈 경락의 좌우가 모두 뒤바뀌게 됩니다.

위 표에서 태음인 mBL형의 경우 大腸經만 적혀 있는데, 아래 그림에서는 大腸經 肺經 肝經 膽經을 모두 적어 놓은 것이 이상하게 보일 수도 있습니다. 네 경락이 모두 열린다면 애초에 臟經 腑經이 열리는 것을 구분할 필요도 없고, 구분도 안됐을 겁니다. 표에 大腸經만 적힌 이유는 첫째로 大腸經이 가장 활성도가 높기 때문이고, 둘째로 大腸經을 시술하면 나머지 肺經 肝經 膽經이 연이어 도미노처럼 활성화되기 때문입니다.

大腸經에 시술하기 전에는 肺經 肝經 膽經은 잘 열려 있지 않은 상태(활성도가 저하된 상태)로 있습니다. mZL처럼 臟經이 열리는 경우도 마찬가지입니다.

태음인 mZL의 경우 표에는 左肺經이 적혀 있는데, 肺經을 시술하고 나면 나머지 大腸經 肝經 膽經도 활성도가 높아지면서 열리게 됩니다.

8. 경락의 개합과 복합체질

지금까지 언급된 시간에 따른 경락의 개합은 臟腑(전후), 手足(상하), 左右의 경락들이 교차로 열리고[開] 닫힙[闔]니다. 임의의 시간에 열린 경락은 24개의 경락 중 12개이고, 나머지 12개의 경락은 닫힌 상태로 있게 됩니다.

경락의 개합은 경락이 열리고 닫히는 것이며, 열린 상태의 12개의 경락과 닫힌 상태의 12개의 경락의 생리적 활성은 전혀 차이가 없다는 것이 지금까지의 시각이지만, 수많은 시행착오와 오랜 세월의 임상관찰을 거치면서 서로 개합이 상반되는 두 경락군이 서로 독자적이면서 다른 특성을 가진다는 엄청난 사실을 발견하게 되었습니다.

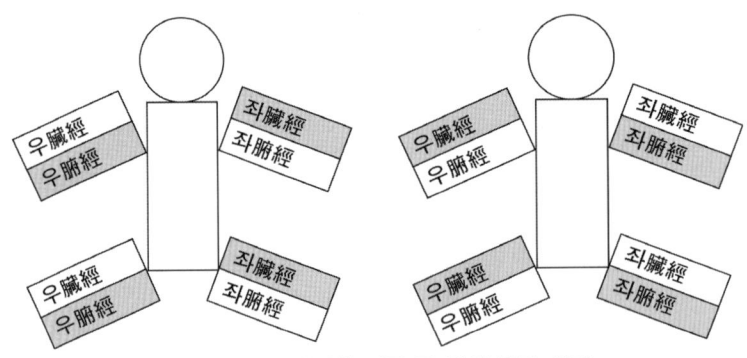

그림 6. 개합에 따른 두 개의 경락 체계

예를 들어 mBL형의 사람은 09:24~12:28의 시간에는 북쪽으로 누워 좌측 手腑經이 열리면, 우측 手臟經, 우측 足腑經, 좌측 足臟經이 같이 열리며, 좌측 手

臟經과 우측 手腑經, 좌측 足腑經, 우측 足臟經은 닫힙니다. 그런데 09:24~12:28 의 시간대에 10분 정도씩 경락의 개합이 뒤바뀌는 현상이 발견되었습니다. 위에서 열린 12개의 경락을 A라 하고, 닫힌 12개의 경락을 B라 한다면, 09:28~12:28의 시간 동안, 10분 정도씩 5차례에 걸쳐 A와 B의 개합이 뒤바뀌는 현상이 나타나고, 이 때 A와 B의 경락적 특성이 처음에는 동일한 것으로 생각되었으나, 개합이 뒤바뀌는 이 시간대에 열린 경락에 자침을 하면 원래 열려있던 경락과는 그 특성이 다른 것처럼 반응하였습니다.

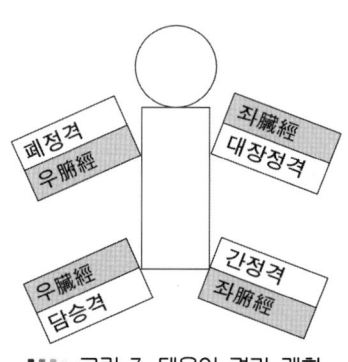

그림 7. 태음인 경락 개합

부연하자면, 왼쪽 太陰人 mBL형의 경우 북쪽으로 누워 좌측 手腑經이 열리므로 大腸正格은 좌측에 시술하게 되는데, 10분 동안 개합이 뒤바뀌는 시간에 우측 手腑經에 大腸正格을 시술하면 효과가 없거나 오히려 증상이 악화되는 경우가 발생한다는 것입니다.

이러한 독자적인 두 경락체계에 대한 경험이 누적되면서 두 경락체계가 마치 다른 체질인 것처럼 작용한다는 것을 알게 되었고, 이런 현상에 대해 복합체질이라는 개념을 상정하게 되었습니다.

복합체질의 조합은 음체질 하나와 양체질 하나가 만나는 조합만이 발견되었고, 음체질끼리와 양체질끼리 만나는 조합은 아직 발견되지 않았으며, 음양의 이치로 보아도 아마도 없을 것으로 생각됩니다.

:: 복합체질의 종류 ::

太陽(주체질) - 太陰(객체질)
太陽(주체질) - 少陰(객체질)
少陽(주체질) - 太陰(객체질)

少陽(주체질) - 少陰(객체질)
太陰(주체질) - 太陽(객체질)
太陰(주체질) - 少陽(객체질)
少陰(주체질) - 太陽(객체질)
少陰(주체질) - 少陽(객체질)

또한 10분 정도씩 개합이 역전되는 시간은 하루에 여러 차례 되풀이 되는데, 보통의 시간을 '양시간'이라 하고, 10분 정도씩 개합이 역전되는 시간대를 '음시간'이라고 합니다. 음시간과 양시간은 지구 경도에 따라 달라집니다.

9. 음시간과 양시간(달 영향권 시간대와 해 영향권 시간대)

의학이나 건강법의 최상의 경지는 우주 또는 자연과의 일치조화에 있습니다. 우주와 자연은 우리들의 눈에 보이는 물질세계인 「입자」와 우리 눈에 보이지 않는 에너지인 「파동」으로 구성되어 있습니다.

이 입자와 파동의 세계를 구성하는 근원적인 자료가 氣이며 우주의 섭리 즉 자연의 근원이 또한 氣인 것입니다.

동서양 모두가 오랫동안의 경험의학을 바탕으로 하여 기원전 400년경부터 동서양에서는 중국의 명의 편작과 서양에서는 희랍의 의성 히포크라테스가 의학 발전에 큰 획을 그었습니다.

편작은 생명의 근원 물질로서 氣를 상정했으며 이 氣의 작용으로 체내의 氣, 血, 水가 잘 순환해야 건강이 유지된다고 했습니다. 특히 그는 배설을 치료의 근본으로 보고 발한, 호기, 대소변 등을 주치료 요법으로 삼았습니다.

한편 동시대에 히포크라테스는 생명의 근본 에너지가 프네우마(精氣)라고 생각했습니다.

 그리고 프네우마의 작용으로 4가지 체액인 혈액, 점액, 황담즙, 흑담즙이 잘 순환되어야 건강이 순조롭게 유지된다고 생각하였습니다. 이 두 위대한 의성이 나타난 후 약 4~5백년간 여러 경험을 거친 후 체계적인 의학으로 탈피하게 되었습니다.

 중국에서는 음양오행학설이 대두되어 의학과 결합하게 되었고, 모든 물질에 음과 양의 대립개념을 두고 그 음과 양과의 관계를 대상으로 하는 음양학설이 발달하기 시작하였습니다. 모든 사물이 木, 火, 土, 金, 水의 5원소로 성립되었다고 보고 이 다섯의 사이에 생기는 관계에 의해서 사물의 생성 발전이 이루어진다는 오행학설이 지배적인 개념이 되었습니다. 약 5백년간의 많은 경험의학을 음양오행학설로 이론화시킨 것이 『黃帝內經』입니다. 이것을 근본 삼아 치료의 학으로 완성시킨 사람이 장중경이며 그는 『傷寒論』이라는 새로운 이론을 내세워 훌륭한 저서를 남겼습니다.
 비슷한 연대에 서양에서는 로마시대의 명의 갈레노스의 해부학과 실험생리학이 새로운 학문으로 태동하게 되었습니다. 이때부터 서양의학은 氣의 의학과 결별하게 되고 곧바로 장기의학(臟器醫學)으로 들어가게 되었던 것입니다.

 氣는 현상계에 있는 모든 존재 또는 기능의 근원이라고 합니다. 이 우주 창조의 근원인 氣가 파동적 순환을 되풀이하면서 우주를 진화시키고 있는 것이라고 합니다. 특히 모든 생명체는 이 氣의 질서정연한 결정체라고 볼 수 있습니다. 생체는 생체에너지(氣)가 몸 안을 끊임없이 일정한 법칙아래 순환 유동함으로써 그 개체의 생명이 유지되고 있는 것입니다.
 이 氣는 어떤 사물의 내부에 존재할 때는 전기와 같은 작용을 하고 사물의 외부로 나타날 때는 전파나 자기장 같은 성격을 띤다고 할 수 있습니다.
 동양철학에서는 옛날부터 우주를 氣, 즉 음양의 전기를 띈 태극(太極)으로 표현하고 있으며 모든 삼라만상이 氣의 응집으로 생성되었다고 보고 있습니다.

일찍이 불교의 『반야심경』에서도 색즉시공(色卽是空)이란 말은 물질은 보이지 않는 氣이고, 이 보이지 않는 氣인 공(空)이 물질이 된다는 진리를 설파하고 있습니다. 물질이 우리 눈앞에 꽉 차있는 상태로 보이는 것은 우리들 인식의 착각에 지나지 않습니다. 왜냐하면 물질을 이루는 원자의 핵과 전자들의 실제 크기란 너무나도 작은 것입니다. 그러나 전자가 원자핵의 둘레를 큰 반경으로 돌기 때문에 겉으로 보아서 원자가 하나의 덩어리처럼 크게 부풀려서 보이는 것뿐입니다. 실제로 원자 내부는 빈 공간이 대부분입니다. 우리의 육체도 세포 속 원자의 공간을 압축하여 진짜 그 진수인 원자핵, 전자 등만 뭉쳐 놓는다면 하나의 작은 먼지 정도로 밖에 되지 않습니다. 이 지구도 이와 같이 하면 한 개의 사과 크기 밖에 되지 않습니다.

이처럼 물질의 속은 실제에 있어서는 텅 빈 공간으로 구성되어 있습니다. 그래서 우리 눈에 보이는 모든 물질이 실은 바람 든 고무풍선 같다고도 생각할 수 있습니다. 그러면 물질의 실상은 과연 무엇일까?

물질의 본질은 파동 또는 진동하는 미소립자로 되어 있습니다. 이 물질의 본질인 파동과 진동 미소립자를 통해서 기의 존재를 알 수 있습니다.

따라서 氣의 이해에 앞서 먼저 파동과 물질과의 관계를 알아야 합니다. 파동은 진동수가 많아짐에 따라서 소리에서 전파 그리고 빛으로 나타납니다. 빛 중에서 가장 진동수가 적은 것이 적외선인데 우리 눈에는 보이지 않습니다. 진동수가 점점 증가하면 직접 우리 눈에 색으로 느낄 수 있게 됩니다. 진동수가 차차 많아짐에 따라서 빛은 우리들의 눈에 빨강, 주황, 노랑, 초록, 파랑, 남색, 보라색의 일곱 가지 색으로 보이게 되며 우리가 인식하는 물질세계의 색상을 나타내 보이는 것입니다. 진동수가 더 많아지면 파장은 더 짧아져서 X레이, 원자탄의 감마선 그리고 우주선 등이 되는 것입니다. 또한 우리들이 모르고 있는 다른 우주나 고차원 세계에서의 다른 파장의 빛이 존재하고 있다고 볼 수 있는 것입니다.

한편 기치료를 하는 기공사의 손에서는 원적외선의 파장과 생체자기장 그리고 광자(빛의 미소립자)가 방출된다고 연구 발표되고 있습니다. 따라서 氣는 입자형태의 빛과 파동형태의 빛 두 가지를 공유하는 존재로서 전자기파의 특성을 내포하며 전 우주의 생성과 진화의 원동력이자 본질 그 자체입니다.

지구 주위에는 양전기나 음전기를 띄고 있는 미세 입자(양자, 전자 등)들로 이루어진 에너지장이 있어 지구를 태양풍(태양에서 나오는 강력한 전자기적 입자의 흐름)으로부터 보호합니다.

이와 같은 에너지장을 1958년 처음 발견한 물리학자 반 알렌(Van Allen)의 이름을 따라서 반 알렌 대라고 합니다. 반 알렌 대는 내층이 지구 표면에서 1,000~5,000km상공에 있으며 우주 광선이나 태양풍에서 오는 방사능의 유해한 전하 입자들이 지구에 도달하지 못하도록 붙잡아주는 지구 보호막의 역할을 합니다.

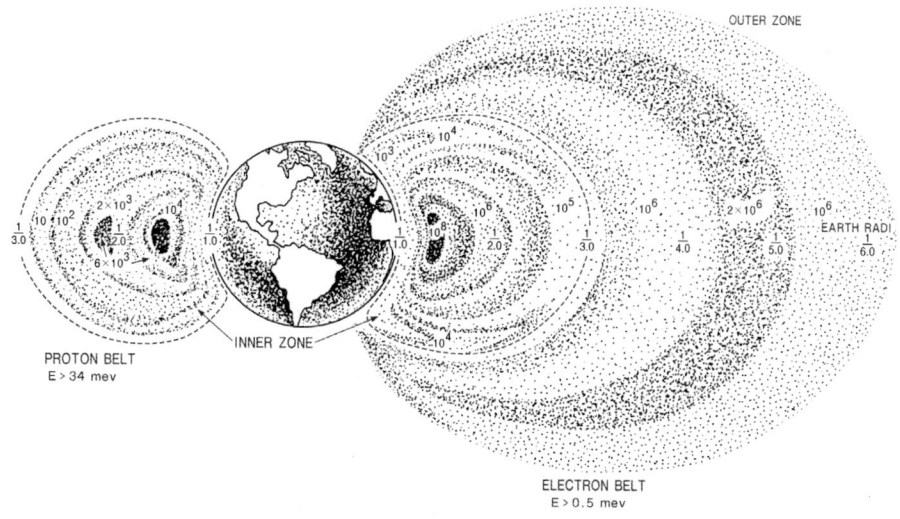

:::: 그림 8. 반 알렌 대

이와 같은 현상은 지구 자기장의 자력선이 지구 주위를 감싸며 뻗쳐 나가는 힘에 의해서 가능한 것입니다.

즉, 지구 내에 자기장이 없다면 지구 주위를 감싸는 자력선의 보호막인 「반 알렌 대」가 없었을 것이며 지구는 태양풍이나 우주 광선의 무차별 방사능에 노출되어 생명이 살기 힘든 환경이 되었거나 돌연변이가 많아서 지금과 같은 생태계가 아닌 괴물들의 세상이 되었을 것입니다. 이처럼 지구 자기장이란 지구 상의 생명체가 생명을 유지하는데 가장 중요한 필수 조건인 셈입니다.

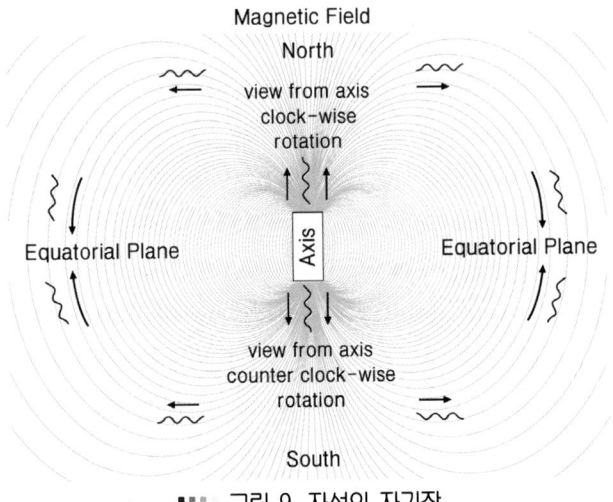

그림 9. 자석의 자기장

이와 마찬가지로 인체 안팎으로 뻗쳐 있는 인체 자기장과 氣의 존재야말로 생명유지에 필수적이며 그것에 의하여 우리 몸이 보호되고 살아가는 것입니다. 반 알렌 대가 존재하여 지구상에서 안전하게 살고 있다는 엄연한 사실을 인류 역사상 알게 된 것은 불과 지금부터 40여 년 전입니다.

이처럼 인간이 지구상의 생명체가 어떤 힘에 의해서 보호받고 살아가는가를 알게 된 것이 지극히 최근의 일입니다. 이와 마찬가지로 인체의 생체 자기장을 최초로 측정한 것도 인류역사상 20여 년 전으로 초전도성 반도체 발명으로 조셉슨이 노벨상을 탄 이후입니다. 따라서 인체의 氣가 현재의 과학수준으로 증명되지 않는 것은 어찌 보면 당연한 일인지도 모릅니다.

비록 과학적으로 氣를 완전히 다 규명하지 못하더라도 그 氣를 이용하여 질병 치료를 성공적으로 하게 된다면 인류는 氣의 존재와 기능을 이해하고 인정하게 될 것입니다.

우주 공간에는 좌선성(왼쪽 소용돌이)의 은하계와 우선성(오른쪽 소용돌이)의 은하계가 있습니다. 좌선성의 은하계에서 나오는 빛은 좌선(시계 반대 방향)으로 회전하면서 우리에게 다가옵니다. 우선성의 은하계에서 나오는 빛은 우선(시계 방향)으로 회전하면서 우리에게 다가옵니다.

한편 지구가 속한 태양계에서 태양의 빛은 우선성이고 달빛은 좌선성입니다.

우리 인체에도 좌선성의 氣 흐름과 우선성의 氣 흐름이 동시에 존재하는 가운데 하나로서 조화를 이루어 갑니다. 인체의 좌우를 비교해 보면 좌측 경락에는 좌선성의 氣 흐름이 우측 경락에는 우선성의 氣 흐름이 지배적입니다.

이런 현상은 몸의 좌측 12경락과 우측 12경락이 거울상 이성체처럼 좌우 대칭의 형태를 갖는 반면 기능적으로 좌우가 서로 다른 균형 상태를 낼 수 있다는 점을 시사합니다.

한 예로, 우측 간경(肝經)의 氣 흐름이 강한 반면 좌측 간경의 氣 흐름은 약할 수 있습니다. 이는 단지 몸의 우측, 좌측 간 경락이 강약의 차이가 있다는 해석 외에도 몸에서 간(肝)으로 가는 우선성의 氣 흐름은 강한 반면 좌선성의 氣 흐름은 약하다고 해석될 수 있습니다. 즉 간은 몸 안에 하나뿐이나, 간에 기와 상호작용하는 간 경락은 인체 좌우에 대칭을 이루며 각각 하나씩 있어서 좌측 간 경락은 좌선성 기 흐름을 우측 간 경락은 우선성 기 흐름을 간에 공급한다고 볼 수 있습니다. 문제는 좌선성과 우선성의 두 기 흐름이 균형이 맞을 때에 비로소 조화로운 태극의 기가 작동이 되어 인체의 기능을 가장 잘 되게 한다는 사실입니다.

　인체나 우주 공간에는 좌선성(시계 반대 방향)과 우선성(시계 방향)으로 나선형의 소용돌이를 그리며 진행하는 두 개의 기 흐름이 있다고 말했는데, 이는 마치 생명 정보를 간직한 세포 내의 DNA의 2중 나선의 구조와도 유사한 점이 있습니다. DNA의 2중 나선(Double Helix)이란 하나는 우선성의 나선과 또 하나는 좌선성의 나선이 엇갈려 교차하며 회전하는(꽈배기) 형상입니다. 한편 미시적인 소립자의 세계를 끝까지 분석해 보아도 물질을 이루는 최소 단위의 물질적 존재를 규명하기가 어려워지고 궁극에는 좌선성 파동과 우선성 파동의 진동이라는 두 극성의 미립자가 물질의 근본이라고 현대 물리학은 보고 있습니다.

　이처럼 거시적인 우주 공간 속에, 소우주라는 인체 안에, 세포핵 내의 DNA에, 미시적인 소립자 세계의 궁극에는 모두가 좌선성과 우선성의 나선형 회전 에너지 형태로 정보와 에너지(氣)를 전달하는 것입니다.
　이 좌선, 우선의 두 가지 氣 흐름은 상호 교차하며 꽈배기 같은 이중 나선의 형태로 존재하며 경락을 통해 흐릅니다.
　한편 경락 내의 좌선, 우선의 기 흐름은 인체의 전면 우측에서는 우선성이 지배적이고 전면 좌측에서는 좌선성이 지배적이며 인체 후면에서는 좌우가 반대가 됩니다. 이와 마찬가지로 손도 좌측, 우측이 다릅니다.
　따라서 몸은 크게 보아 하나이나 좌우로 나누어 보면 둘이 되고 여기에 좌우 12경락이 존재하는 의미를 알게 됩니다. 이는 인간의 뇌가 크게 보아 하나이나 좌반구와 우반구의 두 쪽으로 나눠지며 좌우간의 기능에 차이가 있는 것과 같은 이치입니다.

음양의 기	우선성	좌선성
우주 공간(大天)	우선성 은하의 빛	좌선성 은하의 빛
태양계(小天)	태양빛	달빛
인체 전면(臟經絡) 좌우의 기(氣)	앞가슴 우측(臟經絡)에 우선성 기(氣)가 지배적	앞가슴 좌측(臟經絡)에 좌선성 기(氣)가 지배적
손바닥 좌우의 기(氣)	우측 손바닥에서 우선성 기(氣)가 지배적	좌측 손바닥에서 좌선성 기(氣)가 지배적
손등 좌우의 기(氣)	우측 손등에서 좌선성 기(氣)가 지배적	좌측 손등에서 우선성 기(氣)가 지배적

표 7. 인체의 우선성 기와 좌선성 기

 우리가 속한 은하계(Milky way)는 우선성이며 태양계와 지구도 우선성의 회전 운동을 하고 있습니다. 그런 이유로 인체 내의 우선성 기가 좌선성 기보다 지배적입니다. 우선성이 지배적인 우측 경락이 좌선성이 지배적인 좌측 경락보다 몸 전체에 작용하는 힘이 강하다고 볼 수 있습니다. 따라서 우측 경락의 기 작용을 주기(主氣)라 하며 좌측 경락의 기 작용을 객기(客氣)라고 부릅니다. 흔히 체질을 진단할 때 식품이나 약재를 손에 잡고 오링테스트를 하는 경우 왼손에 잡고 할 때와 오른손에 잡고 할 때 체질 감별이 다르게 나와서 시술자를 당황하게 하는 경우가 많습니다. 인체 좌측과 우측의 기 흐름이 서로 상이한 점을 감안할 때 오링테스트 반응이 몸의 좌우에서 다르게 나타난다는 것이 오히려 당연한 일이며 이런 사실에서 복합체질의 존재근거를 찾을 수 있습니다.
 오른손에서 나타나는 오링테스트 반응을 주기에 의한 주체질 반응으로 보고 왼손에서 나타나는 오링테스트 반응을 객기에 의한 객체질 반응으로 볼 수 있습니다[5].

---

5) 좌선성의 기가 지배적인 사람의 경우 왼손에서의 반응이 주체질 반응이 되고, 오른손에서의 반응이 객체질 반응이 됩니다.

이제마의 사상의학은 체질의 큰 줄기를 밝힌 것입니다. 그러나 그는 약물 치료만을 했을 뿐 경락 반응을 통한 침치료는 연구하지 못했습니다. 체질에 따른 침 치료에는 좌우경락 불균형에 각각 맞추어 복합체질에 따른 치료를 해야 하며 암이나 난치병 치료시에도 반드시 복합체질의 관점에서 치료해야 비로소 큰 효과를 볼 수 있습니다.

오링테스트를 같은 환자에게 여러 차례 반복하다보면 어느 순간 이전과 달리 상이한 진단 결과가 나오는 것을 볼 수 있습니다.

사람의 두뇌에는 자기장이 강해서 한 손을 머리 꼭대기(백회혈)에 대고서 남쪽과 북쪽을 각각 바라보며 오링테스트를 하면 반드시 한쪽에서는 힘이 강해지고 반대쪽에서는 힘이 약해집니다. 인체자기장과 지구자기장과의 교감 현상인 것입니다.

그런데 이런 남북 방향성이 문득 반대로 뒤바뀌는 순간들이 나타난다는 사실입니다. 뿐만 아니라 인삼과 같은 약재를 한손에 쥐고 오링테스트를 한 결과 힘이 강해지던 것이 10~20분 경과 후 다시 반복해보면 힘이 빠지는 반응이 문득 나타난다는 사실을 알게 되었습니다. 이는 오링테스트 자체의 결함이 아니고, 반응이 돌변하는 것입니다.

▪️ 이러한 환자의 반응을 수년 간 관찰한 결과 다음과 같은 중요한 사실을 발견하게 되었습니다.

❶ 지구상에는 은하계 외에도, 해와 달에서 오는 두 가지 氣 흐름(햇빛의 우선성 파동 에너지와 달빛의 좌선성 파동 에너지)의 이원 체계가 있습니다. 또한 태양의 영향력(우선성 흐름)이 인체를 지배하는 시간대와 달(좌선성 흐름)이 인체를 지배하는 시간대가 있어서 일정한 시간표를 이루고 있으며 이를 편의상 각각 「양시간」과 「음시간」이라고 부릅니다.

❷ 인체에는 태양의 영향력에 상응하는 우선성 기 흐름이 있고, 달의 영향력에

상응하는 좌선성 기 흐름이 있습니다.

❸ 「양시간」에는 인체내 주기의 흐름이 표면으로 나타나고 객기의 흐름은 잠복되어 흐릅니다. 그러나 「음시간」이 되면 반대로 객기가 나타나고 주기는 잠복되어 흐릅니다. 따라서 「음시간」에는 인체 자기장의 남북 방향성, 좌우 경락의 반응성, 오링테스트 결과 등이 뒤바뀌게 됩니다. 따라서 「양시간」과 「음시간」에 한약재(또는 식품)나 체질침 자극을 통해 오링테스트를 해보면 같은 사람에게서 체질 진단과 치료 결과가 달라집니다.

❹ 「양시간」은 하루 중 3/4를 차지하며 「음시간」은 하루 중 1/4를 차지합니다. 「음시간」은 한시간에 1~2회 꼴로 나타나며 1회에 10분 정도가 계속되며 하루에 36회가 반복됩니다. 평균 30분 내외의 양시간이 지나면 10분 정도의 음시간이 나타나며 교차 반복되는 것입니다.

이와 같은 음시간과 양시간이 일정한 주기로 반복되는 가운데 지구상의 인간이 좌선성과 우선성의 파동 에너지를 받으며 2중 구조적 기 흐름과 경락 반응을 보이며 생명을 이어간다는 것은 참으로 경이로운 일입니다. 동시에 이는 기존의 한의학에서도 잘 밝혀지지 않았던 신비의 영역이었던 것입니다. 침을 놓을 때 침을 오른쪽으로 돌리는가(우선), 왼쪽으로 돌리는가(좌선)하는 방향에 따라서 침의 효과가 반대가 된다는 염전보사법이나 인도 요가에서 말하는 「이다」와 「핑갈라」라는 두 가지 좌선, 우선의 기 흐름이 알려져 있을 뿐입니다.

노자의 『도덕경』 10장에서 천문개합(天門開闔)이라는 말이 나오는데 그 말의 참뜻을 알기 어려워 주석이 분분한데, 어쩌면 이런 양시간과 음시간의 천기와 인체기의 흐름의 변화가 바로 천문개합(天門開闔)인지도 모를 일입니다.

하늘이라는 허허(虛虛)한 공간에서 우선성의 소용돌이가 사라지고 좌선성의 소용돌이가 나타나는 순간 환자들의 기 흐름이 바뀌는 것을 알 수 있으며, 거기에 맞추어 침을 놓아야 하며, 양시간과 음시간에 맞추어 장부 경락과 좌우 경락, 그리고 주체질과 객체질을 올바로 가려서 침을 놓으면 그 순간 엄청난

기의 변화와 큰 치료 효과를 볼 수 있게 됩니다. 따라서 암이나 난치병 환자의 생명이 살아나는 길을 찾으려면 이러한 천문개합의 이치를 알아야만 한다고 생각됩니다.

1950년대 하버드 의대와 MIT 공대의 공동 연구로 뇌기능의 정보 전달 체계에 대한 연구 결과 뇌가 아날로그와 디지털 회로의 두 기능이 있음이 밝혀졌습니다.

사물의 입자적 특성을 감지하는 오감 신경계는 이온 전류와 교류 자기장의 정보전달체계로서 디지털 회로인 반면, 사물의 파동적 특성을 감지하는 아날로그 회로는 직류 전류와 직류 자기장으로 이루어진 생체 정보전달체계라 할 수 있습니다.

뇌의 아날로그 회로는 자연계의 미세하고 연속적인 모든 파동 정보를 감지하여 생명 현상을 조절하는 기능으로 흔히 오감을 넘어선 육감(6감)이나 직감 또는 기감 등으로 불리어 왔던 것입니다.

아날로그 정보 전달은 신경과는 달리 신경 주변조직인 신경초, 뇌신경교 등을 통해서 이루어지며 동양의 경락체계와 기 흐름도 이에 해당한다고 생각됩니다.

미시적인 인체의 미세 파동장의 근본에는 좌선과 우선의 나선형 회전 파동이 물결치고 있으며, 거시적으로 보면 인체란 태양 빛의 우선성 파동과 달빛이라는 반사된 태양빛, 즉 거울상 대칭형의 좌선성 파동을 받으며 사는 것입니다.

인체의 아날로그 생체 정보 전달체계는 이와 같은 태양 빛과 달빛에서 오는 파동 정보를 감지하여 모든 생체리듬과 생리작용을 조절한다고 볼 수 있으며, 브라운 박사의 갯지렁이에 관한 연구도 이와 같은 맥락입니다.

외부의 파동 정보가 만일 인체에 유익한 것이라면 그것은 아날로그 생체 정보전달체계를 통해 인체 내의 모든 근신경 세포가 동시적으로 일사불란하게 움직이게 하는 동기화 반응(synchronization)을 일으키게 합니다. 이 동기화 반응에 의해서 근신경 세포가 동시적으로 작용할 때 근수축력이 크게 증가하므로 임상적으로 오링테스트 등을 통해서 외부 파동정보의 유해, 무해 등을 감지, 판별할 수 있게 되는 것입니다. 즉 오링테스트의 작용 기전은 인체 아날로그 회로에 의한 동기화 반응 효과로 인해 근신경 세포가 동시적으로 수축 이완을 하기 때문입니다.

  인체 두뇌의 생체 자기장은 지자기장과 자석의 N,S극 또는 광학적 이성체의 좌선형, 우선형을 구분하는 능력이 있습니다.
  인체에 자석의 N,S극이나 광학적 이성체 좌선형이나 우선형을 몸에 대고 오링테스트를 할 경우 반드시 한쪽에서 힘이 빠지고 다른 쪽에서 강해지는 반응이 나타납니다. 이를 반복해보면 양시간(햇빛의 우선성 파동 시간대)와 음시간(달빛의 좌선성 파동 시간대)에 그 반응이 반대로 나타나는 현상을 보게 됩니다.
  이와 같은 현상을 반복 검증한 결과 아래와 같은 달의 좌선성 파장이 지배하는 음시간대를 찾게 되었습니다.

09:14~09:23	03:03~03:13
09:54~10:03	03:51~04:00
10:24~10:33	04:29~04:38
11:04~11:13	04:59~05:08
11:39~11:48	05:34~05:43
12:14~12:23	06:34~06:43
12:54~01:02	07:18~07:28
01:39~01:48	07:54~08:03
02:24~02:33	08:29~08:38

위에 표시된 시간이 음시간이고, 위 시간대를 제외한 시간대가 양시간이 됩니다.

음시간과 양시간은 달과 지구와의 관계에서 발생하는 것으로 생각됩니다. 음력 보름날과 음력 그믐날의 경우에는 음시간이 양시간처럼, 양시간이 음시간처럼 작용합니다. 음시간과 양시간은 지구 경도에 따라 달라집니다.

위 음시간표는 서울시 서초구 서초2동 1361-5번지 도암한의원을 기준으로 작성되었고, 경도 127.15 기준으로 제작되었습니다.

따라서 경도가 127.15보다 동쪽이나 서쪽은 위 시간대가 달라집니다.

■ 지역에 따른 음시간을 구하는 방법은 다음과 같습니다.
❶ 자신이 있는 위치의 경도를 확인합니다.
❷ (127.15-자신의 경도) × 4분(240초)
❸ 2번의 답을 그대로 더해줍니다(위 답이 양수이든, 음수이든 더해줍니다. 음수인 경우 시간이 빨라집니다.).

127.15보다 서쪽은 시간이 늦춰지고, 동쪽은 빨라집니다. 포항시청의 경도가 129.22, 진도군청이 126.15입니다. 두 지역의 경도차이는 129.22-126.15=3.07이고, 4×3=12분이므로, 포항시청이 진도군청보다 12분이 빠릅니다.

음시간과 양시간에 대해서는 강호제현들의 많은 연구가 있기를 바랍니다.

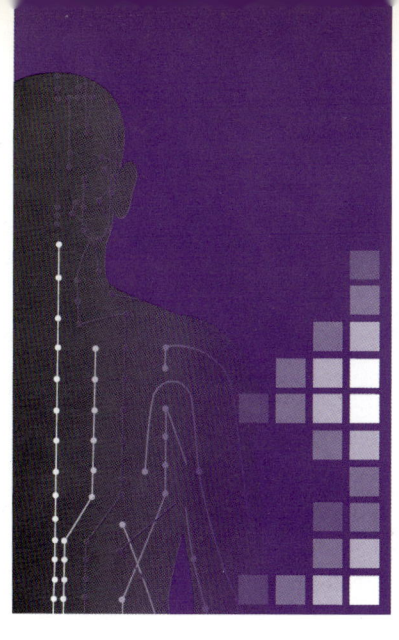

공간에 따른 경락의 개합 開闔

인체의 방향을 남북으로 고정시켜놓았을 때는 시간에 따라 좌경(左經)과 우경(右經), 수경(手經)과 족경(足經), 장경(臟經)과 부경(腑經)의 개합(開闔)이 앞서 설명한 규칙대로 변화합니다. 인체를 남북축으로 고정시켜놓고, 시간에 따른 경락의 개합을 따라 치료하는 방법은 임상에서 활용하기에는 어려운 점이 많습니다.

현대 물리학에서 시간과 공간은 하나라고 얘기합니다. 또 기문둔갑을 활용하는 옛 병법에서도 방위를 잘 활용하면 불리한 형세를 유리하게 바꿀 수 있다고 얘기합니다. 그렇다면 남북 방향에서의 시간의 제약을 공간의 변화를 통해 해결할 수 있겠다는 생각이 들었고, 공간상의 경락 현상의 규칙을 찾기 위해 헤아릴 수 없이 많은 시행착오를 거듭한 뒤, 공간에 따른 경락의 개합(開闔)의 규칙성을 찾아내게 되었습니다.

1. 달과 인체의 경락

인체를 동쪽이나 서쪽을 향하게 하면, 앞서 서술했던 남북에 따른 장경(臟

經)과 부경(腑經)의 극성, 시간에 따른 좌경(左經)과 우경(右經)의 개합(開闔)의 변화, 시간에 따른 수경(手經)과 족경(足經)의 개합(開闔)의 특성이 다른 형태로 변화하게 됩니다.

인체를 동쪽이나 서쪽으로 눕게 하면, 시간에 따른 개합(開闔)의 특성은 사라지지만, 공간과 체위에 따른 개합의 특성이 새롭게 나타나고, 인체 내부적으로 경락의 축이 회전하는 현상이 새롭게 나타납니다.

남북 방향에서는 시간의 영향을 많이 받고, 지구에서의 시간이란 태양과 달, 그리고 지구의 상호작용으로 상대적으로 규정되는 것입니다. 남북 방향에서는 태양의 영향을 지배적으로 받기 때문에, 하루주기에 따른 변화가 가장 크게 드러납니다. 따라서 고대 동양의 인식과 같이 자시(子時)와 오시(午時)에 경락의 개합(開闔)이 크게 변화를 합니다.

『황제내경』의 팔정신명론편(八正神明論篇)에 침을 놓을 때에는 태양과 달, 별자리와 사계절을 고려해야 한다고 했고, 특히 달과 인체에 대해서는 매우 구체적으로 언급하고 있는데, "月生無寫, 月滿無補, 月郭空無治"라 하여 달의 상태에 따라 치료를 달리 할 것을 말하고 있습니다. 후대 의가들은 자신들의 경험을 토대로 '月郭空無治'를 '朔望無治'라 하여 음력 보름날과 그믐날에는 기혈의 상태가 평소와 다르기 때문에 치료에 신중하거나 치료를 하지 말라고 권하기도 하였습니다. 실제로 인체의 기 흐름은 달의 영향을 많이 받고 있으며, 달의 영향을 오랜 동안 관찰한 끝에 보름날과 그믐날에는 경락의 개합(開闔)이 평일과 다르게 나타난다는 것을 찾게 되었고, 이를 토대로 보름날과 그믐날에는 침 처방의 운용이 평소와 달라집니다.

동서 방향에서는 태양의 영향이 최소화되고, 오히려 달의 영향만이 뚜렷하게 드러나기 때문에, 음력 상순과 하순의 변화가 가장 두드러집니다. 또한 상순 하순의 변화는 동쪽으로 눕느냐 서쪽으로 눕느냐에 따라서 반대로 뒤바뀌는 대칭적 특성도 나타납니다.

2. 음력 상순 하순과 경락의 개합

  남북 방향에서와는 달리 동서방향에서는 음력의 영향력이 훨씬 강하게 나타납니다. 물론 남북 방향에서도 달의 영향을 받습니다.
  남북에 따른 경락의 극성의 좌우는 상순과 하순에 따라서 뒤바뀝니다. 하지만 동서에서는 달의 영향력이 훨씬 강하게 작용합니다.
  남북을 중심으로 치료할 때는 주체질의 치료 경혈을 모두 양시간에 시술했고, 객체질의 치료 경혈은 음시간에 시술하였지만, 동서를 중심으로 치료할 때는 주체질 경락과 객체질 경락이 같이 열리기 때문에 음시간과 양시간의 제한을 다른 방식으로 받게 됩니다.
  대신에 체위에 따라 개합되는 경락이 달라집니다. 체위에 따른 경락 개합의 대원칙은 앙와위(仰臥位)에서는 장경이 열리고, 복와위(伏臥位)에서는 부경이 열립니다. 또한 남북을 중심으로 치료할 때는 음력 상순과 하순에 따라 경락의 좌우만 바뀌었지만, 동서를 중심으로 치료할 때는 음력 상순과 하순에 따라 열리는 경락 자체가 달라집니다. 다만, 동쪽과 서쪽을 바꾸어 누우면 열리는 경락이 대칭적으로 뒤바뀌기 때문에 실제 임상에서는 남북 축에서보다 동서 축에서 시간의 제약을 덜 받아 임상에서의 활용이 보다 편하다고 할 수 있습니다.

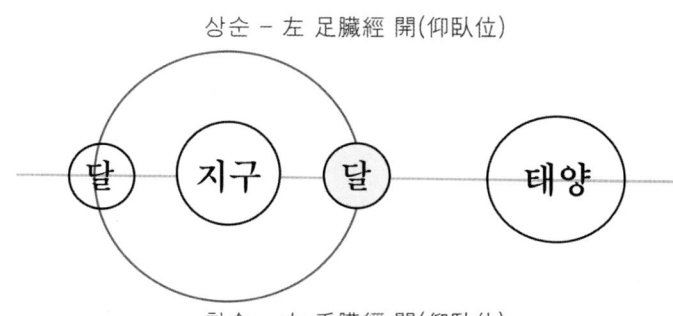

그림 10. 달과 경락의 개합과의 관계

인체를 서쪽으로 눕힌 경우, 위 그림처럼 상순에는 앙와위를 기준으로 좌측 족장경(足臟經)이 열리고, 하순에는 우측 수장경(手臟經)이 기본적으로 열립니다. 인체를 동쪽으로 눕히면, 상순에 수장경(手臟經), 하순에 족장경(足臟經)위주로 개합이 뒤바뀝니다. 여기에서 말하는 수장경과 족장경은 주체질 경락이고, 객체질 경락은 주체질 경락의 반대쪽에 각각 열리게 됩니다. 논의 전개의 편의를 위해 주체질 경락 중심으로 설명을 하겠습니다.

	상 순		하 순	
서 쪽	앙와위	복와위	앙와위	복와위
太陽人	左肝經	左大腸經	右肺經	右膽經
少陽人	左腎經	左小腸經	右心經	右膀胱經
太陰人	左肝經	左大腸經	右肺經	右膽經
少陰人	左腎經	左小腸經	右心經	右膀胱經

표 8. 음력 상하순에 열리는 체질별 경락표(서쪽 기준)

체질별로 상순과 하순에 열리는 몸의 경락을 정리해보면 위 표와 같습니다. 서쪽으로 누웠을 때의 기준이며, 동쪽으로 누운 경우에는 상순과 하순의 내용이 뒤바뀝니다. 장경은 앙와위에서 열리고, 부경은 복와위에서 열립니다.

태양인을 예로 들자면, 음력 상순에는 서쪽으로 앙와위로 누우면 좌간경이 열리고, 복와위로 누우면 좌대장경이 열립니다. 음력 상순에 동쪽으로 앙와위로 누우면 우폐경이 열리고, 복와위로 누우면 우담경이 열립니다.

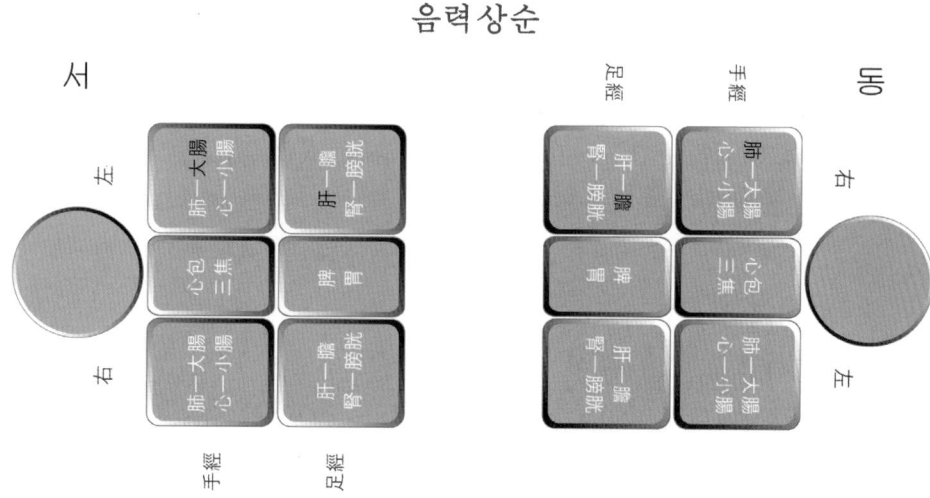

그림 11. 음력 상순에 동서 방향에 따른 개합(태음 태양인)

음력 하순에는 서쪽으로 누우면 체위에 따라 우폐경 우담경이, 동쪽으로 누우면 좌간경 좌대장경이 열립니다.

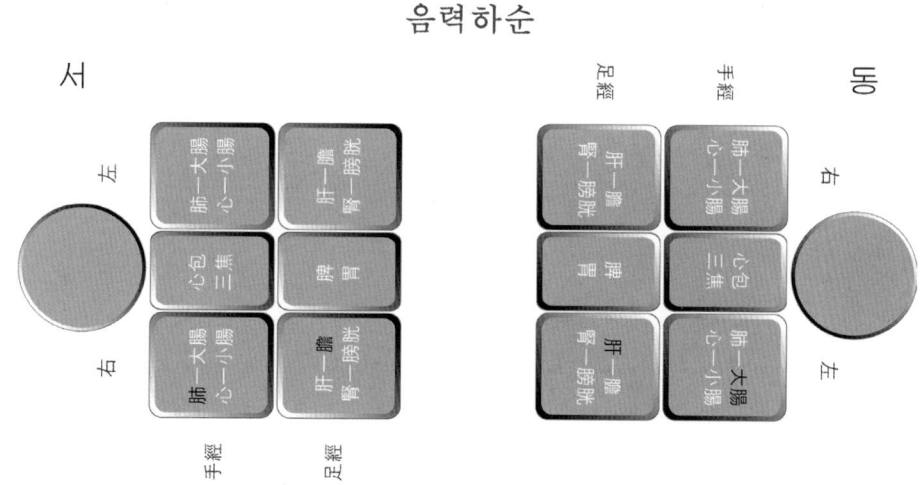

그림 12. 음력 하순에 동서 방향에 따른 개합(태음 태양인)

동서를 중심으로 치료하는 방법에서는 경락 개합(開闔)의 대칭성이 더욱 분명해집니다.

남북을 중심으로 치료하는 경우에는 장경(臟經)과 부경(腑經), 수경(手經)과 족경(足經), 좌경(左經)과 우경(右經)의 대칭성이 오전 오후라는 시간에 따라 변화했지만, 동서를 중심으로 치료하는 경우에는 자오(子午)라는 태양 시간의 제약을 받지 않기 때문에 장부(臟腑) 수족(手足) 좌우(左右)의 대칭성이 시간의 제약을 받지 않고, 늘 항상성을 갖게 되고, 치료 처방도 시간에 따른 편차가 생기지 않아 편리하게 됩니다.

앞서 예로 들었던 태양인의 경우를 다시 예로 들면, 상순에는 좌측 간경(肝經)을 하순에는 우측 폐경(肺經)을 중심으로 치료하는데, 부경의 경우 수족-장부-좌우(六合)의 대칭적 짝이 되는 경락을 치료하게 되고, 상순에는 좌측 간경(肝經)과 대칭적 짝이 되는 좌측 대장경(大腸經)을 치료하고, 하순에는 우측 폐경(肺經)과 대칭적 짝이 되는 우측 담경(膽經)을 치료하게 되어 육합(六合)의 원리를 따르게 됩니다.

또한 상순이라 하더라도, 동쪽으로 눕게 되면, 태양인의 경우 우측 폐경과 우측 담경이 열리는 대칭성이 나타납니다. 이는 남북 방향에서는 볼 수 없었던 대칭성입니다.

이러한 완벽한 대칭성으로 인해서 시간의 흐름(오전 오후 등)의 제약은 받지 않게 됩니다. 남북 방향에서는 상순과 하순의 좌우 뒤바뀜은 그저 그 상황에 맞춰야 했지만, 동서 방향에서는 공간상의 환자의 방향을 바꿈으로서 상순과 하순의 영향은 받지만 시간 변화에 따른 제약은 받지 않게 되었습니다.

3. 심신(心身) 치료 경락의 대칭 구조

폐-대장, 간-담, 심-소장, 신-방광의 좌우 16개 경락은 몸(身)의 치료에 사용되고, 비-위, 심포-삼초의 좌우 8경락은 마음(心)의 치료에 사용되며, 경락의 개합(開闔)에서도 대칭적인 구조를 이룹니다. 특히 동서 방향으로 인체를 고정시키면, 경락의 좌우 개합(開闔)에서도 심신(心身)의 대칭구조가 나타납니다(마음의 경락과 몸의 경락은 「경락의 구조 2 - 심신구조」를 참조).

앞서 상순에 서쪽으로 누우면 좌측 족장경이 열린다고 했는데, 좌측 족장경은 몸의 경락 중 하나가 열리고, 그 대칭 짝이 되는 우측 수장경은 마음의 경락인 심포경이 열리게 됩니다. 같은 상순에 동쪽으로 누우면 우측 수장경에 몸의 경락 중 하나가 열리고, 좌측 족장경은 마음의 경락인 비경이 열리게 됩니다.

태양인이나 태음인을 예로 들면, 상순에 서쪽으로 누우면(앙와위) 좌측 족장경은 좌측 간경이, 우측 수장경은 우측 심포경이 열립니다. 같은 음력 상순에 동쪽으로 누우면, 좌측 족장경은 비경이, 우측 수장경은 폐경이 열리게 됩니다. 부경은 상순에 서쪽으로 누우면(복와위) 좌측 대장경과 우측 위경이 열리고, 동쪽으로 누우면 우측 담경과 좌측 삼초경이 열립니다.

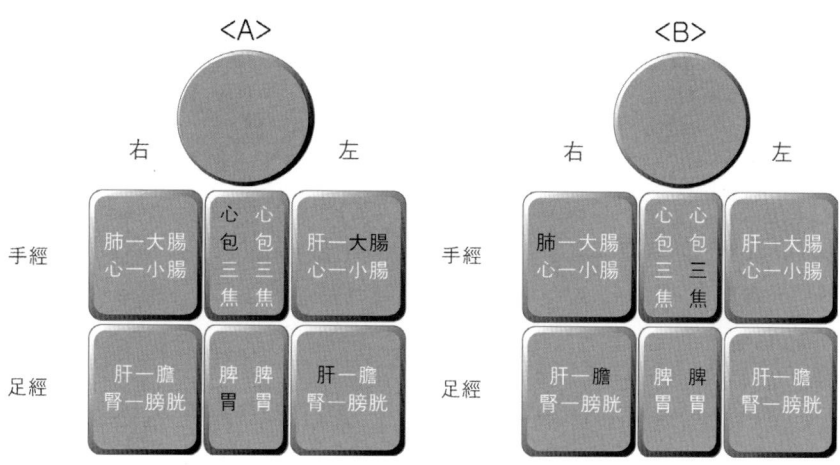

::::: 그림 13. 태음 태양인의 경락 개합례

A는 음력 상순에 서쪽으로 눕거나 하순에 동쪽으로 누운 경우의 태음인과

태양인의 경락 개합을 표시한 것입니다. 검은 글씨가 열린 경락이고, 흰 글씨는 닫힌 경락입니다. B는 음력 상순에 동쪽으로 눕거나 음력 하순에 서쪽으로 누운 경우, 태음인과 태양인의 경락 개합을 표시한 것입니다.

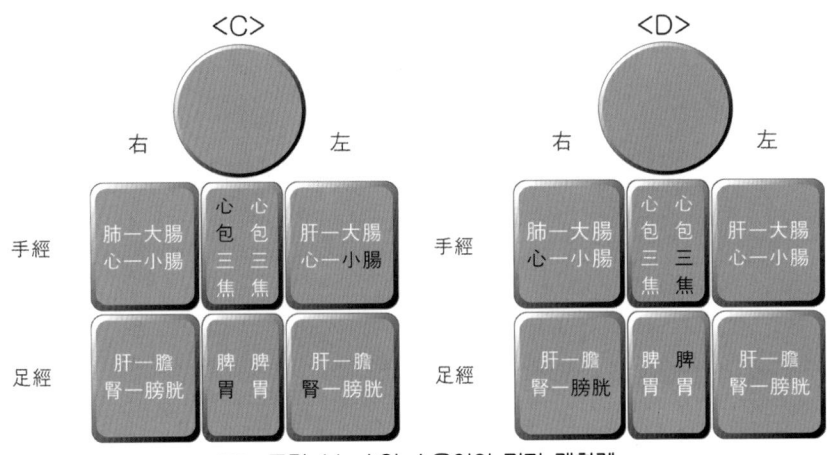

그림 14. 소양 소음인의 경락 개합례

C는 음력 상순에 서쪽으로 눕거나 하순에 동쪽으로 누운 경우의 소양인과 소음인의 경락 개합을 표시한 것입니다. D는 음력 상순에 동쪽으로 눕거나 음력 하순에 서쪽으로 누운 경우, 소양인과 소음인의 경락 개합을 표시한 것입니다. 장경(臟經)은 앙와위에서 열리고, 부경(腑經)은 복와위에서 열립니다.

4. 경락 개합의 고정축

남북 축에서 인체가 보여주는 경락의 개합은 경락과 경혈이 고정불변된 것이 아니라 상황에 따라 좌우가 바뀔 수 있다는 것을 보여줍니다. 시간에 따라 경락의 개합이 좌우가 뒤바뀌는 현상은 사암침법과 오수혈을 이용하는 체질침법에서 일관된 이론이 성립되는걸 방해해온 주원인이기도 합니다.

동서 축에서는 개합되는 경락이 고정되어 나타나는 특징이 있으며, 이러한 고정축의 발견은 매우 큰 임상적 의미를 가지고 있습니다.

동서축에서는 상하 좌우 장경 부경이 마음 경락과 몸 경락이 연계되어 개합되면서도 주체질 경락들은 늘 고정된 위치에 열리는 특성이 있습니다. 주체질 경락은 우측 수장경과 좌측 족장경, 좌측 수부경, 우측 족부경에 열리게 됩니다. 상순과 하순, 동쪽과 서쪽에 따라 열리는 경락이 달라지지만, 열리는 부위는 고정되게 나타납니다.

또한 객체질 경락은 좌측 수장경과 우측 족장경, 우측 수부경, 좌측 족부경에 열리게 됩니다.

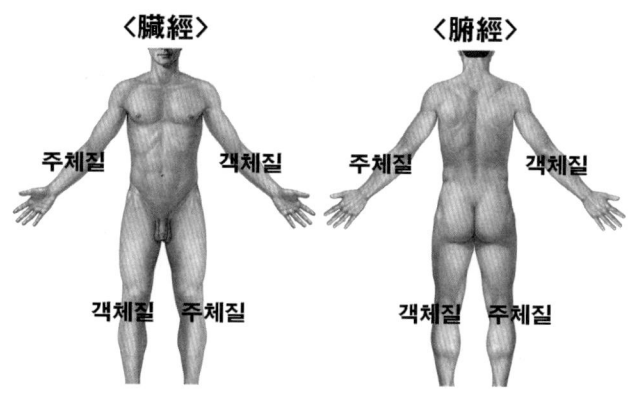

::: 그림 15. 주체질과 객체질 경락의 개합 위치

동서 방향에서 경락의 개합이 고정축을 갖는다는 것은 임상적으로 중요합니다. 사암침법에서 정격이나 승격을 시술 할 때 우리는 좌우에 대해서 큰 고민을 하지 않거나, 좌병우치 우병좌치의 원칙을 따르기도 하고, 무심코 환측에 혹은 건측에 시술하기도 합니다. 하지만 이에 대한 명확한 원칙은 없는 실정입니다.

경락의 표리관계에서 언급되겠지만 좌우에 존재하는 같은 이름의 두 경락은 전혀 다른 체계입니다. 따라서 좌측 신경(腎經)에 침을 시술하는 것과 우측 신경(腎經)에 침을 시술하는 것은 전혀 다른 치료이며, 어느 한쪽에 시술하여 환자의 증상이 호전되었다면, 그 경락을 계속 치료하는 것이 훨씬 효율적입니다.

남북 방향에서의 경락의 개합 특성이 보여주는 것은 우리가 신체 표면을 기준으로 우측 신경(腎經)을 치료했다하더라도, 시간이 달라지면, 같은 혈자리에 똑같이 치료해도 인체에 가해지는 실제 자극은 전혀 다를 수 있다는 점입니다. 시간에 따라 경락의 좌우와 장경과 부경이 때때로 위치를 변화해서 나타나기 때문입니다.

동서방향에서 경락의 개합이 고정된다는 것은 사암침법과 오수혈을 사용하는 여러 침법을 연구함에 있어서 고정된 좌표를 얻게 되었다는 것을 의미합니다. 사암침법과 체질침법이 서로 다른 다양한 이론으로 점철되고 있는 것은 바로 경락의 개합이 고정되어 있지 않은 조건에서 치료가 행해진 이유가 가장 크다고 할 수 있습니다.

따라서 동서 방향에서의 경락 개합의 원리를 따르면 임상적 효과의 재현성도 100% 높일 수 있게 됩니다.

사암침법이나 체질침법을 활용하다보면 신묘한 효과를 보이다가 재차 시술하면 효과가 없거나 심지어 패증이 나기까지 합니다. 물론 이런 현상의 이유에는 진단의 오류도 있을 수 있고, 해당 경락에 더 치료할 것이 남아있지 않아서일 수도 있지만, 가장 큰 이유는 경락이 시간에 따라 방위에 따라 열리는 부위가 변화하기 때문입니다.

좌우 24개 경락의 고정좌표는 임상적 효과의 재현성도 극대화되고, 각종 침법의 연구 및 검증에서도 매우 의미가 큰 경락의 기능 구조적 특성이라고 할 수 있습니다. 이를 표로 정리하면 아래와 같습니다.

주체질				객체질			
右	心包	상순(서) 하순(동)	仰臥位	左	心包	하순(서) 상순(동)	仰臥位
左	三焦	하순(서) 상순(동)	伏臥位	右	三焦	상순(서) 하순(동)	伏臥位
左	脾	하순(서) 상순(동)	仰臥位	右	脾	상순(서) 하순(동)	仰臥位
右	胃	상순(서) 하순(동)	伏臥位	左	胃	하순(서) 상순(동)	伏臥位
右	肺	하순(서) 상순(동)	仰臥位	左	肺	상순(서) 하순(동)	仰臥位
左	大腸	상순(서) 하순(동)	伏臥位	右	大腸	하순(서) 상순(동)	伏臥位
左	肝	상순(서) 하순(동)	仰臥位	右	肝	하순(서) 상순(동)	仰臥位
右	膽	하순(서) 상순(동)	伏臥位	左	膽	상순(서) 하순(동)	伏臥位
右	心	하순(서) 상순(동)	仰臥位	左	心	상순(서) 하순(동)	仰臥位
左	小腸	상순(서) 하순(동)	伏臥位	右	小腸	하순(서) 상순(동)	伏臥位
左	腎	상순(서) 하순(동)	仰臥位	右	腎	하순(서) 상순(동)	仰臥位
右	膀胱	하순(서) 상순(동)	伏臥位	左	膀胱	상순(서) 하순(동)	伏臥位

표 9. 십이경맥개합표(十二經脈開闔表)

예를 들면 어떤 환자를 남북 방향에서 우측 심포정격을 시술하여 가슴답답함이 호전되었다면, 우리는 당연히 다음날에도 같은 위치에 심포정격을 시술하게 됩니다. 하지만, 남북 방향에서의 경락 개합의 특징을 통해 알 수 있듯이 다음 날 시간을 달리해서 오는 경우 혹은 음력 상순과 하순이 뒤바뀌어 내원한 경우 경혈의 위치상으로는 동일한 시술을 해도 경락 시스템에 가해지는 자극 면에서는 전혀 다른 치료가 됩니다.

하지만 위 표를 활용하면, 상순과 하순, 서쪽과 동쪽, 장경은 앙와위, 부경은 복와위라는 조건만 지켜주면 늘 동일한 경락에 시술하는 고정좌표를 얻게 됩니다.

오랜 임상과 기 현상을 직접 관찰하여 발견한 경락의 기능적 구조를 다음 편에서 상세하게 정리해봅니다.

神針大要有四

曰穴法
周身三百六十穴，統于手足六十六穴。
六十六穴，又統于八穴，故謂之奇經。

曰開闔
燕避戊己，蝠伏庚申，物性且然，
況人身一小天地乎？
故緩病必俟開闔，猶瘟疫必根據運氣；
病不拘開闔，猶雜病舍天時而從人之病也。

曰迎隨
迎者，逆也；隨者，順也。
逆則爲瀉，順則爲補。
迎隨一差，氣血錯亂，目前或見小效，
久后必生异症。
諺雲：目不針不瞎，脚不針不跛。

曰飛經走氣
今人但知飛經走氣爲難，而不知迎隨明，
而飛走在其中矣。

중편

경락의 기능 구조

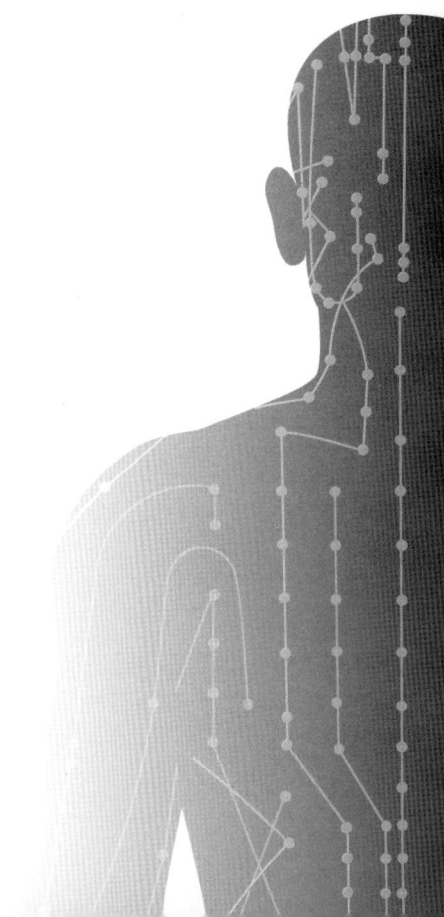

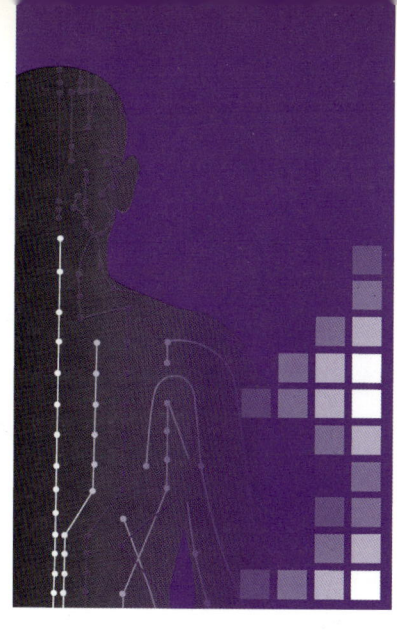

경락의 기능적 구조 (1)

經絡의 구조와 기능에 대한 이론은 여러 시대에 걸쳐 여러 醫家에 의해 형성되어 왔기 때문에 여러 가지 내용이 혼재되어 있고, 이는 침구학의 연구와 발전에 걸림돌이 되기도 합니다.

經絡의 기원에 대해서는 침을 놓으면 經絡을 따라 흐르는 느낌을 토대로 형성되었다는 針刺感電현상 가설과 기공수련시 느껴지는 기의 순행을 토대로 형성되었다는 內景反觀 가설이 주로 제시되고 있습니다. 또한 經絡의 구조에 대해서도 經絡이 선, 면, 입체적 영역 등 다양한 시각에서 논의되고 있습니다.

수련된 기감을 통해서 관찰한 경락의 형태는 기감이라는 수단 자체의 비객관적 특성(모든 사람이 소유하고 있지 않은 관찰 수단이고, 소유한 사람간에도 편차가 존재한다는 의미) 때문에 절대적인 의미를 부여할 수는 없지만, 『奇經八脈考』에서 李時珍이 말한 것처럼 결국 經絡은 氣를 관찰할 수 있는 사람만이 살필 수 있습니다.

氣 현상을 직접 관찰한 내용을 토대로 經絡의 구조를 살펴보면 우선 經絡은 肘膝관절 아래에서는 고밀도의 氣로 이루어진 뚜렷한 선의 특성을 가지고 있고, 肘膝관절 위쪽으로는 좀 더 굵으면서 밀도는 낮은 면에 가까운 형태를 가지고 있고, 체간부에서는 입체적인 영역으로 흘러들어가는 구조라 할 수 있습

니다.

 기감으로 經絡을 관찰할 때에는, 기감 능력의 수준도 중요하지만, 가장 중요한 것은 관찰 대상이 되는 經絡의 開闔입니다. 經絡이 열린[開] 상태와 닫힌[闔] 상태에서의 관찰 결과는 매우 다르기 때문입니다. 經絡이 닫힌 상태에서 관찰하면, 肘膝관절 아래 혹은 四肢부에서 주로 經絡 현상이 관찰되고, 체간부에서는 느껴지지 않거나 약해지고, 經絡이 열린 상태에서 관찰하면, 經絡의 시작부에서 종지부까지 매우 뚜렷하게 관찰이 가능해지며, 『太平經』의 언급처럼 자침 후 기운이 머리로 상행했다가 체간부나 각 經絡의 종지부로 흐르는 것을 느낄 수 있습니다.

 經絡과 經穴은 해부학적 구조와 관련성은 있지만, 해부학적 구조에 제한받지는 않습니다. 經絡과 經穴의 開闔 상태에 따라 뚜렷하게 관찰되기도 하고, 거의 없는 것처럼 사라지기도 하기 때문입니다. 또한 開穴되는 穴이 조건에 따라서 위치를 바꾸기도 합니다. 예를 들면, 足少陰 腎經이 實한 상태를 가정하면, 足少陰 腎經이 實할 경우 湧泉 穴이 개혈 되어 氣가 강하게 뻗쳐 나오는데, 湧泉 穴의 開穴이 인체의 시공간적인 조건에 따라서 우측에 開穴되기도 하고, 좌측에 開穴되기도 합니다(양쪽 모두 開穴 되는 경우는 없습니다.).
 기존의 經絡 이론에서 臟經과 腑經은 표리관계로 설명되고, 手經과 足經의 관계를 나타내는 相合 관계, 交相合 관계, 臟腑相通 관계 등은 六氣 이론을 바탕으로 설명되고 있지만, 구체적으로 어떠한 관계인지에 대해서는 자세히 언급되지 않고, 임기응변식으로 활용되어 왔습니다.
 氣 현상을 직접 관찰해보면, 臟經과 腑經의 左右 表裏관계와 手經 足經의 연계성은 대칭적이고 기하학적인 구조를 가지고 있고, 임상적으로도 매우 중요하게 나타납니다. 이와 같은 經絡의 구조를 정확하게 인식해야 임상에서 높은 치료효율과 재현성을 확보할 수 있습니다.

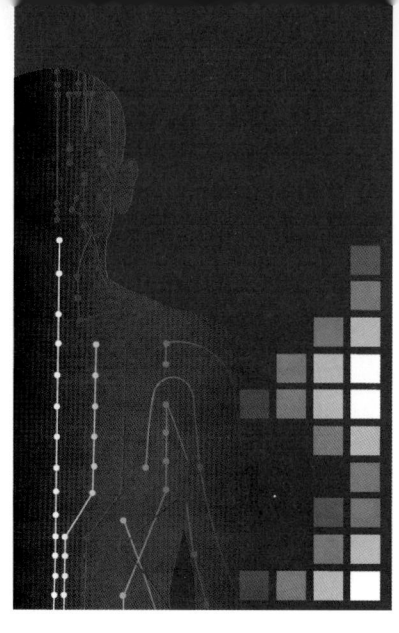

경락의 기능적 구조 (2)
〈심신心身구조〉

經絡의 가장 기본적인 구조는 상하구조입니다.

횡격막을 기준으로 상하로 구분되며, 횡격막 위쪽은 手經이 아래쪽은 足經이 주된 종지부가 됩니다.

수경과 족경의 혈들에 기를 흘려보내면, 수경의 기는 횡격막 위쪽의 체표로 흘러가고, 족경의 기는 횡격막 아래쪽의 체표로 흘러갑니다. 이것은 가장 기초적인 현상일 뿐이고, 여러 혈을 동시에 자극할 때에는 기가 흘러가는 범위나 강도가 확연히 달라집니다.

흔히 인체를 몸과 마음으로 구분하는데, 經絡도 몸[身]의 經絡과 마음[心]의 經絡으로 구분이 됩니다.

氣 현상을 직접 관찰하여 보면 마음과 관련된 經絡은 脾經 胃經 心包經 三焦經의 네 經絡입니다.

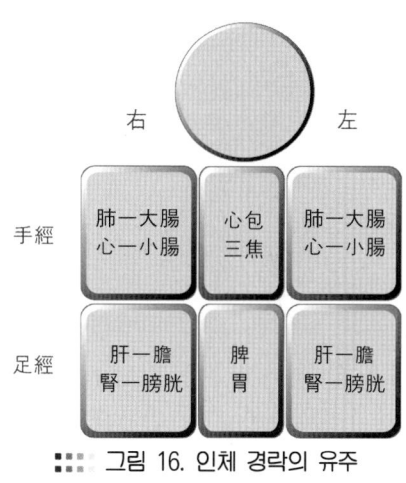

그림 16. 인체 경락의 유주

사람의 마음에 변화가 있을 때, 氣가 반응하는 부위는 任督脈선상의 영역입니다. 氣感이 뛰어난 사람이 상대의 감정을 읽기도 하는 것은 마음의 변화에 따른 氣의 변화를 느끼기 때문입니다.

마음의 변화에 반응하는 任督脈선상의 영역에 유주하는 經絡이 바로 脾經 胃經 心包經 三焦經의 네 經絡이며, 횡격막(명치부)을 기준으로 명치부 위쪽은 心包經과 三焦經의 기운이 유주하고, 명치부 아래쪽은 脾經과 胃經의 기운이 유주합니다.

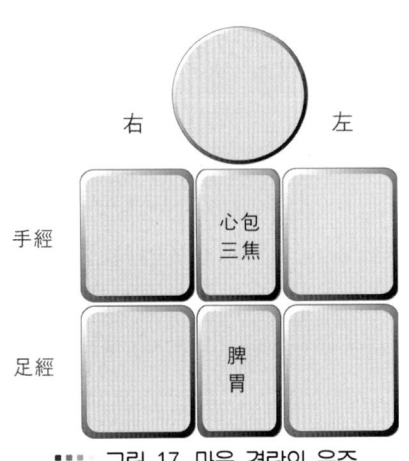

그림 17. 마음 경락의 유주

脾胃經을 열리게 한 후 穴에 氣를 흘려보내면 氣는 脾胃經을 타고 머리로 흘러갔다가 명치 아래쪽의 任督脈선상의 영역으로 흘러갑니다.

脾經 胃經 心包經 三焦經의 네 經絡이 마음과 관련이 크다는 것은 임상적으로도 확인할 수 있습니다.

급격한 감정상태로 가슴에 통증이 오는 경우나 화병으로 가슴이 답답한 증상들은 대개 心包經과 三焦經을 통해서 치료가 되고, 스트레스로 인한 다양한 증상들이 脾經과 胃經을 통해서 치료가 됩니다.

초기 經絡 이론에서는 足陽明經에 心臟을 배속시켰고, 足陽明經의 是動病에 정신적인 증상이 많은 것도 脾經과 胃經이 마음의 經絡이라는 사실과 연관이 있습니다.

우리말에 심보가 고약하다, 비위에 거슬린다와 같은 표현도 이런 상황과 무관하지 않습니다.

인체를 心[마음]과 身[몸]으로 양분할 경우, 心[마음]에 해당하는 經絡은 脾經 胃經 心包經 三焦經이 되고, 身[몸]에 해당하는 經絡은 心經 小腸經 肺經 大

腸經 肝經 膽經 腎經 膀胱經이 됩니다.

몸[身] 경락		마음[心] 경락
肺經-大腸經	心經-小腸經	心包經-三焦經
肝經-膽經	腎經-膀胱經	脾經-胃經

표 10. 몸의 경락과 마음의 경락

몸[身]의 경락과 마음[心]의 경락을 이와 같이 구분하는 것은 앞서 언급했던 유주부위만을 가지고 구분하는 것은 아닙니다.

몸을 많이 사용한 勞倦傷의 경우에는 몸의 경락에 주로 반응이 나타나고, 마음을 많이 사용하는 七情傷의 경우에는 마음의 경락에 주로 반응이 나타납니다. 예를 들면, 같은 부위의 비슷한 증상이더라도, 감정적 스트레스를 겪은 후 발생하는 가슴의 통증이나 답답함은 주로 心包經과 三焦經에 虛實이 나타나고, 천식이나 기관지 이상으로 발생하는 가슴의 통증이나 답답함은 大腸經과 肺經에 虛實이 나타납니다.

또한 경락의 심신구조는 마음의 병이 몸에 까지 영향을 미치거나, 몸의 병이 마음에 영향을 미치는 하나의 경로로서 작용합니다. 이처럼 經絡의 心-身 구조는 실제 임상에서도 중요한 의미가 있으며, 침구 치료에서 心의 경락과 身의 경락을 같이 치료해야 훨씬 효과적인데, 이는 단순히 몸과 마음을 같이 치료하는게 좋다라는 심신의학적 차원이 아닌, 경락의 기능적 구조의 특성에 그 이유가 있으며, 뒷부분에서 다루게 됩니다.

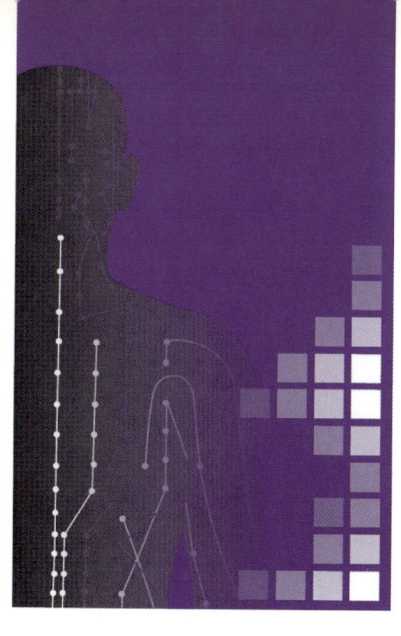

경락의 기능적 구조 (3)
〈경락經絡의 표리表裏 관계〉

기존의 表裏 개념은 臟經과 腑經이 絡穴을 통해서 연계되는 구조였으며, 우측이면 우측의 臟經과 腑經, 좌측이면 좌측의 臟經과 腑經이 연계되는 구조 혹은 좌우의 연계가 불분명한 구조였으나, 실제 經絡의 表裏 관계는 아래와 같습니다.

經絡의 表裏 관계는 우측 臟經과 좌측 腑經, 우측 腑經과 좌측 臟經이 짝을 이루어 형성됩니다.

우측 肺經은 좌측 大腸經과 표리관계를 이루고, 우측 大腸經은 좌측 肺經과 표리를 형성합니다.

한편 右肺經-左大腸經, 左肺經-右大腸經의 표리 관계의 두 조합은 각각 독립적으로 작동합니다.

이러한 관계는 氣현상을 직접 관찰해야만 드

臟經	腑經 表裏관계
右肺經	左大腸經
左肺經	右大腸經
右肝經	左膽經
左肝經	右膽經
右心經	左小腸經
左心經	右小腸經
右腎經	左膀胱經
左腎經	右膀胱經
右心包經	左三焦經
左心包經	右三焦經
右脾經	左胃經
左脾經	右胃經

표 11. 경락의 좌우 표리관계

러나는 경락의 기능적 구조의 특성입니다.

　우측 肺經이 虛하거나 實한 경우 우측 大腸經과 좌측 肺經은 평온하지만, 좌측 大腸經은 우측 肺經과 연동해서 虛實 상태가 나타납니다. 우측 肺經이 虛하면 좌측 大腸經도 虛하고, 우측 肺經이 實하면 좌측 大腸經도 實합니다.

　또한 우측 肺經의 虛實을 치료하면, 좌측 大腸經의 虛實도 치료됩니다. 이 경우 좌측 大腸經을 먼저 치료한다면 우측 肺經의 虛實이 치료됩니다.

　예를 들어 우측 肺經이 實하여 천식이 있는 환자가 있다고 한다면, 이 환자의 좌측 大腸經을 개합 조건에 맞추어 열린 상태에서 살펴보면 우측 肺經과 동일하게 實하고, 實한 정도도 양적으로 같습니다. 實한 상태인 우측 肺經이나 좌측 大腸經 중 한쪽만 치료해도, 두 經絡의 實한 정도는 동시에 감소합니다.

　나머지의 經絡들도 마찬가지로 右臟經-左腑經, 左臟經-右腑經이 表裏관계를 이루고 마치 하나의 체계처럼 연동되는 특성이 經絡의 表裏관계입니다. 또한, 두 개씩 형성되는 각각의 臟經 腑經의 표리 조합은 서로 독립적 체계를 가지고 있다는 점도 중요합니다. 위처럼 우측 肺經이 實하여 천식이 있는 경우 좌측 肺經과 우측 大腸經은 實하지 않고, 우측 肺經과 좌측 大腸經을 치료한 후에도 좌측 肺經과 우측 大腸經은 아무런 변화가 나타나지 않습니다.

■ 장경과 부경의 좌우 표리관계, 그리고 표리가 되는 두 개의 좌우 경락이 독립적이라는 새로운 사실에는, 임상에서 매우 중요한 점이 내포되어 있습니다.

❶ 치료시에 좌측와 우측 經絡의 선택이 매우 중요하며, 좌측 經絡에 시술해서 효과가 없었다 해도 우측 經絡에 시술해서 효과가 나타날 수 있습니다. 예를 들면 천식에 폐정격을 시술해서 효과가 없으면 대개 진단을 다시 하는 경우가 많은데, 우측 좌측을 모두 시술해봐야 폐정격을 배제할 수 있습니다.

❷ 양측 經絡에 보사를 같게 시술하면 문제가 생길 수 있습니다. 양측 經絡이 독립적이기 때문에, 양측 經絡을 같은 방법으로 보하거나 사하여 치료하면

때로는 한쪽 經絡에는 불필요한 치료가 될 수도 있고, 특히 양측 經絡의 虛實이 반대인 경우에는 한쪽 經絡은 誤治에 의해 패증이 나타날 수 있습니다.
❸ 한쪽 臟經에 시술해서 효과가 있었다면, 반대편 腑經에 시술해도 같은 효과가 있으며, 두 결과는 같습니다.

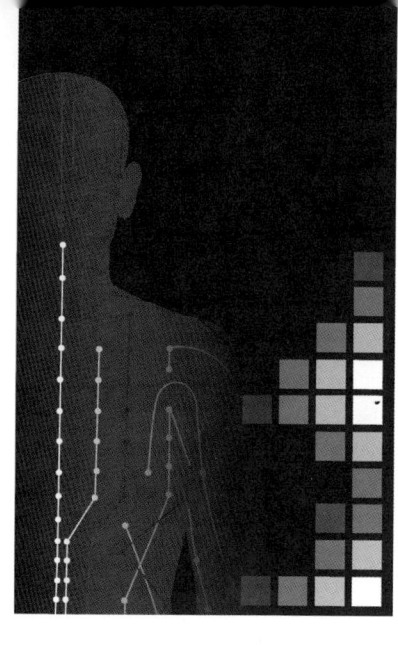

경락의 기능적 구조 (4)
⟨수경手經과 족경足經 (상하上下)의 연계⟩

手經과 手經, 足經과 足經은 表裏 관계로 연결되어 있고, 手經과 足經간에도 긴밀한 연관성이 있습니다.

　기존 한의학 이론에서의 手經과 足經의 관련성은 六氣 이론을 토대로 한 相合, 交相合과 醫學入門의 臟腑相通이 대표적인 手經과 足經의 관계라 할 수 있습니다.

　相合관계는 三陰三陽의 本氣가 동일하여 六氣의 氣化작용이 같은 經絡을 말합니다. 相合에 의한 手經과 足經의 관계는 오른쪽과 같으며, 臟經은 臟經끼리, 腑經은 腑經끼리 연계됩니다.

　交相合은 三陰三陽의 本氣는 表裏가 되는 本氣와 상호 제어관계를 이루는데, 이를 經絡에 확대적용하여 얻어진 手經과 足經간의 관계이며, 臟經과 腑經이 연계됩니다.

	手經	足經
太陰 濕土	肺	脾
陽明 燥金	大腸	胃
少陰 君火	心	腎
太陽 寒水	小腸	膀胱
厥陰 風木	心包	肝
少陽 相火	三焦	膽

표 12. 경락의 상합

	手臟經 - 足腑經	手腑經 - 足臟經
太陰 - 陽明	肺經 - 胃經	大腸經 - 脾經
少陰 - 太陽	心經 - 膀胱經	小腸經 - 腎經
厥陰 - 少陽	心包經 - 膽經	三焦經 - 肝經

표 13. 경락의 교상합

臟腑相通은 醫學入門에서 제시된 내용이며 手經과 腑經이 臟經과 腑經의 형식으로 연결되며 아래 표와 같습니다.

臟(陰)	腑(陽)	六經의 關係
手少陰心經 -	足少陽膽經	少陰君火 - 少陽相火
足少陰腎經 -	手少陽三焦經	
手太陰肺經 -	足太陽膀胱經	太陰濕土 - 太陽寒水
足太陰脾經 -	手太陽小腸經	
手厥陰心包經 -	足陽明胃經	厥陰風木 - 陽明燥金
足厥陰肝經 -	手陽明大腸經	

표 14. 경락의 장부상통

手經과 足經의 연계 관계에 대해서는 三陰三陽이라는 六氣이론에 의해 相合, 交相合, 臟腑相通과 같은 다양한 연계가 형성되어 있고, 임상에서는 명확한 적용 기준 없이 임기응변식으로 활용되고 있습니다.

하지만 氣 현상을 직접 관찰하여보면 手經과 足經의 연계 관계는 약간 다른 구조를 형성하고 있습니다.

手經과 足經은 上下 左右가 대칭적으로 연동되며, 시공간적 조건에 따라서

臟經은 臟經끼리, 腑經은 腑經끼리 연동되기도 하고, 臟經과 腑經이 연동되기도 합니다.

우선 開闔이라는 측면에서 手經과 足經은 좌우 대칭적으로 작동합니다.

右手臟經이 열리는 조건에서는, 左足臟經이 같이 열리고, 左手臟經이 열리는 조건에서는 右足臟經이 같이 열립니다. 腑經도 마찬가지로 상하 좌우가 대칭적으로 연동됩니다.

手經과 足經의 연동 관계는 체질과 관련이 큰 경락의 특성입니다.

手足 經絡의 연계	
右手臟經	左足臟經
左手臟經	右足臟經
右手腑經	左足腑經
左手腑經	右足腑經

표 15. 수족 경락의 관계

사상의학은 經絡 개념을 토대로 형성된 체계가 아니기 때문에, 四象醫學의 내용에는 침에 관련된 내용이 거의 없는 상태였고, 사암침법의 正格과 勝格이 四象醫學의 臟腑 大小에 연결되는 것이 견강부회라는 비판이 많았던 것이 사실입니다.

그러나 경락의 개합 현상에서는 체질에 관련된 경락의 특성이 분명하게 나타납니다. 예를 들어 남북축에서 신체를 남쪽이나 북쪽으로 눕게 하면, 우측 肺經이 열리는 조건에서는 좌측 足經은 반드시 肝經이 열립니다. 좌측 腎經이 열리는 경우는 없습니다. 또한 우측 肺經과 좌측 肝經이 열리는 사람의 경우 아무리 조건을 바꾸어도 좌측 腎經은 열리지 않습니다. 선천적으로 타고난 것처럼 腎經은 열리지 않고, 오직 肺經과 肝經만 열립니다.

臟經 뿐 아니라 腑經도 마찬가지입니다. 우측 大腸經이 열리는 조건에서는 좌측 膽經이 열리고, 좌측 大腸經이 열리는 조건에서는 우측 膽經이 열립니다.

腎經의 경우에는 사상의학의 장부대소관계로 보자면 脾經이 연계되어야 맞지만, 腎經과 개합 관계에서 연계되는 경락은 心經입니다. 좌측 腎經이 열리면 반드시 우측 心經이 같이 열립니다. 腑經도 小腸經과 膀胱經이 연계되어 개합합니다.

手經	足經
右 肺經	左 肝經
左 大腸經	右 膽經
右 心經	左 腎經
左 小腸經	右 膀胱經
左 肺經	右 肝經
右 大腸經	左 膽經
左 心經	右 腎經
右 小腸經	左 膀胱經

표 16. 수족 경락의 개합

왼쪽과 같은 手經과 足經의 연계관계는 인체가 남북축에서 남쪽이나 북쪽으로 누운 상태에서 나타나는 규칙성입니다.

위에 열거한 經絡들은 經絡의 心身구조에서 몸의 經絡의 開闔 규칙이며, 마음의 經絡은 몸의 經絡과는 다른 규칙으로 開闔됩니다.

몸의 經絡이 臟經이 열리면, 마음의 經絡은 腑經이 열립니다. 반대로 몸의 經絡이 腑經이 열리면 마음의 經絡은 臟經이 열립니다. 예를 들어 우측 肺經이 열리면, 위의 규칙에 따라 좌측 肝經이 열리고, 마음의 經絡은 좌측 三焦經과 우측 胃經이 열리게 됩니다. 나머지 經絡들의 開闔 규칙을 정리하면 아래 표와 같습니다.

몸[身] 경락		마음[心] 경락	
手經	足經	手經	足經
右 肺經	左 肝經	左 三焦經	右 胃經
左 大腸經	右 膽經	右 心包經	左 脾經
右 心經	左 腎經	左 三焦經	右 胃經
左 小腸經	右 膀胱經	右 心包經	左 脾經
左 肺經	右 肝經	右 三焦經	左 胃經
右 大腸經	左 膽經	左 心包經	右 脾經
左 心經	右 腎經	右 三焦經	左 胃經
右 小腸經	左 膀胱經	左 心包經	右 脾經

표 17. 남북 방향에서 경락간의 개합관계

肺經과 肝經, 大腸經과 膽經, 心經과 腎經, 小腸經과 膀胱經은 짝을 이루어 開闔이 되는데, 이들 경락들은 開闔된다는 사실만 짝을 이룰 뿐 表裏 經絡과 같은 내적인 연계성은 거의 없고, 독립적으로 작동합니다.

위 표에서 내적인 연계를 이루는 조합은 마음 경락과 몸 경락 간의 心身관계입니다.

肺經과 肝經은 동시에 開闔되는 규칙성은 있지만, 내적인 연관성은 마음 경락과 연결됩니다. 肺經과 胃經이 연계되고, 肝經과 三焦經이 연계됩니다.

예를 들면, 經絡의 表裏 관계에서 大腸經에 邪氣가 많으면 表裏 관계의 肺經에도 邪氣가 많다고 했는데, 肺經과 肝經 사이에는 이러한 관계가 성립되지 않고, 오히려 肺經과 胃經이 이러한 관계를 갖는다는 의미입니다. 表裏가 되는 經絡과 동등한 정도로 연동되지는 않지만, 몸의 경락과 마음의 경락의 이러한 조합은 매우 긴밀하게 연동되면서 상호 작용을 합니다.

실제 임상에서 보면, 만약 肺經에 邪氣가 10만큼 있다면, 일반적으로 胃經에도 사기가 10만큼 있는 경우가 많으며, 肺經만 치료하여 사기가 0이 되게 하고, 胃經은 그대로 놔두면, 다음 날에는 肺經과 胃經에 각각 5만큼의 사기가 있게 됩니다. 앞부분에서 몸 경락과 마음 경락을 동시에 치료하는 것이 효과가 좋은 이유가 바로 이러한 경락의 구조적 특징 때문입니다.

인체가 동서축에서 동쪽이나 서쪽으로 눕게 되면 몸의 경락과 마음의 경락이 개합하는 연동관계는 臟經과 臟經, 腑經과 腑經의 조합으로 바뀝니다.

右肺經이 열리면 左脾經이 열리고, 左肝經이 열리면 右心包經이 열립니다. 이를 표로 정리하면 다음과 같습니다.

남북의 심신 경락 관계		동서의 심신 경락 관계	
몸의 경락	마음의 경락	몸의 경락	마음의 경락
肺經	胃經	肺經	脾經
大腸經	脾經	大腸經	胃經
肝經	三焦經	肝經	心包經
膽經	心包經	膽經	三焦經
心經	胃經	心經	脾經
小腸經	脾經	小腸經	胃經
腎經	三焦經	腎經	心包經
膀胱經	心包經	膀胱經	三焦經

표 18. 방향에 따른 몸과 마음 경락의 관계

　三陰三陽 이론에 의한 手經과 足經의 상관관계는 相合, 交相合, 臟腑相通 등이 있는데, 실제 경락 현상이 드러내는 手經과 足經의 상관관계는 몸의 경락과 마음의 경락이 이루는 심신관계이며, 이들을 상호 비교해보면, 절반 정도는 일치하고 절반 정도는 일치하지 않습니다.

南北 心身	東西 心身	相合	交相合	臟腑相通
肺-胃	肺-脾	肺-脾	肺-胃	肺-膀胱
大腸-脾	大腸-胃	大腸-胃	大腸-脾	大腸-肝
肝-三焦	肝-心包	肝-心包	肝-三焦	肝-大腸
膽-心包	膽-三焦	膽-三焦	膽-心包	膽-心
心-胃	心-脾	心-腎	心-膀胱	心-膽
小腸-脾	小腸-胃	小腸-膀胱	小腸-腎	小腸-脾
腎-三焦	腎-心包	腎-心	腎-小腸	腎-三焦
膀胱-心包	膀胱-三焦	膀胱-小腸	膀胱-心	膀胱-肺

표 19. 경락의 심신관계와 상합, 교상합, 장부상통

위 표를 살펴보면, 실제 기 현상을 직접 관찰하여 얻어진 手經과 足經의 상관관계가 相合 交相合과는 절반이 일치하는 것을 볼 수 있습니다. 다만 脾經-胃經 心經-小腸經 腎經-膀胱經의 관계에서 차이가 나는 것을 알 수 있습니다. 나머지 경락들의 관계는 삼음삼양 이론에 의한 相合, 交相合과 실제 경락이 보여주는 心身구조와 정확하게 일치합니다. 반면에 臟腑相通은 실제 경락의 연계관계와 일치하는 항목이 2개만 있을 뿐입니다.

동씨침법에서는 五臟別通이라해서 『醫學入門』의 臟腑相通의 내용을 중요하다 했다지만, 실제 『醫學入門』의 臟腑相通 내용에는 胃와 命門이 상통한다 했고, 내용적으로도 침보다는 약에 관한 이론이기 때문에 애초에 경락에 접목시키기에는 무리가 있는 이론이라 생각됩니다.

경락의 상합은 남북축에서의 심신 경락의 연계관계와 일치성이 높고, 교상합은 동서축에서의 심신 경락의 연계관계와 일치성이 높습니다.

몸의 경락과 마음의 경락의 위와 같은 관련성은 질병의 발생과 변화과정에서 왜 마음의 역할이 중요한가를 설명해주며, 심신(心身)이 상호작용하는 구조적 토대가 됩니다.

또한 침구치료면에서도 마음의 경락과 몸의 경락을 동시에 치료하는 것이 훨씬 효과가 좋은 이유가 되며, 도암선생이 창안한 새로운 침구처방의 구성원리가 됩니다(「새로운 시대의 새로운 처방-심신동치」).

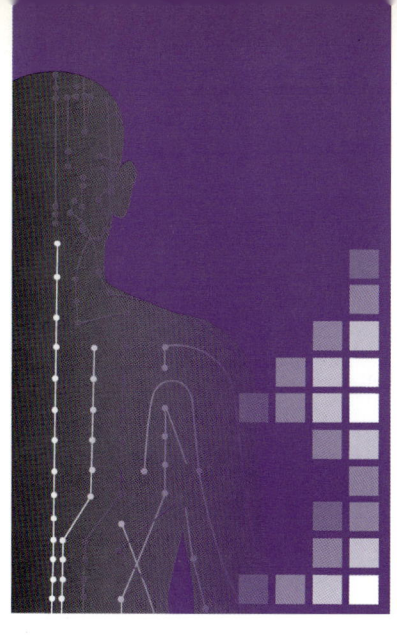

경락經絡의 허실虛實

침 치료에 있어서 가장 중요한 것은 補와 瀉이고, 補와 瀉를 적절하게 사용하려면 經絡이 虛한지 實한지를 알아야 합니다.

經絡이론과 臟象이론은 역사적으로 궤를 달리해서 발전해오다가, 하나의 체계로 통합되는데, 이 통합 과정은 임의적 성격이 짙기 때문에, 임상에서 많은 문제를 야기하기도 합니다.

經絡은 원래 三陰三陽이라는 관점에서 분류되었고, 臟腑보다는 四肢와 頭面 및 體幹과의 관계 속에서 활용되었습니다. 이후 臟象이론이 결합되면서 침구학의 외연이 넓어지긴 했지만, 철저한 임상적 검증과정을 거쳐 經絡이론과 臟象이론이 통합되지 못했기 때문에 많은 혼란의 불씨가 남아있게 됩니다.

臟象이론과 통합되기 전의 經絡이론에서는 口 齒 鼻는 手陽明經과 足陽明經을 통해 치료하였고, 耳는 手少陽經과 足少陽經을 통해 치료하였고, 目은 手太陽經과 足太陽經을 통해 치료하였지만, 臟象학설과 한 그릇에 담기면서 기존의 관점에, 臟象에 따른 口 齒 鼻 耳 目의 五藏배속관계를 고려하여 치료를 하는 관점이 추가되게 됩니다. 이는 한편으로는 침구학의 외연이 넓어졌다는 긍정적 효과도 있지만, 다른 한편으로는 四肢와 頭面 및 體幹부의 연결을 가진 經絡이론을 통한 치료와 臟象이론과 결합된 經絡이론을 통한 치료가 정말 유의성이 있는지, 어느 방법이 더 유효성이 좋은지에 대한 정확한 평가가 없었기 때문에,

많은 혼란과 논란을 일으키고 있습니다.

요통의 경우를 예로 들면, 經絡이론에서는 足厥陰肝經을 통해 치료되어 왔는데, 臟象이론에서는 요통을 腎臟을 통해 접근합니다. 요통의 원인을 肝으로 보는 經絡이론의 시각과 腎으로 보는 臟象이론의 시각은 결과적으로는 침구학의 외연을 넓힌 긍정적 측면의 예라고 할 수 있으며, 이는 腎經과 肝經으로 요통이 모두 치료된다는 사실로 확인할 수 있습니다.

經絡이론과 臟象이론이 결합되어 형성된 부정적 결과는 여러 가지가 있겠지만, 가장 중요한 것이 臟象의 虛實과 經絡의 虛實을 동일시하게 되었다는 점입니다.

臟象이론에서는 望聞問切의 진단 근거를 통해 臟腑의 虛實을 결정하는데, 臟象이론의 虛實의 판단근거들이 침구학에서 經絡의 虛實을 판단하는 근거로 그대로 사용되는 경우가 많습니다.

臟象이론에서는 요통을 腎臟이 虛해서 오는 것으로 설명하며, 腎臟이 實하다는 개념은 거의 없습니다. 그러나 經絡에서는 상황이 다릅니다. 애초에 腎臟이 虛하다는 개념과 足少陰腎經이 虛하다는 개념은 역사적으로도 그 궤가 다르며, 실제 임상에서도 차이가 있습니다. 臟象에서 脾胃가 虛弱하다는 것과 經絡에서 脾經과 胃經이 虛하다는 것도 차이가 있습니다.

經絡의 虛實이 臟象의 虛實과 다르다면 과연 經絡의 虛實을 어떻게 규정해야 되는지, 또한 經絡과 臟象의 虛實이 다르다면 經絡의 虛實은 어떻게 판단해야 하는지, 이런 중요하면서도 근본적인 문제에 대해서는 아직 명확한 답이 없는 실정입니다.

기감을 통해 氣 현상을 직접 관찰할 경우 경락의 허실을 구분할 수 있게 되며, 경락의 허실은 매우 구체적인 의미를 가지고 있는 것을 알 수 있습니다.

사암도인이 정격 승격을 구성하는 규칙에 오행이론을 사용했기 때문에 정격 승격의 의미가 과거의 관념적 오행론의 유물 정도로 생각하는 경향도 있지만,

놀랍게도 경락 허실의 정답이 바로 사암도인의 정격 승격에 내재해 있습니다.

우리는 정격 승격을 사용할 때, 經絡이 實하면 승격을, 經絡이 虛하면 정격을 사용한다는 얼개를 머릿속에 그리지만, 실제 인체가 보여주는 氣 현상은 이와는 오히려 정반대라 할 수 있는데, 經絡이 實하면 정격의 穴이 활성화되고, 經絡이 虛하면 승격의 穴이 활성화됩니다.

經絡의 虛實을 우리가 판단해서 自經의 母穴을 사용하여 補할지, 自經의 子穴을 사용하여 瀉할지를 결정하는 것이 아니라, 몸이 스스로 판단해서 經絡이 虛한 경우에는 自經의 母穴이 열리고, 經絡이 實한 경우에는 自經의 子穴이 열린다는 의미입니다.

결론적으로 經絡의 虛實은 自經의 母穴과 子穴의 開穴로 규정될 수 있으며, 이들 穴의 開穴을 살펴 판단할 수 있습니다.

虛實 이외에도, 六氣이론과 臟象에서 연유하는 寒熱의 개념, 傷寒論에서 유래하는 表裏의 개념 등이 침구학에 도입되면서 침구학의 외연을 넓혀주었지만, 반대로 經絡에서의 寒熱 表裏의 개념이 구체적으로 어떤 의미를 갖는지에 대해서는 적절한 언급이 없기 때문에 침구학은 갈수록 미궁에 빠져왔습니다.

맑은 콧물이 흐르는 증상을 접하면 우리는 보통 表裏 寒熱 虛實에 입각해서 변증을 해나갑니다.

이 증상을 침으로 치료할 때, 맑은 콧물이 갖는 변증의 결과와 침구치료의 치법이 동일한 연속선상에서 이루어져야 한다는 것은 얼핏 당연한 듯 보이지만, 經絡 현상에 과연 臟象과 六氣 등의 이론에서 유래한 表裏 寒熱 虛實의 개념이 존재하는지 여부, 만약 존재한다면 구체적으로 어떻게 규정되고, 어떻게 판단할 수 있는지에 대한 고민 없이 기존의 이론들을 斷章取義하여 대처해왔던 것이 사실입니다.

하지만 氣 현상을 직접 관찰하여 얻어진 결과는 매우 단순하고 명확합니다. 콧물이 肺經의 이상일 경우에는 太淵이 開穴되느냐 尺澤이 開穴되느냐 두 가지 경우의 수 밖에 없습니다.

 맑은 콧물이 흘러 寒證으로 진단되든, 탁한 콧물이 흘러 熱證으로 진단되든, 經絡에서는 太淵과 尺澤이 開穴되는 두 경우의 수 밖에 없으며, 개혈되는 혈을 치료하면 두 증상이 모두 치료됩니다.

 陰陽 表裏 寒熱 虛實의 속성을 갖는 어떠한 증상이라도 經絡의 차원에서는 母穴이냐 子穴이냐의 虛實로만 드러나며, 虛實에 따라 開穴된 母穴이나 子穴을 치료하면 陰陽 表裏 寒熱 虛實의 어떠한 속성을 가진 증상이더라도 모두 치료가 됩니다.

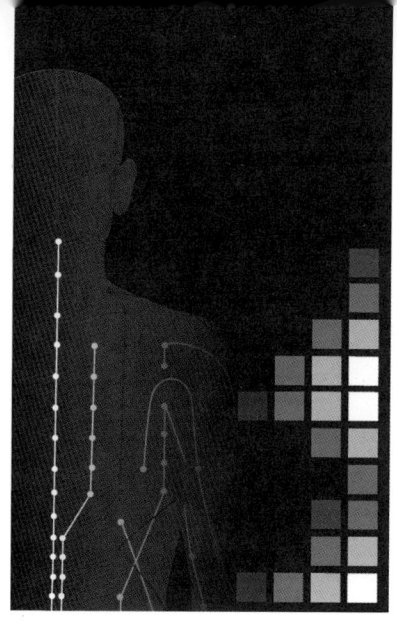

경락의 기능적 구조와 체질

氣 현상을 직접 관찰하면 手經과 足經의 開闔은 肺經-肝經, 大腸經-膽經, 心經-腎經, 小腸經-膀胱經이 연계되어 있다는 것을 알 수 있는데, 이들 經絡들이 연계되어 있다는 사실만으로 經絡에도 체질 현상이 있다라고 말할 수는 없습니다.

四象醫學의 기본 전제처럼 선천적이면서 비가역적인 특성이 經絡 현상에서도 드러나야 經絡에도 체질이 있다라고 말할 수 있습니다.

앞서 살펴보았듯이 經絡은 虛實에 따라서 開穴되는 穴이 달라집니다. 經絡이 虛하면 自經의 母穴이 開穴하고, 經絡이 實하면 自經의 子穴이 開穴합니다.

그리고 일반적으로 經絡의 虛實은 증상에 따라 그때그때 변한다고 암묵적으로 가정되어 있는데, 氣 현상에 대한 관찰 결과가 누적되면서 經絡의 虛實이 선천적으로 고정되어 있다는 것을 발견하게 되었습니다.

또한 手經과 足經이 開闔되는 연계관계에서도 四象醫學의 大小관계처럼 經絡의 虛實관계도 대칭적으로 나타납니다.

예를 들면, 右肺經이 虛하다는 것은 太淵穴이 開穴된다는 것을 의미하고, 右肺經이 實하다는 것은 尺澤穴이 開穴된다는 것을 의미합니다. 더 나아가서 右肺經이 열리면, 左肝經이 같이 열리는데 이때 肺經에 어느 穴이 開穴되느냐에 따라 肝經에 開穴되는 穴도 결정되어 있다는 것입니다. 肺經에 太淵穴이 開穴되면, 肝經에는 行間穴이 開穴되고, 肺經에 尺澤穴이 開穴되면, 肝經에 曲泉穴이 開穴됩니다.

心經과 腎經도 마찬가지 규칙성을 가지고 開穴되며, 腑經인 大腸經과 膽經, 小腸經과 膀胱經도 마찬가지로 開穴됩니다. 더 나아가서 체질침법에서 전면적으로 다뤄지지 않았던 經絡들에 대해서도 經絡의 虛實(大小)관계가 결정되어 나타납니다. 이를 정리하면 아래 표와 같습니다.

	몸[身]의 經絡		마음[心]의 經絡	
태양인	肺經實(尺澤)	肝經虛(曲泉)	心包經虛(中衝)	脾經實(商丘)
태음인	肺經虛(太淵)	肝經實(行間)	心包經實(大陵)	脾經虛(大都)
소양인	心經實(神門)	腎經虛(復溜)	心包經實(大陵)	脾經實(商丘)
소음인	心經虛(少衝)	腎經實(湧泉)	心包經虛(中衝)	脾經虛(大都)

표 20. 체질에 따른 경락의 허실

사암침법은 혈위 선택에서 정격과 승격이 구분이 되는데, 사암침법과 체질침법의 차이점은 사암침법은 특정 經絡의 虛實은 동일인이라도 사람에 따라 증상에 따라 虛할 수도 實할 수도 있는 변동 가능성을 전제로 하고 있지만, 체질침법은 특정 經絡의 虛實은 타고날 때부터 정해진 것으로 본다는 차이점이 있습니다.

사암침법을 위주로 보는 시각에서는 經絡의 虛實이 태어날 때부터 결정된다는 시각이 말이 안 되는 것처럼 보일 수 있고, 체질을 위주로 보는 시각에서는 經絡의 虛實이 태어날 때부터 결정될 수도 있다는 입장을 취할 수밖에 없습니다.

經絡의 開穴 현상을 직접 관찰해보면, 經絡의 虛實이 선천적으로 타고난다는 것을 보여주는데, 예를 들어 大腸經이 開하는 조건을 맞추어 놓고 살펴보면, 어떤 사람은 二間이 開穴되고 어떤 사람은 曲池가 開穴됩니다. 二間과 曲池가 동시에 開穴되는 사람은 없습니다. 또한 二間과 曲池의 開穴은 조건에 따라 開穴되는 위치의 左右 경락이 바뀔 수는 있어도, 개혈 자체가 증상이나 상황에 따라 달라지지 않습니다.

經絡의 虛實이 선천적이라는 사실이 쉽게 받아들여지는 건 아닙니다. 한의학 내에 뿌리 깊은 陰陽 表裏 寒熱 虛實개념이 대표적 이유 중 하나입니다. 經絡의 허실만으로 팔강의 다양한 속성을 가진 증상에 대처하기 어렵다고 여겨지기 때문입니다. 舍岩針法만 해도 正格과 勝格에 虛實의 개념은 있지만, 다양한 질병과 증상에서 보이는 寒熱과 表裏의 관념은 正格 勝格만으로 해결되지 못한다는 생각에 수많은 변형처방과 경험방들이 正格 勝格과 병존하고 있습니다.

하지만 앞서 살펴보았듯이 臟象 이론이나 傷寒論에서 유래된 관념들이 經絡에 무차별적으로 도입된 것이 이러한 불일치의 근본 이유이며, 經絡의 虛實을 조절하는 것만으로도 陰陽 寒熱 表裏 虛實로 분류된 다양한 증상들에 충분히 대처가 가능합니다.

지금까지 체질이 과연 존재하는지에 대해서 수많은 논란이 있어 왔고, 체질이 있다라는 주장 뒤에는 귀납적인 근거 외에는 제시된 적이 없었지만, 경락이 실제로 보여주는 지금까지의 특성들은 체질이 귀납적인 분류상의 개념에 그치는 것이 아니라, 인체의 자기조정능력의 근원에는 체질의 원리가 선천적으로 존재한다는 사실을 보여준다고 사료됩니다.

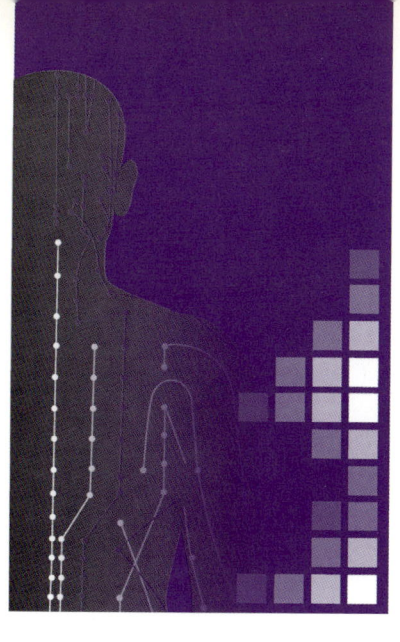

두 개의 경락經絡 체계
두 개의 체질體質 구조

經絡 구조에서 살펴보았듯이, 經絡의 開闔은 上下 左右가 대칭적으로 이루어집니다.

右肺經이 開하면 左肝經이 같이 開하고, 右大腸經이 開하면 左膽經이 같이 開합니다.

이러한 經絡의 開闔특성은 남북 축에서 인체가 남쪽이나 북쪽으로 누운 상태에서 발현되며, 3시간을 주기로 左右가 바뀌거나 臟經과 腑經이 바뀝니다. 임의의 시간에 右肺經-左肝經이 열렸다면, 3시간 후에는 左大腸經-右膽經이 열리는 상태 혹은 左肺經-右肝經, 혹은 右大腸經-左膽經으로 經絡의 開闔 형태가 시간에 따라 변한다는 의미입니다.

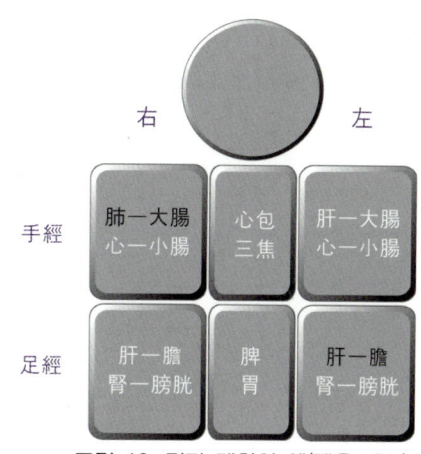

그림 18. 경락 개합의 예(태음 태양)

누운 방향을 바꾸지 않는 한 2시간 혹은 3시간 동안은 右肺經-左肝經이 열린[開] 상태가 유지되는데, 右肺經-左肝經이 열린 2-3시간 동안 몇 차례에 걸쳐 10분간 右肺經-左肝經이 닫히고[闔], 左手臟經-右足臟經이 열리는 현상이 나타납니다.(이 10분간의 시간을 '음시간'이라 부르며, 나머지 시간을 '양시간'이라 부릅니다. 음시간과 양시간편 참조)

이 10분간 열리는 경락은 右肺經-左肝經과 속성이 당연히 같을 거라고 여겨졌지만, 실제로는 전혀 다른 특성을 가지고 있습니다.

앞서 經絡의 虛實은 체질처럼 선천적으로 정해져 있다고 말했는데, 만약 肺經이 虛하고 肝經이 實한 사람이라면, 左肺經이나 右肺經이 모두 虛하고, 左肝經과 右肝經이 모두 實할 것이라고 예측되는 건 너무나 당연합니다.

그러나 실제 인체의 經絡 현상은 그렇지 않습니다.

예로 들면, 右肺經과 左肝經이 열리는 시간대에서 右肺經은 虛하기 때문에 太淵혈이 開穴되어 있고, 左肝經은 實하기 때문에 行間혈이 開穴되어 있게 됩니다. 그리고 앞서 말한 '음시간'이 되면 右肺經과 左肝經은 닫히고 左手臟經과 右足臟經이 10분간이 열리는데, 이 때 열리는 左手經과 右足經에 열리는 경락은 肺經-肝經인 사람도 있고, 心經-腎經인 사람도 있습니다. 게다가 左肺經-右肝經이 열리는 사람도 원래 열려 있던, 右肺經-左肝經과 虛實이 다르게 나타납니다.

이러한 현상을 귀납적으로 정리하면, 인체 경락은 두 개의 체계를 가지고 있습니다.

대개 이 두 경락군은 좌우만 다를 뿐 虛實에 있어서는 차이가 없을 거라고 전제되는 경우가 많지만, 이 두 체계의 經絡은 마치 2개의 체질을 가진 것처럼 虛實(大小)관계를 나타냅니다.

A경락군에 肺經과 肝經이 열리고, B경락군에 같은 肺經과 肝經이 열려도 虛實관계는 정반대로 나타납니다. A경락군에

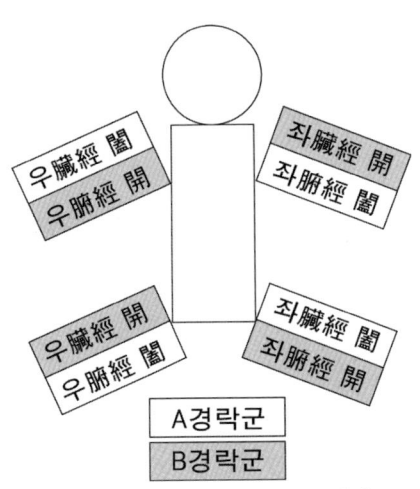

::: 그림 19. 두 개의 경락 체계

肺經과 肝經이 열리고, B경락군에 心經 腎經이 열리는 경우에도 虛實관계가 上下 左右 반대로 나타납니다. 右肺經이 實하면 반대측에는 左肺經이나 左心經은 虛하게 나타나고, 右肺經이 虛하면 반대측 左肺經이나 左心經은 實하게 나타납니다.

수경과 족경은 〈그림 20〉처럼 좌우로 교차해서 하나의 체계를 이루게 됩니다. 몸 경락의 경우 하나의 경락의 허실이 정해지면 나머지 경락의 허실도 자연스럽게 결정이 되고, 이러한 패턴을 정리해보면 우측 경락이 모두 실하면 좌측 경락은 모두 허하게 되고, 반대로 우측 경락이 허하면 좌측 경락은 실하게 됩니다. 검은 글씨를 장경이라 한다면, 흰 글씨는 부경이 되며, 동측의 장경과 부경은 허실이 반대로 나타납니다.

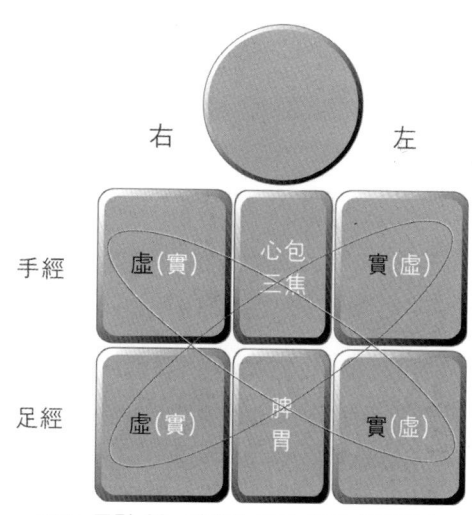
그림 20. 경락의 상하 좌우 허실관계

음양화침법에서는 오행의 속성을 음양으로 구분하고, 음이 성해지면 양이 쇠해지고, 양이 성해지면 음이 쇠해지기 때문에 장(臟)이 실해지면 부(腑)가 허해지고, 부가 허해지면 장이 실해진다고 이야기하는데, 예를 들어 간이 실해지는 만큼 담이 허해지고, 담이 허해지는 만큼 간이 실해진다는 것입니다.

음양화침법의 이러한 장경과 부경의 허실관계는 현상적으로 본다면 틀린 얘기는 아니지만, 경락 현상에 대한 정확한 표현은 아닙니다. 장경과 부경은 음과 양이어서 허와 실이 달라지는 것이 아니라 좌우 두 경락 시스템의 허실이 반대이고, 이 때문에 동측의 장경과 부경은 별도의 체계이기 때문에 허실이 달라지는 것입니다.

두 경락 체계의 虛實관계의 조합을 표로 정리하면 아래와 같습니다.

A경락군		B경락군	
右手經	左足經	左手經	右足經
肺經實	肝經虛	肺經虛	肝經實
肺經虛	肝經實	肺經實	肝經虛
肺經實	肝經虛	心經虛	腎經實
肺經虛	肝經實	心經實	腎經虛
心經實	腎經虛	肺經實	肝經虛
心經虛	腎經實	肺經實	肝經虛
心經實	腎經虛	心經實	腎經實
心經虛	腎經實	心經實	腎經虛

▸▸▸ 표 21. 인체의 두 경락체계의 허실 1

위 표의 내용은 인체의 氣 현상을 직접 관찰하여 귀납적으로 정리된 내용입니다.

經絡의 虛實 관계에서는 肝經과 肺經의 虛實 관계가 四象醫學의 肝과 肺의 大小 관계와 일치하지만, 四象醫學에서의 脾와 腎의 大小관계는 경락에서는 心經과 腎經의 虛實 관계로 나타납니다.

따라서 經絡의 虛實 관계와 四象醫學의 臟腑 大小 관계를 과연 동일시 할 수 있느냐의 논란의 여지가 생기지만, 결론적으로 心經과 脾經만 바뀔 뿐, 性情이나 약물반응까지 四象醫學의 臟腑 大小의 분류와 經絡 虛實의 분류는 일치합니다.

經絡이 드러내는 虛實관계를 四象醫學의 체질분류와 결합하여 재분류하면 다음과 같습니다.

A경락군	B경락군
太陽人 : 肺經實 肝經虛	太陰人 : 肺經虛 肝經實
太陽人 : 肺經實 肝經虛	少陰人 : 心經虛 腎經實
太陰人 : 肺經虛 肝經實	太陽人 : 肺經實 肝經虛
太陰人 : 肺經虛 肝經實	少陽人 : 心經實 腎經虛
少陽人 : 心經實 腎經虛	太陰人 : 肺經虛 肝經實
少陽人 : 心經實 腎經虛	少陰人 : 心經虛 腎經實
少陰人 : 心經虛 腎經實	太陽人 : 肺經實 肝經虛
少陰人 : 心經虛 腎經實	少陽人 : 心經實 腎經虛

표 22. 인체의 두 경락체계의 허실 2

경락 현상에서 보이는 두 개의 체질은 주객관계로 구분이 가능합니다. 앞서 언급한 예에서처럼 2-3시간 동안 주로 열리는 경락이 보이는 체질적 특성을 주체질이라 하고, 10분씩 잠깐 열리는 경락이 보이는 체질적 특징을 객체질이라 합니다. 그리고 주체질-객체질을 한 몸에 가지고 있는 특징을 복합체질이라 부릅니다.

이제마의 사상의학은 성정과 약물반응에 따라 체질을 구분하였지만, 경락 현상에서도 체질적 특성이 드러나며, 성정과 약물반응을 통한 구분보다 객관적이고 본질적인 기준이 될 수 있습니다.

경락 현상이 보여주는 또 하나의 특징은 사람이 두 개의 체질적 불균형을 가진 것처럼 경락 구조가 형성되어 있다는 점입니다. 얼핏 보면 두 개의 체질을 갖는다는 것 같아 다소 이상해보일 수 있지만, 두 개의 체질적 불균형이 복합적으로 인체에 내재한다는 사실은 어느 이론보다 임상에서의 의문점들을 많이 해소시켜줍니다.

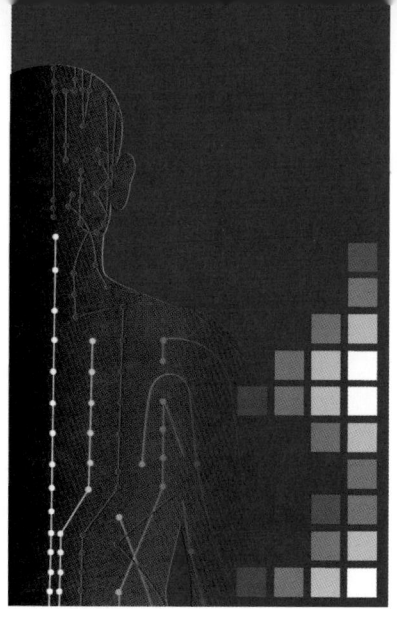

복합체질과 부장기이론

舍 岩針法의 正格 勝格을 이용하여 四象體質에 활용하는 침법에서 중요한 문제 중 하나가 부장기 개념입니다. 사상체질침법에서 체질을 결정하는 주된 장부를 '주장기'라 하고, 나머지 장부를 '부장기'라 합니다. 김진수 원장의 『사상인의 침법』에서는 '中間臟腑'라고도 합니다. 부장기든 중간장부든 개념은 같습니다.

　체질침법에서 부장기가 갖는 의미는, 大小 관계를 통해 체질을 결정하는 장부경락(주장기) 이외에, 체질 결정에 관여하지 못하고 남게 되는 장부경락(부장기)이 과연 어떠한 특성을 가지고 있느냐라고 표현할 수 있습니다.

　사상체질 침법에서는 주장기에 해당하는 네 경락만으로 모든 질환에 대응하기 어렵다는 것이 너무나 당연하기 때문에 부장기의 문제가 자연스럽게 대두됩니다. 주장기의 선천적 대소관계는 부장기의 대소관계도 성립할거라는 전제를 낳고, 부장기의 대소관계는 이론상 각 체질마다 두 가지의 경우가 가능하게 됩니다.

　肺-肝과 脾-腎의 대소 관계에 의해 4가지 분류가 되면, 나머지 2개의 장부의 역할에 대한 문제가 남게 되는데, 이 두 장부를 처리하는 방식에서 팔체질침법과 여러 사상체질침법이 분지를 형성한다고 할 수 있습니다. 그리고 이 부장기는 체질 안의 또 하나의 체질로 해석되기도 합니다.

하지만 경락에 흐르는 氣 현상을 직접 관찰하여 얻어진 결과는 이와는 다르게 드러납니다.

앞에서 정리되었듯이 두 체질을 가진 것처럼 경락의 대소 또는 허실이 구성됩니다.

장부경락에 대해 체질적으로 접근할 때, 주장기-부장기의 형식으로 접근하는 이론은 결과적으로 太-少의 조합만이 가능하다는 결론에 다다릅니다. 반면에 기 현상을 직접 관찰하여 얻어진 경락의 특성에서는 陰-陽의 조합만이 가능하다는 결론에 다다릅니다.

이러한 차이의 가장 근본적인 원인은, 좌우 두 경락의 관계설정 때문입니다.

주장기-부장기 구조로 논의되는 사상체질 침법들과 팔체질침법은 기본적으로 左 經絡과 右 經絡의 생리적 기능에 대한 분별 개념이 없고 좌우 경락을 동등하게 취급하고 있습니다.

예를 들면 左肺經과 右肺經은 생리적이든 병리적이든 동일한 속성을 가질것이라고 암묵적으로 전제하고 있습니다. 左肺經과 右肺經이 차이가 있다라는 생각보다는 肺經과 大腸經이 차이가 있을 거라고 생각되는 경향이 보다 강합니다. 팔체질침법의 경우에는 팔체질 구분에서 臟經과 腑經을 구분하여 이론을 전개하고 있습니다.

복합체질	부장기
태양-태음	태양-소양
태양-소음	태양-소음
태음-소양	태음-소양
태음-태양	태음-소음
소양-소음	소양-태양
소양-태음	소양-태음
소음-태양	소음-태양
소음-소양	소음-태음

표 23. 복합체질과 부장기 비교

부장기와 주장기의 개념은 '체질 속의 체질'이라는 형식을 갖게 되고 그 조합 방식도 태-소 체질의 조합만이 가능해집니다.

복합체질은 좌우 경락이 다르다는 대전제를 가지기 때문에 주장기-부장기의 방식과는 달리 두 개의 체질이라는 형식을 가지게 되고 그 조합 방식은 음-양 체질의 조합만이 가능해집니다.

주장기-부장기 관점에서는 소음과 소양, 태음과 태양의 조합이 불가능하고, 복합체질 관점에서는 소음과 태음, 소양과 태양의 조합이 불가능하게 됩니다.

臟經과 腑經을 다르게 인식하고, 左右 臟經은 같을 거라 암묵적으로 전제하는 것은, 서로 달리 발전해오던 經絡학설과 臟象학설이 한 테두리에 묶인 탓도 있습니다.

臟腑와 무관하게 발전해오던 經絡학설이 臟腑와 연관되면서, 臟과 腑가 위치와 기능이 다르듯이, 臟經과 腑經도 그 노선과 귀착지가 다르게 설정되었고, 臟經과 腑經이 동일하지 않다는 건 너무나 당연하게 받아들여져 왔습니다. 반면에 좌측 臟經과 우측 臟經은 한 장기에 귀착지를 공유하면서 좌우로 구분되어 있지만 하나의 실체로서 인식되어왔습니다.

경락의 표리관계에서 살펴보았듯이, 臟經과 腑經은 하나의 방을 공유하는 두 개의 문이라 할 수 있습니다. 어느 문으로 드나들건 결국 같은 방일 뿐입니다. 반면, 같은 장부 이름을 가졌어도, 우측과 좌측의 경락은 서로 다른 방으로 통하는 문이라 할 수 있습니다. 右肺經과 左大腸經을 통해 들어가는 방A와 左肺經과 右大腸經을 통해 들어가는 방B가 다르다는 의미입니다. 뒤에 상세히 다루겠지만, 요약하면 방A와 방B는 DNA 구조의 이중나선처럼 좌선성과 우선성의 차이가 있습니다.

臟經과 腑經이 하나의 실체이고, 좌측 경락과 우측 경락이 두 개의 실체라는 사실은 氣 현상을 직접 관찰하여 얻어진 결과이기 때문에, 실험실의 결과처럼 보여주기에는 어려운 점이 있지만, 동서 방향에서 나타나는 경락 개합의 고정축(표 9. 십이경맥개합표)을 이용하면 임상적으로 충분히 확인이 가능합니다.

하 편

오유혈의 원리

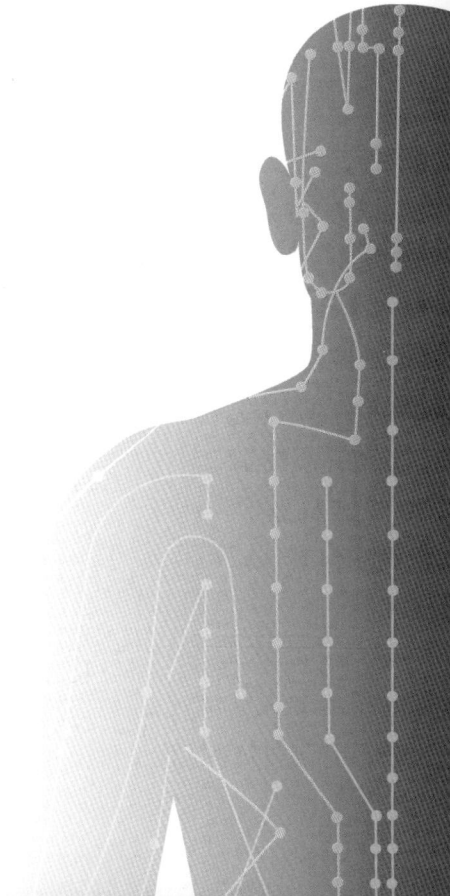

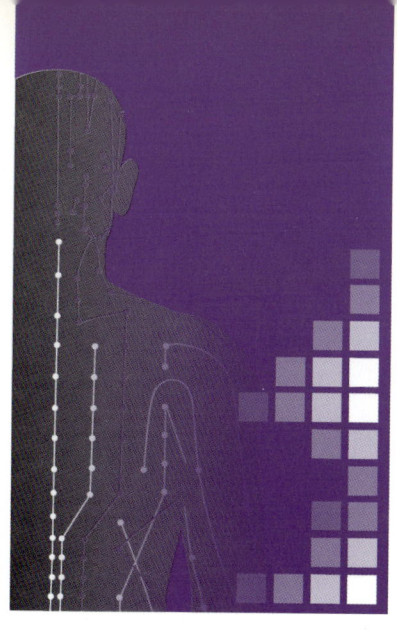

정격正格 승격勝格과 보補 사瀉

사암침법의 정격과 승격은 보사의 개념과 동일시되는 경우가 많지만, 정격과 승격은 보사의 개념과 비슷하면서도, 동일하지는 않습니다.

보사와 영수보사의 개념은 『영추』에 그 근원이 있으며, 그 의미는 虛하면 補하고, 實하면 瀉한다는 아주 기본적인 개념이며, 혈위 선택이나 구체적인 방법론은 제시되지 않은 초보적인 개념입니다.

『난경』에서 補瀉의 구체적인 방법론으로서 제시된 것이 오행의 상생이론을 통한 '虛則補其母 實則瀉其子'입니다.

취혈에 있어서 虛하면 補하고 實하면 瀉한다는 일반적 취혈 방법이었던 영수보사는 六十九難의 虛者補其母 實者瀉其子로 발전하여 오수혈에서의 혈의 선택 기준으로 자리 잡게 되고, 『난경』의 補母瀉子의 취혈원칙은 사암침법의 정격과 승격의 기본 구성 원리가 됩니다. 사암도인은 虛則抑其官 實則補其官의 내용까지 추가하여 정격 승격의 구성원리를 확립합니다.

이처럼 본래의 영수보사 개념과 사암침법의 정격 승격의 개념은 그 뿌리가 다름에도 補와 瀉라는 같은 용어가 사용되면서 거의 동일한 개념처럼 사용되고 있습니다.

영수보사는 한 穴에 대해 어떠한 방법으로 補할지 瀉할지를 논한 내용이고,

정격과 승격은 경락의 허실에 대해 어떠한 穴로써 치료할 것인지 穴位 선택에 관한 원칙입니다.

정격과 승격은 穴位 선택에서 치료의 속성이 결정되며, 또 한편으로는 각 혈위의 보사도 같이 결정이 됩니다. 이처럼 정격과 승격에는 '혈위 선택 기준'이라는 개념과 선택된 혈에 대한 '보와 사'라는 개념이 같이 포함되어 있습니다.

'혈위 선택 기준'은 虛則補其母 實則瀉其子 虛則抑其官 實則補其官의 원칙에 따라 어떠한 혈을 선택할 것인가로 표현할 수 있고, '補와 瀉'는 선택된 혈에 대한 補瀉로 표현할 수 있습니다.

폐정격(肺正格)을 예로 들면, 정격 승격의 혈위 선택 기준에 따라 자경(自經)에서는 太淵혈을 사용할 것인지, 尺澤혈을 사용할 것인지가 결정이 되고, 타경(他經)에서는 太白을 쓸 것인지 陰谷을 쓸 것인지가 결정이 됩니다. 또한 자경이든 타경이든 官穴인 少府와 魚際는 정격 승격에 따라 보와 사가 달라집니다.

사암침법에서는 혈위 선택 기준과 보사의 개념 구분이 너무나 당연하기에 크게 문제시되지 않습니다. 辨證에 따라 승격 및 정격을 시술하고, 효과가 없거나 패증이 나면 다시 辨證하여 승격과 정격을 바꾸어 시술하거나 치료 장부경락을 바꾸면 되었기 때문입니다.

하지만 체질침법에서는 상황이 약간 다릅니다.

권도원 선생은 사암침법의 정격과 승격의 구성원리인 補母 瀉子 補官 瀉官에 瀉母 補子 補讐 瀉讐를 추가하고, 장부경락 대소에 대한 치료를 선택된 오수혈에 대한 迎과 隨의 자극으로 조절이 가능하다고 주장하여, 사암침법의 정격과 승격과는 다른 보사의 방법을 확장시켰고, 장부경락의 대소 및 허실을 사암침법의 정격과 승격처럼 혈위 선택 개념이 아닌, 선택된 혈에 대한 迎과 隨로써 조절할 수 있다고 주장했습니다. 실제로 권도원 선생의 기본처방들에는 사암침법 처방의 영수보사만 바꿈으로써 장부경락의 대소를 치료하는 처방들이 많습니다. 이제마의 사상체질에 충실한 침법들은 정격 승격의 개념과 체질의 장부

대소를 철저하게 지켜야한다는 시각도 있지만, 임상 경험이 누적되면서 영수보사를 지키지 않아도, 심지어 정격 승격을 체질적 장부대소와 다르게 시술해도 효과가 나는 현실 속에서 정격 승격의 의미에 대한 심도 깊은 고민과 회의론이 제기되기에 이르렀습니다.

근래에 『사상인의 침법』을 저술한 김진수 원장은 상생상극을 통한 기존의 배혈 원리를 버리고, 오행의 체용과 대대에 의한 배혈을 주장하였고, 『두솔사상침법』을 저술한 김동현 원장은 正格과 勝格의 의미 뿐 아니라 사암침법의 상생상극 이론까지 부정하고 있습니다.

사암침법의 정격과 승격에 대한 회의론에는 크게 세 가지 이유가 있습니다.

첫째는 정격과 승격, 補와 瀉의 의미가 불명확하다는 점이고, 둘째는 정격 승격의 영수보사가 뒤바뀌어 시술되어도 효과가 난다는 것이고, 셋째는 체질침법에서는 정격 승격을 장부대소에 반하여 시술해도 효과를 보이는 경우가 있다는 것입니다.

권도원 선생은 사암침법의 정격 승격의 구성원리인 補母 瀉子 補官 瀉官에 瀉母 補子 補讐 瀉讐의 원리를 추가하여 해당 경락에 대한 촉진(補)와 억제(瀉)라는 개념으로 이론을 확립합니다.

예를 들면, 木을 補하는 방법과 瀉하는 방법은 각각 4가지가 가능하며 이를 정리하면 다음과 같습니다.

정격(木을 補하는 방법)	승격(木을 瀉하는 방법)
金克木하므로 金을 瀉(瀉官)	金克木하므로 金을 補(補官)
水生木하므로 水를 補(補母)	水生木하므로 水를 瀉(瀉母)
木克土하므로 土를 瀉(瀉讐)	木克土하므로 土를 補(補讐)
木生火하므로 火를 補(補子)	木生火하므로 火를 瀉(瀉子)

표 24. 목(木)을 보하는 방법

『두솔사상침법』에서는 위 내용을 토대로 정격과 승격이란 결국 동일한 혈자리를 보사만 바꾸어서 사용하는 관념적 체계일 뿐, 정격과 승격의 配穴방식이 木(肝經 또는 膽經)을 補하지도 瀉하지도 않는다고 정격과 승격의 의미에 대해 비판하고 있습니다.

기존에 정격과 승격의 기본적 구성원리가 되는 瀉子補母와 瀉官補官의 원리뿐 아니라, 위 표에서 언급된 瀉母 補子와 瀉讐 補讐의 내용들은 관념적 설명만으로는 어느 것도 옳다 그르다 말하기 어려우며, 결국 이러한 이론들의 적합성을 판별하려면, 임상적으로 검증할 필요가 있습니다.

실제 氣 현상을 통해 경락을 관찰하여 보면, 위 내용들이 어떻게 작동하는지 판단이 가능합니다.

우선 정격과 승격의 기본원리 중 하나인 補母 瀉子는 정반대의 작용을 합니다. 그리고 이러한 정반대의 작용은 열린 경락에서만 나타나는 특성입니다. 닫힌 경락에서는 오수혈간의 작용방식이 다르게 나타납니다. 열린 경락에서 補母를 통해 10이라는 자극을 가하고나서, 瀉子로 10이라는 자극을 가하면, 補母를 통한 10의 자극이 정확하게 상쇄됩니다.

예를 들어 열린 肝經의 行間-로 10분간 유침했다면, 曲泉+로 10분간 유침하면 行間-의 10분간의 자극이 정확하게 상쇄됩니다. 瀉母-補子도 정확하게 같은 규칙을 따릅니다.

肝經에 行間+로 10분간 유침했다면, 이는 다시 曲泉-로 10분간 유침하면 상쇄됩니다. 補官과 瀉官에 해당하는 혈은 영수를 바꿈으로써 상쇄됩니다. 肝經의 中封+는 中封-로 상쇄됩니다. 讐에 해당하는 혈도 迎隨를 바꿈으로써 상쇄됩니다.

상쇄관계	
補母(曲泉＋陰谷＋)	瀉子(行間-少府-)
瀉母(曲泉-陰谷-)	補子(行間＋少府＋)
瀉官(經渠-中封-)	補官(經渠＋中封＋)
瀉讐(太衝-太白-)	補讐(太衝＋太白＋)

⋮⋮ 표 25. 간경의 오수혈간의 상쇄관계

닫힌 경락(특히 체질 결정에 관여하지 않는 경락)에서는 위와 같은 규칙을 따르지 않고, 상극원리를 따릅니다. 해당 경락의 木穴의 자극은 金穴로 상쇄되며, 火穴의 자극은 水穴로 상쇄됩니다.[6]

이처럼 사암침법의 정격과 승격은 단순한 관념적 산물이 아니라, 실제 경락의 氣 현상을 정확하게 제어하는 방법이며, 정격과 승격은 정 반대의 작용을 한다는 것을 알 수 있습니다.

『두솔사상침법』과『사암침법수상록』에서는 母子穴과 官讐穴에 대해 무분별하게 正格과 勝格에 분류시켰지만, 이는 사암침법의 정격 승격에 대해 잘못 이해했기 때문이라고 생각합니다.

승격과 정격은 개별 혈에 대한 영수보사만으로 결정되는 개념이 아닙니다.

앞서도 언급했듯이 정격과 승격에는 개별 혈에 대한 영수보사의 개념도 포함되어 있지만, 혈위 선택 기준이라는 개념도 포함되어 있으며, 특히 母子穴과 官穴이라는 혈위 선택이 정격과 승격을 가르는 중요한 기준이 됩니다. 이는 母穴과 子穴의 선택을 잘못한 경우가 패증이 더 많고, 선택된 혈에 대한 영수보사가 틀렸을 경우에는 패증이 없거나 초반에는 효과가 나기도 한다는 측면에서

---

6) 비오수혈은 迎隨補瀉를 반대로 하면 자극이 상쇄되지만, 절대적인건 아닙니다. 奇經八穴의 경우에는 자침 방향을 반대로 하면 자극이 상쇄됩니다.(後谿 臨泣의 경우 오수혈과 혈위가 다름) 아시혈의 경우도 補瀉개념이 있으며, 아시혈은 머리쪽으로 침끝이 향하면 補가 되고(침병은 머리 반대쪽), 사지쪽으로 향하면 瀉가 됩니다. 간혹 아시혈에 과자극으로 더 아픈 경우 전날의 자침 방향과 반대로 꽂으면 증상이 빨리 해소되기도 합니다.

확인할 수 있습니다. 편의상 비율로 표현하자면, 정격 승격의 구성에서 혈위 선택이 차지하는 비중이 8할이라면, 영수보사가 차지하는 비중은 2할 정도라고 볼 수 있습니다.

실제 인체가 보여주는 경락 현상은 사암의 입론대로 정격과 승격이 정반대의 상쇄작용을 나타낸다는 것을 보여주고 있습니다. 그렇다면, 補母와 瀉母, 瀉子와 補子의 차이는 무엇인가라는 문제가 대두됩니다[7].

결론부터 얘기하자면, 정격을 사용할 때 補母 瀉官 대신 瀉母 補官를 써야하고, 승격을 사용할 때 瀉子 補官대신 補子 瀉官을 써야하는 경우가 있습니다.

우선 舍岩針法의 정상적인 정격을 정격(+)라 표현하고, 正格의 迎隨補瀉를 바꾼 것을 정격(-)라 표현하고, 승격은 승격(+)와 승격(-)로 표현하도록 하겠습니다.

정격(+)와 정격(-), 승격(+)와 승격(-)는 인체에 대한 작용면에서 분명한 차이가 있습니다. 권도원 선생은 정격(+)와 정격(-)가 해당 경락에 대해 반대작용을 한다고 인식하였습니다. 氣 현상을 직접 관찰해보면 정격(+)와 정격(-)는 그 작용이 다르며, 정격(+)의 자극은 정격(-)로 상쇄되지 않습니다.

정격(+)와 승격(+) 대신에 정격(-)와 승격(-)를 사용해야하는 경우가 두 가지가 있습니다.

첫 번째는 '주화독맥(走火督脈)'이고, 두 번째는 주화입마 상태 또는 심한 상기증(上氣症)을 가진 경우입니다.

주화독맥은 '火가 督脈에 쌓인 상태'를 의미하는데, 심한 스트레스나 명상 및 기수련 등에 의해 유발되는 현상입니다. 쿤달리니 각성이나 기수련이 일정 수준 이상이 되면 반드시 거치는 상태이고, 극심한 스트레스에 의해 병리적으로 유발되기도 합니다(주화독맥 판별법 참조).

---

7) 엄밀하게는 補母와 瀉母, 補子와 瀉官이 단독으로는 임상적 효과도 적고 그 작용의 방향성도 불분명합니다. 母子穴에 官穴이 배혈되느냐 讐穴이 배혈되느냐에 따라 해당 경락에 대한 작용의 방향성이 결정됩니다. 그 역도 마찬가지입니다.

정상적인 인체는 氣의 흐름이 任脈과 督脈에 균형되게 흐르는 것이 정상입니다. 그러나 특정 조건에서는 督脈쪽에 氣의 흐름이 편중되게 되고, 이런 상태가 누적되면, 주화독맥 상태가 됩니다.

주화독맥의 상태가 되면 독맥의 氣가 흐르는 통로가 정상 상태에 비해 어느 정도 이상 넓어지는데, 그래서 '독맥선이 터졌다'고 표현되기도 합니다.

일반적으로 사람은 누운 상태에서는 눈을 감고 침을 맞는게 좋습니다. 누운 상태에서는 눈을 감아야 경락과 경혈이 잘 열리기 때문입니다. 또한 앉은 자세에서는 눈을 떠야 경락과 경혈이 잘 열립니다.

주화독맥인 사람은 氣 흐름의 특성이 정상인과 달라서 穴의 특성도 달라집니다. 바로 이 때문에 주화독맥인 상태의 사람에게는 정격(-)와 승격(-)를 시술해야 정상인과 같은 효과가 나타납니다.

주화독맥인 사람에게 정격(+)와 승격(+)를 그대로 시술하면 효과가 현저히 감소합니다.

또 다른 방법은 주화독맥 상태인 사람이 누운 상태에서 눈을 뜨면, 開穴된 穴의 상태가, 氣 흐름이 정상인 사람과 같아지므로 영수보사를 바꾸지 않고, 정격(+)와 승격(+)를 그대로 시술해도 됩니다(앉은 상태에서는 눈을 감습니다.).

주의할 점은 氣 흐름의 상태가 정상인 사람, 즉 주화독맥이 아닌 사람이 누운 상태에서 눈을 뜨면 穴의 상태가 주화독맥인 사람처럼 바뀌는 것이 아니라 穴이 닫힙니다. 또한 자침 순간에 눈을 뜨고 감는 것을 지키는 것이 가장 중요하며, 자침 이후에는 환자에게 자연스럽게 맡겨도 무방합니다.

주화입마나 심한 상기증은 주화독맥을 기본으로 가지고 있기 때문에 누운 상태에서 눈을 뜨고서도 영수보사를 반대로 해야 하는 경우입니다. 주화독맥의 극에 다다른 상태라고 할 수 있습니다. 주화입마나 심한 상기증 단계의 환자는 일반적으로 한의원에서 거의 볼 수 없는 단계이며, 침치료로는 잘 치료가 안됩니다. 또한 의외로 한의사들이 이런 경우가 많습니다. 염전보사나 수기법을 열심히 하시는 분들이나 기치료를 하시는 분들, 기수련으로 상기증을 가진 사람들이 해당됩니다. 체질한약 처럼 기 작용이 강한 약을 장기 복용하거나(체질에 맞더라도) 약의 용량이 환자의 실정에 맞지 않게 과한 경우도 해당됩니다.

지금까지 사암침법의 정격 승격에 대한 회의론의 원인이 되는 정격 승격의 의미에 대한 설명과 영수보사를 바꾸어 시술해도 효과가 나는 부분에 대해 설명했습니다.

체질의 장부대소와 정격 승격을 대응시켜 출발했던 체질침법들이 근래에는 장부대소와 반대로 시술해도 효과가 나는 임상 경험들을 예로 들면서 장부대소와 정격 승격의 연결에 대한 회의를 넘어서서 사암침법 자체에 대한 회의론까지 제기하고 있는데, 이런 상황의 근본원인은 앞서 언급했던 주화독맥 현상과 복합체질 때문입니다.

대부분의 체질침법들은 주장기와 부장기 개념으로 경락의 대소관계, 경락의 허실에 접근하기 때문에 좌우 두 경락은 대소 또는 허실을 동일하게 취급합니다. 하지만 앞에서 밝혔듯이 좌우 두 경락의 대소 및 허실은 다를 뿐 아니라, 우리 인체는 두 개의 체질을 가진 것처럼 경락이 반응합니다. 이 때문에 장부대소와 정격 승격을 반대로 시술해도 효과가 나는 사람을 임상에서 쉽게 볼 수 있는 것입니다.

경혈과 경락이 해부학적 구조물처럼 고정된 위치에서 항시 작용하는 것이 아니라, 시공간의 조건에 따라 나타나는 위치가 달라지기 때문에 이러한 혼란은 더욱 가중될 수밖에 없습니다.

복합체질로 인한 임상에서의 혼란은 남북 방향에서 가장 심하고, 동서방향은 경락이 고정축을 갖게 되어 덜 심하게 드러납니다. 침을 연구하는 사람의 진료환경에 따라 동일 대상을 관찰해도 서로 상이한 결론이 도출될 수 있습니다. 그래서 〈표 9. 십이경맥개합표〉에 나타난 십이경락 개합의 고정축을 발견한 것이 임상적으로 큰 의미를 갖게 되는 것입니다.

주화독맥 판별법

❶ 정확한 판단을 위해서는 우선 '좌선성 타입'과 '우선성 타입'을 구분해야 합니다.
❷ 좌선성 타입은 왼손을 우선성 타입은 오른손을 사용하여 측정합니다.
❸ 오른손 2-4지의 손가락 끝을 임맥의 승장혈에 대고 오링테스트를 합니다.(좌선성은 왼손을 사용)
❹ 오른손 2-4지의 손가락 끝을 독맥의 뇌호혈에 대고 오링테스트를 합니다.(좌선성은 왼손을 사용)
❺ 둘 중 뇌호혈의 힘이 더 강한 경우 주화독맥으로 판별합니다.
❻ 대개 소아들은 주화독맥이 아닌 경우가 많지만 성인들은 30~50% 정도가 주화독맥으로 추정되며, 비율은 지역이나 계층에 따라 달라질 수 있습니다.

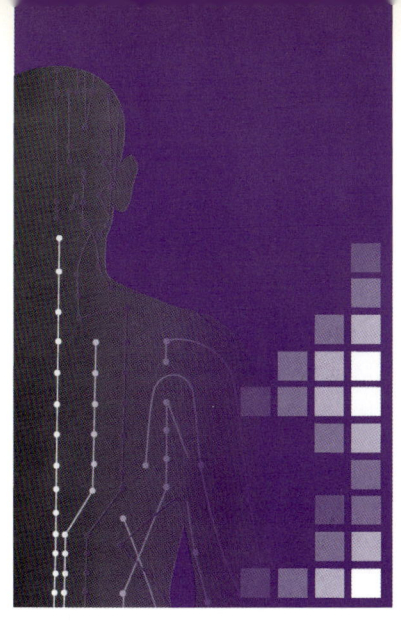

사암침법 정격승격의 배혈구조
〈모자혈母子穴과 관혈官穴〉

사암침법의 정격과 승격은 자경과 타경의 母子穴과 官穴로 구성됩니다. 정격과 승격은 결국 4개의 혈로 구성이 되는데, 임상에서는 4개의 혈을 모두 시술하기도 하고, 일부만 시술하기도 합니다.

4혈을 모두 시술하는 것과 2혈을 시술하는 것 1혈만 시술하는 것은 어떤 차이가 있을지, 단순히 1개 2개 4개의 산술적 양의 증가만 있는 것인지 아니면 어떠한 질적인 차이가 있는 것인지, 자경만 사용할 때와 타경만 사용할 때, 자경혈과 타경혈을 섞어서 사용할 때는 어떤 차이가 있는지, 한의사라면 누구나 이러한 궁금증을 가진 경험들이 있을 겁니다.

정격과 승격은 오행의 상생상극 원리에 의한 관념적 조합으로만 받아들여지는 경우가 많지만, 氣 현상을 직접 관찰해보면 사암도인이 관념적으로 오행의 상생상극 원리로만 정격 승격을 구성한 것 같지는 않으며, 정격과 승격을 구성하는 네 개의 혈들 사이에는 정연한 규칙성이 숨어 있습니다. 경혈들이 실제 보여주는 규칙성을 보면 사암도인은 氣를 직접 관찰하여 정격과 승격을 구성한 것 같은 느낌이 강하게 들고, 만약 관념상의 오행의 상생상극 원리로만 정격과 승격을 구성했다면 기적 같은 우연의 일치라고 말할 수 있습니다.

정격과 승격을 이루는 네 혈간의 관계는 몇 가지 특징이 있는데, 우선 정격과 승격의 네 혈들은 도미노처럼 순차적으로 開穴되는 특성이 있습니다. 네 혈

중 개혈된 한 혈을 자극하면 다음 혈이 개혈되고, 개혈된 혈을 자극하면 또 그 다음 혈이 개혈됩니다.

좌측 脾勝格을 예로 들면 치료하고자 하는 脾經이 열리는 조건('十二經絡開闔開穴表' 참조)으로 누운 상태에서 가장 먼저 개혈되는 혈은 經渠혈입니다. 經渠를 자극하면 隱白혈이 열리고, 隱白혈을 자극하면 商丘혈이 열리고, 商丘혈을 자극하면 마지막으로 大敦혈이 열립니다.

他經子穴(經渠)→自經官穴(隱白)→自經子穴(商丘)→他經官穴(大敦)의 순서로 개혈됩니다.

우측 脾勝格이라면 이와는 다른 패턴으로 개혈됩니다.

自經子穴(商丘)→他經官穴(大敦)→他經子穴(經渠)→自經官穴(隱白)의 순서로 개혈됩니다.

좌측과 우측 비경의 정격과 승격의 개혈 순서가 달라지는 것은 우측 비경은 객체질의 경락이고 좌측 비경은 주체질의 경락이기 때문입니다.

이러한 개혈의 규칙을 귀납적으로 정리해보면, 臟經은 正格과 勝格에 따라 母穴과 子穴이 달라지지만, 母子穴→官穴→母子穴→官穴의 순서로 개혈되고, 腑經은 官穴→母子穴→官穴→母子穴 순서로 개혈됩니다.

臟經과 腑經의 開穴순서	
臟 經	母子穴→官穴→母子穴→官穴
腑 經	官穴→母子穴→官穴→母子穴

표 26. 장경과 부경의 오수혈 개혈순서

自經의 혈이 먼저 개혈되는지, 他經의 혈이 먼저 개혈되는지는 몸의 경락과 마음의 경락이 다르고, 주체질 경락과 객체질 경락이 다르게 나타납니다.

이를 표로 정리하면 다음과 같습니다.

		經				
주체질	몸의 경락	臟經	自經母子穴 →	他經官穴 →	他經母子穴 →	自經官穴
		腑經	他經官穴 →	自經母子穴 →	自經官穴 →	他經母子穴
	마음의 경락	臟經	他經母子穴 →	自經官穴 →	自經母子穴 →	他經官穴
		腑經	自經官穴 →	他經母子穴 →	他經官穴 →	自經母子穴
객체질	몸의 경락	臟經	他經母子穴 →	自經官穴 →	自經母子穴 →	他經官穴
		腑經	自經官穴 →	他經母子穴 →	他經官穴 →	自經母子穴
	마음의 경락	臟經	自經母子穴 →	他經官穴 →	他經母子穴 →	自經官穴
		腑經	他經官穴 →	自經母子穴 →	自經官穴 →	他經母子穴

표 27. 인체 경락의 정격과 승격의 개혈순서

기감이 일정 수준에 이르러 기의 질적 상태를 구분하는 단계가 되면, 사람의 氣에서 우선성(右旋性)과 좌선성(左旋性)을 구분하는 것이 가능해집니다. 우선성과 좌선성의 개념은 음양의 개념과 같다고 볼 수 있고, 인체와 같이 좌우 구조를 가진 생명체의 생명현상에서는 필연적이고 기본적인 특성이기도 합니다[8].

경혈에서 나오는 氣를 살펴보면, 母子穴에서 나오는 氣가 우선성이라 할 수 있고 官穴에서 나오는 氣가 좌선성이라 할 수 있습니다.

위 표에서 臟經이 母子穴부터 개혈되고, 腑經이 官穴부터 개혈되는 것도 좌선성, 우선성과 관련이 있고, 臟經과 腑經을 음양으로 나누는 것이 실제 氣 현상에서도 음과 양, 즉 좌선성과 우선성으로 구분이 됩니다. 표리가 되는 臟經과 腑經은 같은 영역을 공유하지만, 우선성의 氣와 좌선성의 氣로 구분할 수 있으며, 또 臟經과 腑經의 안에도 또 다시 좌선성과 우선성의 氣가 구분이 가능합

---

8) 다세포 유기체의 1차적 극성은 대부분 '봉오리-뿌리', 또는 '머리-꼬리'이고, 그 가운데 많은 것이 '배-등'의 2차 극성을 갖고 있다. 또 그 가운데 어떤 것은 3차 극성으로서 '왼쪽-오른쪽'을 갖고 있다. 이것은 결과적으로 비대칭성을 낳는데 가능적으로는 나선형의 달팽이의 패각처럼 서로에 대한 거울상의 형태로 존재할 수 있다. 그리고 좌우 대칭인 유기체에서 왼손과 오른손처럼 양측에 위치한 비대칭 구조는 필연적으로 우선성, 좌선성이라는 두 방향을 발생시킨다. - Rupert Sheldrake, A New Science of Life, Park Street Press,1995

니다. 陰陽論에서 陰속에 陽이 있고, 陽속에 陰이 있는 이치와 같습니다. 경락 체계로 보자면, 十二經脈이 우선성이라면 奇經八脈은 좌선성으로 볼 수 있습니다. 몸의 경락이 우선성이라면, 마음의 경락은 좌선성이라고 할 수 있으며, 주체질 경락이 우선성이면 객체질 경락은 좌선성이라고 할 수 있습니다.

'양시간'에는 위의 표처럼 개혈되지만, '음시간'에는 개혈순서가 바뀝니다.

예를 들면, 우측 膽經의 勝格은 양시간에는 左商陽→右陽輔→右竅陰→左陽谷의 순서로 개혈되는데, 음시간이 되면 左陽谷→右竅陰→右陽輔→左商陽의 순서로 개혈됩니다.

이처럼 사암도인이 自經과 他經의 母子穴과 官穴을 통해 정립한 正格과 勝格은 음양오행론의 관념적 사변으로만 구성했다고 보기에는, 혈들 간의 관계가 너무나도 정연한 질서를 가지고 있습니다.

사암침법의 正格과 勝格을 구성하는 네 혈이 순차적으로 개혈되는 현상은 임상적으로 중요한 의미를 가지고 있습니다. 특히 네 혈 중 일부의 혈만 시술하는 경우에는 개혈 순서대로 시술하는 경우를 제외하고는 그 효과가 현저히 감소한다는 것입니다.

방금 예를 들었던 우측 膽勝格의 경우 左商陽→右陽輔→右竅陰→左陽谷의 순서로 개혈된다고 했는데, 左商陽과 右陽輔만을 자침하면 효과가 좋지만, 右陽輔와 右竅陰만을 자침한 경우에는 自經穴을 두 개나 사용했음에도 불구하고, 左商陽과 右陽輔만 자침한 경우보다 효과가 많이 감소하게 됩니다. 또한 위의 순서대로 개혈되는 상태에서는 右竅陰과 左陽谷의 시술도 효과가 많이 감소하게 됩니다. 다른 조건에서 우측 膽勝格의 개혈 순서가 바뀐 상태라면(특히 음시간 양시간의 차이) 左商陽-右陽輔를 시술하는 것보다, 左陽谷-右竅陰을 시술하는 것이 효과가 더 좋게 됩니다. 또한 어느 경우든 自經의 두 혈을 사용하는 것보다, 他經穴과 自經穴, 그리고 母子穴과 官穴이 혼합되는 것이 효과가 좋습니다.

그러나 이러한 개혈 순서를 일일이 고려해서 시술하는 것은 매우 어렵기 때문에 正格과 勝格의 네 혈을 모두 시술하는 것이 최선의 방법이 됩니다. 네 혈을 모두 시술하면 개혈 순서에 어긋나도 결과적으로는 네 혈이 모두 개혈되기 때문입니다.

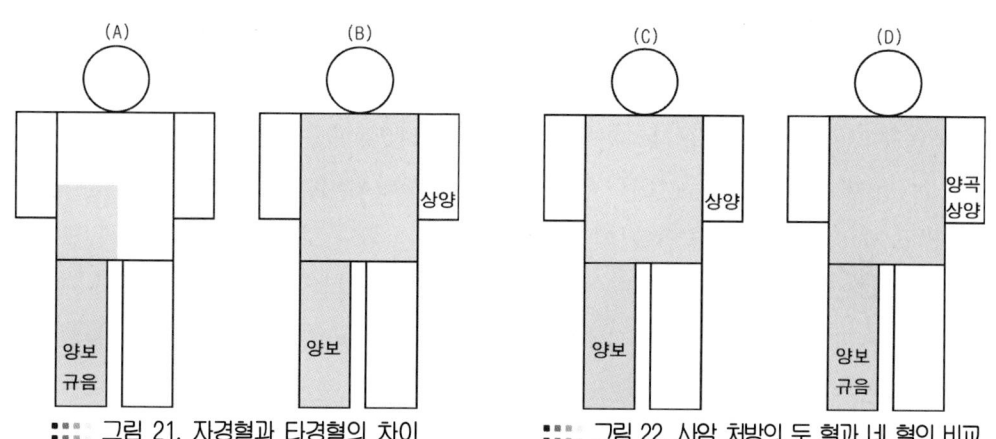

:::: 그림 21. 자경혈과 타경혈의 차이   :::: 그림 22. 사암 처방의 두 혈과 네 혈의 비교

그림으로 쉽게 설명하자면, A의 경우 右陽輔, 右竅陰 膽勝格의 自經穴을 두 개 모두 사용했지만, 효과를 미치는 영역은 膽經에 국한됩니다.

B처럼 自經母子穴인 陽輔와 他經官穴인 商陽을(또는 自經官穴인 竅陰과 他經母子穴인 陽谷) 같이 사용할 경우 사용한 혈의 숫자는 A와 같지만 효과가 미치는 영역은 훨씬 광범위해집니다. 물론 개혈되는 순서에 맞는 두 혈을 시술했을 경우입니다. B처럼 自經穴과 他經穴을 시술했더라도, 개혈순서가 맞지 않으면 오히려 A의 경우보다 효과가 약할 수도 있습니다.

C는 개혈 순서를 알고 있을 경우 개혈 순서대로 두 혈을 사용한 경우이고, D는 膽勝格 네 혈을 모두 사용한 경우입니다. 두 경우 모두 치료범위는 같습니다. 다만 C보다 D가 자극량이 두 배가 됩니다. 실제 임상에서는 개혈 순서를 파악하는게 쉽지 않기 때문에 네 혈을 모두 시술하는 것이 가장 효율적인 방법입니다. 단, 자극량이 많아지므로 이를 감안해서 자극량을 적절하게 조절해주어야 합니다.

이처럼 정격과 승격은 自經穴간의 관계보다 他經穴과의 관계가 보다 중요하며, 他經穴과 조합될 때 사암침법의 정격과 승격은 전신적인 효과를 나타냅니다.

팔체질침법의 처방을 시술할 때 네 혈을 순서대로 번갈아가면서 시술하는 것이 효과가 더 좋은 이유가 바로 이러한 개혈 순서 때문입니다. 金陰人의 처방인 大腸瀉方은 通谷- 二間- 陽谷+ 陽谿+이며, 시술 할 때, 보통 通谷→二間→陽谷→陽谿의 순서로 되풀이하면서 자극을 가하게 되는데, 이렇게 자극해야 적어도 두 번째 자극부터는 모든 혈이 개혈된 상태에서 자극이 가해지기 때문에 효과가 좋게 됩니다. 만약 5번 자극할 때, 通谷 5회, 二間 5회, 陽谷 5회, 陽谿 5회 이런 식으로 자극을 가하면, 개혈순서가 맞지 않을 경우 한 혈에만 제대로 자극이 가해지고, 다른 혈들은 개혈되지 않은 상태에서 자극을 받기 때문에 효과가 현저히 감소할 수 있습니다.

정격과 승격을 이루는 네 혈들은 순차적으로 개혈되는 특징 외에 또 다른 중요한 특징이 있습니다. 이 특징은 정격과 승격의 네 혈들이 순차적으로 개혈되는 이유가 되기도 하며, 舍岩道人의 변형처방들과 권도원 선생의 팔체질침법의 처방들을 설명해주는 단서가 되기도 합니다.

오수혈이 지닌 중요한 의미중 하나가 각 경락간의 경기가 소통하게 되는 연결고리로서의 역할을 한다는 것입니다. 그래서 오수혈을 사용하여 自經의 병증 이외에도 他經의 병증을 다스리게 되는 것입니다. 이런 원리를 설명하는 이론은 권도원 선생의 送穴과 受穴 이론입니다. 최근에 김진수 원장님의 『사상인의 침법』에서는 오행의 대대와 장국이라는 개념으로, 김동현 원장님의 『두솔사상 침법』에서는 呼納吸出, 즉 氣血의 생성과 순환이라는 개념으로 새롭게 오수혈 이론을 전개하고 있지만, 그 모태가 되는 것은 권도원 선생의 送穴과 受穴의 개념이라 생각됩니다. 오수혈 중에서 他經으로 경기를 보내는 혈을 送穴이라고 하고 他經의 經氣를 받아들이는 혈을 受穴이라고 하는데, 권도원 선생이 체질침 이론을 발표하면서 주창했던 내용입니다[9]. 하지만 送穴과 受穴개념은 오수혈과 오수혈 관계의 한 단면일 뿐입니다.

인체의 오수혈들 사이에는 한 穴에 氣를 흘러보내면 다른 穴에서 감지되는 특성이 있는데, 이를 '배선구조'라고 표현합니다. 이런 배선구조는 다양한 방식으로 나타납니다.

우선 오수혈들 간의 같은 오행속성을 가진 혈들 간에서 기본적으로 배선구조가 나타납니다. 送穴과 受穴 개념의 토대가 되는 경락의 구조적 특성입니다.

같은 오행속성을 가진 오수혈들 간의 기본적인 배선구조는 24개의 경맥이 모두 연결된 것은 아닙니다. 右手臟經과 左足臟經, 左手腑經과 右足腑經이 서로 연결되어 있고, 左手臟經과 右足臟經, 右手腑經과 左足腑經이 서로 연결되어 있으며, 이 두 경락군 사이에는 배선구조가 나타나지 않습니다. 예를 들면, 右肺經의 木穴인 太淵과 左大腸經의 木穴인 三間은 배선구조가 연결되어 있지만, 右肺經과 右大腸經은 연결되어 있지 않습니다. 또한 右肺經의 木穴인 太淵과 左肝經의 木穴인 大敦은 배선구조가 연결되어 있지만, 右肺經과 右肝經은 연결되어 있지 않습니다.

오수혈간의 기본적 배선구조
右手臟經-左手腑經-左足臟經-右足腑經(주체질경락)
左手臟經-右手腑經-右足臟經-左足腑經(객체질경락)

표 28. 오수혈간의 배선구조

---

9) 나는 이와같은 體質的病理의 要求에 대한 答을 鍼에서 찾기 위하여 經絡을 硏究하였습니다. 그리하여 여러가지 經絡의 法則가운데 特別히 五行穴이라고 불리워지는 各經絡의 五要穴들이 臟器間의 相互關係의 역할을 맡고 있다는 것을 알게 되었습니다. 나는 그것들을 臟腑穴이라고 이름하였습니다. 그리고 이 臟腑穴들은 任務上 두 種類로 分類됩니다. 그 한 種類는 各經絡의 自穴로서 그것들이 소속하고 있는 臟器가 汾泌하는 影響力을 他臟器에 보내어, 다시 말하면 肝經의 自穴은 肝의 影響力을 他臟器에 보내어 그것들을 促進도 하고 抑制도 하는 任務를 하는 것으로 이것들을 送穴이라고 합니다. 다른 한가지 종류는 他臟器들이 汾泌하는 影響力을 받아들여 自臟器가 促進 當하게 하고 또 抑制도 當하게 하는 임무를 하며 그것들을 受穴이라고 합니다. 나는 마침내 이 두 종류의 臟腑穴들을 調節하므로 八病型의 過不均衡이 調節될 수 있으며 同時에 그것들이 內包하는 모든 疾病들도 治療된다는 理論을 얻게된 것입니다. 이것이 體質鍼의 바탕이 되는 基礎理論이라 하겠습니다. - 체질침에 관한 연구(권도원) 大韓漢醫學會報 通卷 21 Vol4 No-1(1966.1)

이러한 기본적인 오수혈간의 배선구조는 주체질과 객체질의 존재를 지지하는 경락 구조상의 근거가 됩니다. 주체질에 해당하는 경락군과 객체질의 해당하는 경락군은 서로 배선구조가 연결되지 않고 독립적으로 작용하기 때문입니다.

또한 이러한 배선구조 때문에 사암침법이든 팔체질침법이든, 오수혈을 이용하는 침법에서는 처방구성이 手經穴과 足經穴로 구성된 경우에는 左右를 다르게 시술해야 효과가 제대로 나타납니다.

팔체질침법의 경우 병이 좌측이거나 우측일 경우 자침은 그 반대쪽을 택해야 한다고 하지만[10], 이런 경우 원래 의도된 효과보다 못하게 나타날 수 있게 됩니다. 舍岩針法의 正格과 勝格도 마찬가지입니다.

같은 오행속성을 가진 오수혈들 간의 기본적인 배선구조는 일종의 만능기판에 해당한다고 할 수 있습니다. 아주 기본적인 구조일 뿐 이 구조 자체가 임상적으로 크게 중요하지는 않습니다. 만능기판은 어떠한 회로도 가능하게 해주는 범용성을 가질 뿐, 만능기판 자체가 구체적인 기능을 나타내지는 않는 것과 마찬가지입니다.

만능기판에 어떠한 부품을 어떻게 연결하느냐에 따라 다양한 기능을 가진 완성품 혹은 시제품이 나오듯이, 오수혈의 이러한 기본적인 배선구조를 토대로 어떠한 혈의 조합으로 자극하느냐에 따라 다양한 처방이 구성가능하게 되는 것입니다.

---

10) 질병의 발현이 좌측이거나 또는 우측일 때(일반적으로 부계의 질환은 우측에, 장계의 질환은 좌측에 있다.) 자침은 그 반대쪽을 택해서 시술해야 한다. 그리고 영침과 수침이 정확히 시행되어야 하며 영수법을 시행할 때 침의 기울이는 각은 대개 45%정도로 한다. - 권도원 1965년 논문

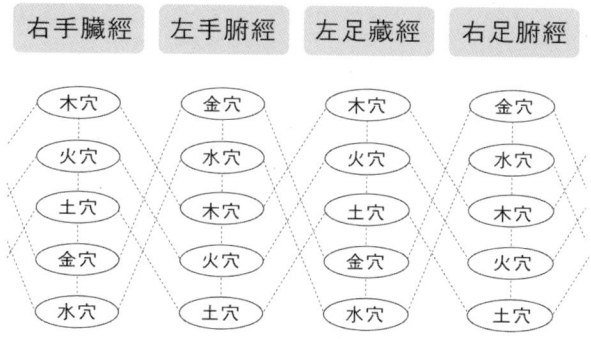

::: 그림 23. 오수혈간의 기본적인 배선구조(비활성)

만능기판에 해당하는 기본적인 배선구조를 '비활성 배선구조'라고 말할 수 있습니다.

정격과 승격의 혈들 사이에는 '비활성 배선구조'와는 다른 형태의 배선구조를 가지고 있는데, 실제 임상에서 치료효과를 나타내는 이러한 배선구조를 '활성 배선구조'라고 합니다[11].

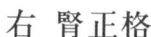

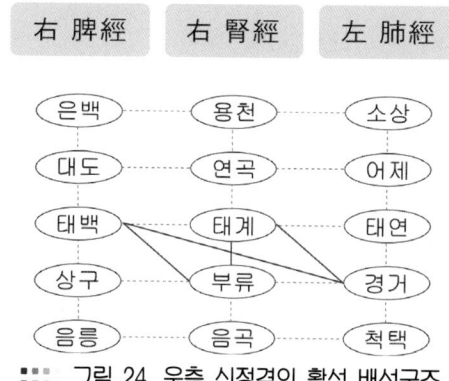

::: 그림 24. 우측 신정격의 활성 배선구조

---

11) '비활성 배선구조'와 '활성 배선구조'는 한 혈에서 기를 흘러보내면, 다른 혈에서 그 흐름이 측정된다는 공통점이 있지만, 활성 배선구조는 경락이 열리는 조건에서는 백회까지 그 기가 흘러간다는 점이 비활성 배선구조와 근본적으로 차이가 있습니다.

정격 승격의 배선구조
자경모자혈-타경관혈
타경모자혈-자경관혈
자경모자혈-자경관혈
타경모자혈-타경관혈

표 29. 사암침법의 배선구조

〈그림 24〉의 경우 점선은 비활성 배선구조를 의미하고, 굵은 실선은 활성 배선구조를 의미합니다. 우 腎正格의 경우 위 그림처럼 활성 배선구조가 나타나며, 우 腎正格임에도 우 太谿혈은 좌측의 經渠혈과 활성 배선구조를 가지며, 우측 經渠혈과 우측 太谿혈은 활성 배선구조가 나타나지 않습니다.

사암침법의 정격과 승격은 〈표 29〉와 같은 활성 배선구조를 가지고 있습니다.

모자혈과 관혈의 조합만이 가능하고, 관혈끼리 또는 모자혈끼리의 조합은 활성 배선구조가 나타나지 않는 특징이 있습니다.

사암침법의 정격과 승격은 모두 활성 배선구조로 이루어져 있지만, 실제 처방 시술시에 수경과 족경이 다른 혈들이 조합되었음에도 좌우를 구분하지 않고, 한쪽에만 시술하기 때문에[12] 실제 치료효과가 본래 의도보다 감소하는 경우도 발생할 수 있게 됩니다.

사암침법의 정격과 승격을 이루는 네 혈은 그 배선구조를 연결하면 사각형의 폐쇄회로를 형성합니다. 사각형의 폐쇄회로가 가지고 있는 임상적 의미는 효과의 광범위함과 치료에서의 안정성입니다.

오수혈은 비오수혈에 비해 그 작용이 강하고 광범위하게 나타나는데, 여러 혈이 배혈되면 그 효과 범위가 더욱 넓어집니다. 오수혈의 배혈이 폐쇄회로가 형성되지 않은 처방을 사용해보면, 효과가 미미하거나 그 효과 범위가 원치 않은 결과를 유발하는 경우가 많습니다. 권도원 선생은 자신의 논문에서도 이러한 정황을 분명히 언급하고 있습니다[13]. 권도원 선생은 사암침법과 팔체질침법

---

12) 팔체질 침법에서는 질병의 좌우가 구분되지 않는 경우 양체질은 좌측, 음체질은 우측에 시술하는게 원칙입니다.

은 근본적으로 다르다고 말하면서도 팔체질 침법 처방의 절반은 영수만 달라질 뿐 배혈구조는 사암침법의 정격 승격과 동일합니다. 권도원 선생의 다양한 처방의 수많은 임상실험 결과에도 불구하고, 사암침법의 배혈구조를 쉽게 벗어나기 어렵다는건 그만큼 오수혈은 배혈이 중요하다는 걸 보여줍니다.

오수혈이 한 개의 혈만 시술되면 해당 경락의 국부적인 효과에 그치지만, 자경과 타경의 두 혈이 배혈되면 전신적인 효과를 나타내기 시작하고, 네 혈이 폐쇄구조를 형성하면 더욱 광범위하고 강력한 치료효과를 나타냅니다.

오수혈의 활용에서 간과되기 쉬운 측면이 처방의 안정성입니다. 여기에서 안정성의 의미는 오치에 따른 처치가 가능한지 여부를 의미합니다. 사암침법의 정격과 승격은 안정성이 높은 처방입니다. 이는 부작용이 적다는 의미에서 안정성이 높다는 의미가 아닙니다. 오치시에 사암침법의 부작용은 매우 강한 편입니다. 특히 경락이 개합된 상태에서 개혈된 혈에 정격과 승격을 시술하면 효과도 배가되지만, 진단이 잘못되면 부작용도 배가됩니다.

사암침법의 정격과 승격이 안정성이 높다는 것은 오치시에 대응이 가능하다는 의미입니다. 앞에서도 언급했듯이 정격과 승격은 서로가 서로의 자극을 상쇄시켜줍니다. 따라서 정격의 부작용은 승격으로, 승격의 부작용은 정격으로 해결이 잘 되기 때문에 안정성이 높다고 표현할 수 있습니다.

권도원 선생은 오행의 상생상극 원리에 따라 처방을 구성하다보면 효과가 나면서도 부작용이 날 수 있기 때문에 수많은 임상검증을 통해 처방을 발표해왔

---

13) 이 그림에서 볼 수 있듯이 서로 生하거나 克하는 방법을 조합하면 한 체질명에 대하여 열 종류 이상의 치료처방이 도출될 수 있다. 물론 이러한 방법으로 병근을 치료하면 어느 정도 목적은 달성될 수도 있겠지만, 그 효과의 뒤에는 일반적으로 부작용도 따라온다. 그 이유는 그림1에서 보듯이 각 체질이 질병의 원인으로 될 수 있는 장부의 불균형을 가지고 있을 뿐 아니라 또한 개개의 장부의 기능이 차이가 있기 때문인데, 각기 체질이 다름에 따라서 질병의 원인을 치료하기 위해 기능을 발휘하는 장부도 있고, 그렇지 않은 장부도 있는 까닭이다. 그림8에서 肝의 補에 관한 9가지 표준처방(기본방)을 예시하고 있다. 필자는 4년에 걸쳐 환자 7000명 이상에 대하여 80가지 이상 되는 이 처방을 응용하여 임상실험을 해오고 있다. 그 가운데서 반복적으로 수없이 시행해보아도 부작용이 전혀 없고 효과가 가장 높은 처방에 대하여, 그림9에서처럼, 8개 병형에 대한 8개의 처방으로 선정하였다. 그래서 필자는 이 처방을 체질침 치료처방으로 확정지었다. - 권도원 1965년 논문

는데, 사암침법의 정격 승격의 배혈구조와 다른 처방들의 경우 권도원 선생이 부작용이 없는 쪽으로 배혈하여 발표했기 때문에 처방의 안전성은 높다고 할 수 있지만, 부작용을 해제할 수 있는 방법이 미비하여 안정성은 높다고 말하기 어렵습니다. 다만 발표된 논문의 내용을 보면 絡穴의 활용이 부작용을 해제하는 방법으로 제시하고 있지만, 오치의 내용에 변화를 주는 것은 사실이지만, 오치로 가해진 자극인 말끔하게 제거되지는 않습니다.

하지만 처방의 배혈구조를 알면 부작용을 해제하는 방법을 찾아낼 수 있습니다.

권도원 선생이 발표한 처방들 중 사암침법의 정격 승격과는 다른 배혈의 처방이 있는데 이들 처방을 배혈구조는 모두 폐쇄회로를 형성하며, 그 폐쇄회로의 구조를 분석하면 부작용시 해제하는 방법을 제시할 수 있습니다.

또한 이러한 배선구조는 새로운 처방을 구성하는 새로운 방법으로도 활용될 수 있습니다.

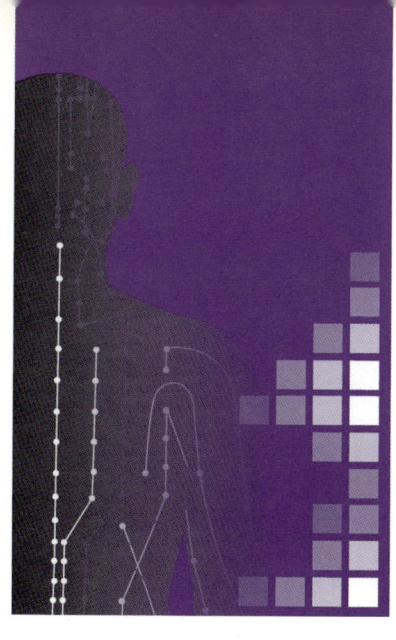

경락과 경락의 상호작용

경락과 경락간에는 상호작용을 합니다.

경락과 경락간의 상호작용은 경락의 구조적 특성을 드러내주고, 경락의 구조적 특성을 반영한 모형을 구성함으로써 우리는 경락 간의 상호작용을 예측할 수도 있게 됩니다.

경락은 수천년 전부터 인식되어 왔고, 다양한 모형을 거쳐 오늘날의 모습을 갖추었지만, 우리가 교과서적으로 배운 경락의 모형은 임상적인 경험과 반드시 일치하는 것은 아닙니다.

초기에 사지 말단부와 체간 및 두면부를 연결했던 단순한 선 형태의 경락개념은 경험이 누적되면서, 각 경락의 병증이 확대되어갔고, 마왕퇴의서에서 주로 체표의 병증을 다루었지만 점차 체내 구조물의 병증도 포괄하게 됩니다. 또한 이러한 확장되는 병증에 맞추어 경락의 노선도 세밀해지고, 체네로의 순행노선도 가지게 됩니다.

경락의 병증은 족비십일맥구경에서 음양십일맥구경을 거쳐 영추 경맥편에 이르러 그 수가 급격하게 증가하고, 족비십일맥구경과 음양십일맥구경에서는 체표 병증이 위주였지만, 영추 경맥편에서는 체내의 병증이 포함되어 있습니다.

1993년 발굴된 서한 시대의 칠조(漆雕)에는 여러 경맥노선이 그려져 있는데,

상지의 6개 경맥은 내장과 연계를 가지지 않고 있습니다. 영추 경맥에서는 경락 병증의 수가 증가되고, 순행 경로가 세밀해지고, 내장과 연관을 가지게 되었고, 순행방향도 순환체계를 갖게 됩니다.

영추 본수와 같은 편은 족비십일맥구경과 음양십일맥구경의 구심성 경락 체계를 이어받았다고 볼 수 있는데, 오수혈, 근결, 표본, 경별, 십오락, 기경팔맥 등은 구심성 경락 체계의 산물입니다.

영추 경맥에서 경락의 순환체계가 나타났지만, 혈위를 구심성으로 바라보는 체계는 명당공혈침구치요, 갑을경, 천금익방, 외대비요, 동인수혈침구도경까지 이어지다가 성제총록에 이르러 영추 경맥의 순환체계로 바뀌게 되며, 오늘날의 교과서적인 경락 체계의 근원이 됩니다.

교과서적인 경락 체계는 십이경맥이 순환하는 구조를 이룹니다.

수태음폐경에서 시작해서 족궐음간경으로 끝나는 순환구조입니다.

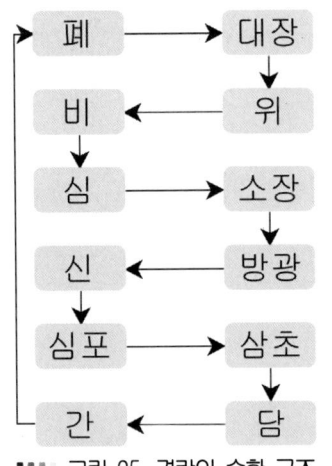

그림 25. 경락의 순환 구조

자오유주침법은 〈그림 25〉와 같은 경락의 순환구조를 토대로 형성된 침법이고, 원광대 김경식 교수님이 강조하시는 접경이나 통경이 경락의 순환구조를 토대로 침을 활용하는 방법입니다.

그러나 오수혈의 경우 오수혈 자체가 경락의 순환구조를 토대로 형성되지 않은 개념이고, 오수혈을 활용하는 대부분의 침법에서는 경락의 순환구조보다는 병렬적 구조를 전제하는 경향이 강합니다. 또한 한의학의 장부 개념이 기능적으로든 구조적으로든 별도의 개체로 인식되기 때문에 경락도 장부처럼 별개의 개념으로 인식되어왔습니다.

새로운 침법이 태어나면 그에 맞는 경락 체계에 대한 모형이 제안되는데, 지금까지 제안된 경락 모형 중에서 가장 체계적인 모형은 권도원 선생이 제안한 모형입니다.

　권도원 선생이 팔체질 이론에서 제시한 경락 체계는 1962년 논문에서 제시되었고, 1965년 논문에서는 장부경락의 표시 번호만 바뀌었고, 내용은 1962년 논문과 같습니다. 이후로는 경락 체계에 대한 새로운 언급이 없기 때문에 아직도 그 체계를 유지하고 있다고 생각됩니다.

　팔체질 침법의 경락 체계를 나타낸 그림의 제목은 '경락의 장과 부 두 시스템의 상호 영향'(The mutual influence of the Chang nad Bhu two system of meridian)이며, 제목에서 알 수 있듯이 권도원 선생은 경락을 장과 부의 체계로 엄격하게 구분합니다. '부-경락'은 위 담 대장 소장 방광의 복합적인 흐름으로서, '장-경락'은 간 심 비 폐 신의 복합체의 흐름으로서 전신을 유주합니다.

　장경과 장경, 부경과 부경은 긴밀하게 상호작용하는데, 이러한 상호작용은 송혈과 수혈을 통해서 이루어집니다. 팔체질 침법의 기본적 원리는 바로 이 송혈과 수혈을 통하여 경락을 조절하고, 경락을 조절하여 장부를 조절하는 기전입니다.

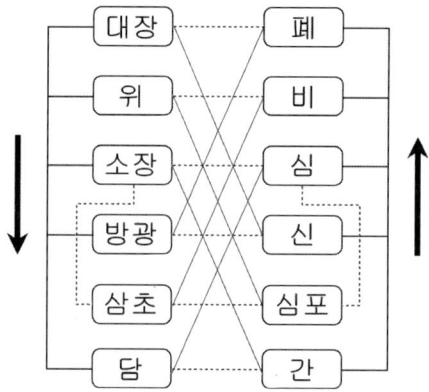

그림 26. 권도원 선생의 경락 기능 구조

　위 그림은 권도원 선생이 제시한 경락의 구조입니다.
　장경과 부경의 체계가 양분되어 있고, 장경과 부경은 점선으로 연결되어 있는데, 이는 장경의 송혈과 부경의 송혈이 연결됩니다. 굵은 실선은 송혈과 수혈 간의 상호작용을 표시한 것입니다. 가는 실선은 락혈간의 연결인데, 기존 경락 이론에서는 락혈은 표리 경락의 연결 통로이지만, 권도원 선생의 이론에서는 체질침의 부작용을 해제하는 역할을 합니다. 예를 들어 신(腎)의 보사를 잘못한 경우 신과 연결된 대장의 락혈로 이 부작용을 해제합니다.

심포와 삼초 경락은 다른 경락과는 송혈-수혈의 상호작용을 갖지 않는 특징이 있으며 심경 소장경과 송혈을 통해서만 상호작용합니다.

좌우 양쪽의 회색 화살표는 경락의 상호작용의 방향성을 의미합니다.

권도원 선생이 제시하는 경락 간의 상호작용은 몇 가지 규칙이 있습니다.

우선 경락과 경락간의 관계에서 상생과 상극 관계가 있습니다.

하지만, 같은 경락 내의 경혈과 경혈간의 관계에 대해서는 구체적인 언급이 없으며, 발표된 내용을 토대로 분석해보면 경혈과 경혈간의 상생 상극 관계는 인정하지 않고, 송혈과 수혈의 관계로 파악하는 것 같습니다. 이 때문에 사암침법의 정격 승격과 팔체질침법의 일부 처방의 배혈구성이 같아보여도 그 내용은 전혀 다르다고 주장되어집니다. 그리고 그 차이는 바로 경락과 경락간의 상생 상극 관계는 인정하되, 동일 경락내의 오수혈간의 상생상극 관계는 인정하지 않는 점입니다.

권도원 선생이 제시한 경락간의 관계에서 또 하나의 중요한 특징은 장부대소에 따라 태과-불급 또는 불급-태과의 짝이 되는 두 경락은 한쪽이 더욱 태과해지면, 다른 한쪽은 더욱 불급해지고, 한쪽이 불급해지면 그만큼 다른 한쪽은 더욱 태과해지는 길항관계가 가정됩니다. 따라서 병근이 되는 장부경락의 태과 혹은 불급 중 한쪽만 치료해주어도 그 반대 극인 불급과 태과는 자연스럽게 치료된다고 이야기합니다.

예를 들어 간이 태과하고 폐가 불급한 상태에서 간이 더욱 태과해지면, 이에 응하여 폐는 더욱 불급해지게 되는데, 간이 태과한 것이 근본 원인이 되는 경우에는 간의 태과만 조절해주면 폐의 불급도 같이 해결이 된다는 이야기입니다.

권도원 선생이 제시한 경락과 경락 간의 구체적인 상생상극 관계는 다음과 같습니다.

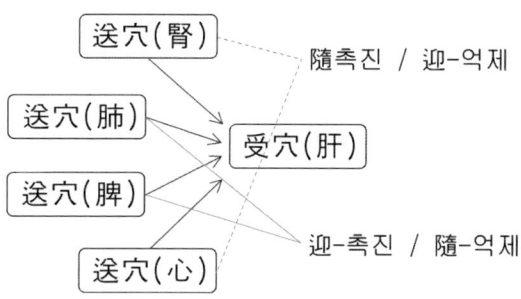
::: 그림 27. 오행의 상생 상극 관계(권도원)

간경을 예로 들면, 간경의 기능을 촉진(補)시키거나 억제(瀉)시키는 방법을 요약하면 위와 같습니다. 신경의 송혈(음곡)과 간경의 수혈(곡천)을 영하거나 수하면 신경이 간경을 생하는 영향력이 촉진되거나 억제되는 관계입니다. 다른 경락들도 각 경락들의 송혈과 간경의 수혈을 통해 간경에 대한 영향을 조절하게 됩니다.

권도원 선생이 제시하는 영과 수의 의미는 수도배관의 밸브를 연상하면 이해가 쉽습니다.

영은 밸브를 닫는 것이고, 수는 밸브를 여는 것에 비유할 수 있습니다.

부연하자면, 간경은 폐경에 의해 극을 받는데, 간경을 극하는 폐경의 송혈(경거)

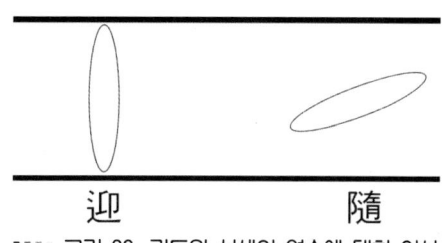
::: 그림 28. 권도원 선생의 영수에 대한 인식

을 영하면 간경을 극하는 폐경의 영향력을 밸브를 닫아 차단한다는 의미가 됩니다. 반대로 폐경의 송혈(경거)을 수하면 간경을 극하는 폐경의 영향력을 밸브를 열어 촉진시키는 의미가 됩니다.

간경의 수혈도 마찬가지가 됩니다. 폐경의 대한 영향력을 받아들이는 간경의 수혈(중봉)을 영하면 폐경의 영향력이 차단되고, 수하면 폐경의 영향력이 증대됩니다.

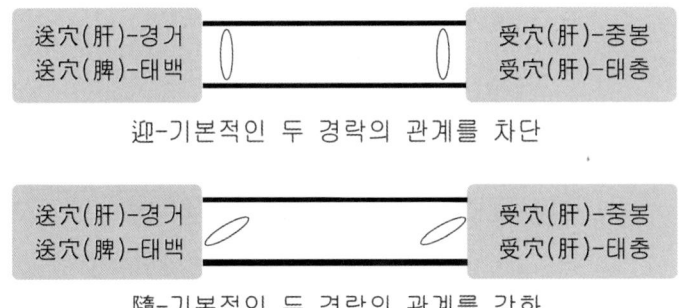

그림 29. 권도원 선생의 영수보사의 작용 방식

권도원 선생이 간경을 억제하는 방법으로 제시한 두 방법을 예시해보면 위와 같습니다.

폐경과 비경은 간경과의 관계에서 간경을 억제하는게 생리 관계인데, 간경이 불급한 경우에는 폐경과 비경의 영향을 차단함으로써 간경의 불급을 해소하고, 간경이 태과한 경우에는 폐경과 비경의 영향을 촉진함으로써 간경의 태과를 해소하게 됩니다.

사암침법은 권도원 선생의 방식과는 기본적인 출발점이 차이가 있습니다.

권도원 선생의 방식이 밸브에 비유된다면, 사암침법의 방식은 자물쇠의 숫자키에 비유할 수 있습니다.

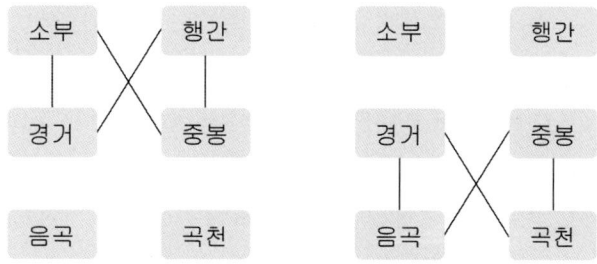

혈들의 연결 조합에 따라 補와 瀉가 작동
그림 30. 사암도인 처방의 작동방식

사암침법의 원칙은 보모 사자 사관 보관에 의해 해당 경락에 대한 보사(억제와 촉진)가 결정되는데, 이를 정격 승격이라 부르며, 혈들의 조합에 의해서 결정됩니다.

위 그림처럼 소부 행간 경거 중봉의 조합은 간경을 사하는 승격이 되고, 경거 중봉 음곡 곡천의 조합은 간경을 보하는 정격이 됩니다.

실제 기 현상을 관찰해보면, 권도원 선생이 제시한 경락의 구조와 실제 기 흐름이 보여주는 경락의 구조에는 차이가 있습니다.

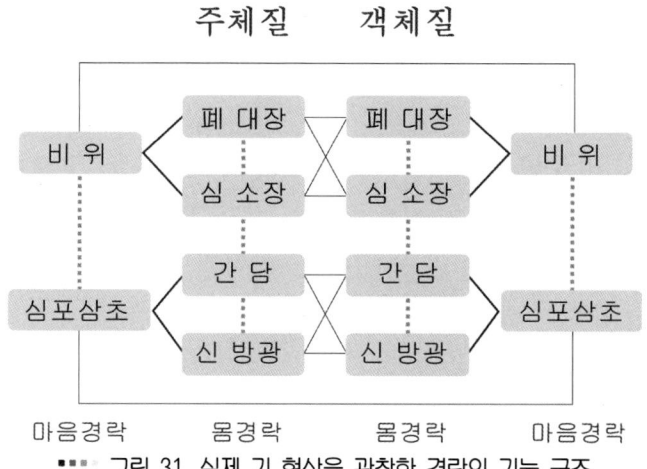

그림 31. 실제 기 현상을 관찰한 경락의 기능 구조

실제 기 현상을 관찰하여 얻어진 경락구조는 위 그림과 같습니다.

표리가 되는 경락은 하나의 방을 공유하는 두 문과 같으므로 같은 박스 안에 표현했고, 좌측와 우측의 경락은 서로 공유되지 않습니다. 24개의 경락을 좌우로 구분하면 두 그룹의 경락으로 나눌 수 있는데, 편의상 한 경락군을 '주체질'로 표기하고 나머지 경락군은 '객체질'로 표기했습니다.

굵은 점선은 오수혈간의 배선구조를 표현한 것이며, 권도원 선생이 말한 송혈과 수혈의 관계와 같은 점도 있고 다른 점도 있습니다. 다만, 권도원 선생의 송혈 수혈의 관계는 동일한 오행속성의 혈끼리의 관계이나, 실제로는 앞에서 언급했던 비활성 배선구조와 활성 배선구조가 포함되어 있습니다.

또한 권도원 선생이 제시한 송혈과 수혈간의 관계, 그리고 비활성 및 활성 배선구조는, 주체질내의 12경락들 사이에서만, 그리고 객체질내의 12경락들 사이에서만 성립하며, 주체질과 객체질 상호간에는 송혈과 수혈의 관계가 성립되지 않습니다.

주체질과 객체질간에 연결된 가는 실선은 동측의 장경과 부경사이에서만[14] 나타나는 배선구조를 의미합니다. 이 배선구조는 임상적으로 효용성이 있지만, 그 활용이 매우 복잡하고, 정확하게 사용되지 않으면 부작용이 나타나므로 본서에서는 다루지 않습니다.

권도원 선생은 장경과 부경을 장과 부가 따로 듯이 장경과 부경도 별도의 체계로 인식하였고, 장경들간의 관계와 부경들간의 관계를 밀접하게 인식하였습니다. 그리고 장경과 부경은 구분하였지만, 각 경락의 좌우는 구분하지 않았습니다. 실제 치료면에서 좌측이나 우측을 구분하긴 하지만, 경락의 구조와 기능면에서 좌우를 구분하지는 않습니다.

---

14) 이 배선구조는 장경과 부경이 연결되며, 동측에서만 나타납니다. 또한 몸의 경락은 몸의 경락과, 마음의 경락은 마음의 경락과만 배선구조가 나타납니다. 예를 들면 오른팔의 장경과 부경끼리만 나타나고, 체질에 따라 몸 경락은 폐-대장, 폐-소장, 심-대장, 심-소장의 조합으로, 마음 경락은 심포-삼초의 조합으로 나타납니다. 왼팔과 다리의 경우도 마찬가지입니다. 배선구조가 나타나는 혈은 모자혈과 관혈, 모자혈과 수혈이 연결됩니다.

그러나 실제 경락이 보여주는 특성은 이와 다릅니다.

장경과 부경이 오히려 하나의 외연을 공유하고, 좌와 우가 별도의 체계를 가집니다. 경락 구조의 표리관계에서 이미 언급했듯이, 우장경과 좌부경이 표리를 이루고, 좌장경과 우부경이 표리를 이루어 서로 독립적인 체계를 가집니다.

또한 권도원 선생이 가정하고 있는 경락간의 길항관계가 실제로는 나타나지 않습니다. 체질적으로 태과 상태인 장부경락과 불급 상태인 장부경락은 상호 길항관계를 가지며, 이 때문에 태과한 장부경락이 병리적으로 더욱 태과해지면, 길항관계인 불급한 장부경락도 더욱 불급해지고, 치료면에서도 병근이 되는 태과 또는 불급한 장부경락의 불균형을 바로잡으면, 길항관계의 경락도 동일하게 불균형이 바로 잡힌다고 가정되는데, 실제로는 경락들간의 작용은 병렬적인 구조입니다.

다만 표리가 되는 경락들과 경락의 구조상 서로 대응되는 몸 경락과 마음 경락들은 한 경락만 치료해주어도 어느 정도까지는 같이 개선돼지면, 권도원 선생이 주장하듯 병근이 되는 장부경락을 치료해주면 길항관계의 경락까지 치료되지는 않습니다.[15]

권도원 선생은 심-소장경과 심포-삼초경을 통해 자율신경을 조절할 수 있다고 인식하였습니다. 자화와 상화라는 개념을 도입하여, 자화는 부교감신경을 제어하고, 상화는 교감신경을 제어하는데, 자화는 심-소장경을 통해서 조절되며, 상화는 심포-삼초경을 통해서 조절된다고 이야기합니다.[16]

---

15) 예를 들어 우 폐경의 경우 좌 대장경과 표리관계이고, 몸-마음 경락의 상관관계에 의해 좌 비경과 우 위경과는 밀접한 관련을 가지는데, 이 경우 네 경락 중 한 경락만 치료해주어도 어느 정도까지는 네 경락의 증상이 모두 호전됩니다.

16) 권도원 1962년 논문 - 위에서 본 것과 같이 심장부는 다른 모든 臟腑와 관계를 가지고 있으나 心包臟腑는 오직 心臟腑와만 관계를 가지고 있으며 이 두 臟腑들은 서로 길항적 위치에 서 있다. 이런 이유로 약한 心臟腑를 가지는 少陰人과 太陽人 둘 모두는 강한 心包臟腑를 가지며; 강한 心臟腑를 가지는 少陽人과 太陰人 둘 모두는 약한 心包臟腑를 갖는다. 고대인들이 心臟腑가 君火, 人火 이고 心包臟腑가 相火, 龍火라고 한 말은 이러한 의미를 함축하고 있다. 더욱이 心臟腑가 강한 少陽人과 太陰人은 말하자면 큰 臟腑를 갖는 유형의 부교감신경긴장형에 가깝다. N.B. 少陽人은 상부에 큰 臟腑를 가지며, 太陰人은 하부에 큰 臟腑를 갖는다. 少陰

그러나 자율신경을 조절하는 경락은 비-위와 심포-삼초가 담당한다고 할 수 있습니다. 또한 심인성 질환이나 정신과적인 증상의 치료에서도 심-소장과 심포-삼초경을 활용하는 것보다 비-위경과 심포-삼초경을 활용하는 것이 훨씬 효과적입니다.

人과 太陽人의 두 體質은 心包臟腑가 강해서 말하자면 작은 臟腑을 갖는 유형의 교감신경긴장형에 가깝다.
N.B. 少陰人은 상부에 작은 臟腑을 갖고 太陽人은 하부에 작은 臟腑을 갖는다. 이러한 것은 心臟腑가 부교감신경을 흥분시키고, 心包臟腑가 교감신경을 흥분하게 한다는 일정한 관계들이 있음을 생각하게 한다.

心包-三焦	相火	교감신경	肺 腎 大腸 膀胱	太陽人 少陰人
心-小腸	自火	부교감신경	肝 脾 膽 胃	太陰人 少陽人

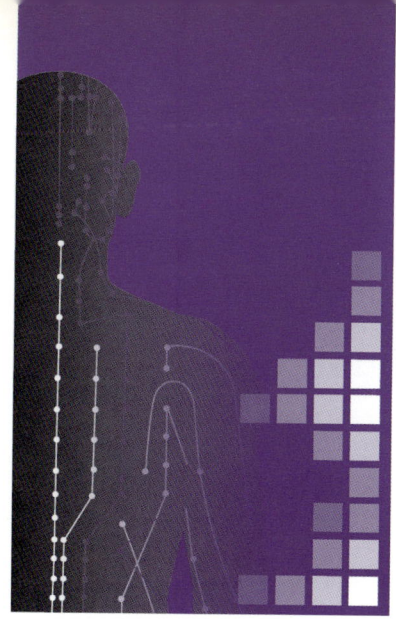

팔체질침법의 배혈구조
〈모자혈母子穴과 수혈讐穴〉

권 도원 선생이 팔체질 침법에서 활용하는 처방을 살펴보면, 일부 처방은 사암침법의 정격 승격과 배혈구조가 같고, 영수보사는 정격 승격과 같거나 반대인 형태를 가지고 있고, 일부 처방은 사암침법의 정격 승격의 배혈구조와 다른 형태를 가지고 있습니다.

김달호 선생은 1996년에 '사암침법 변형에 관한 연구'라는 논문을 발표하였고, 이 내용을 토대로 팔체질침법의 처방에 대해 『교감사암도인침법(校勘舍岩道人針法)』에서 분석을 하였습니다.

김달호 선생의 金陽체질의 처방에 대한 분석을 살펴보면 아래와 같습니다.

금양체질의 처방분석(김달호)		
基本方	經渠- 中封- 陰谷+ 曲泉+	肝正格
退行方	太白- 太谿- 大敦+ 湧泉+	腎正格의 A變形
腑系炎症方	經渠- 商丘- 陰谷+ 陰陵泉+	經渠- 商丘-는 脾勝格 陰谷+는 腎經의 水合穴 陰陵泉+ 脾勝格의 變形

臟系炎症方	太白- 太淵- 大敦+ 少商+	太白- 太淵- 肺勝格의 A變形 大敦+ 肝經의 木井穴 少商+ 肺勝格의 B-1變形
精神方	大陵- 曲澤+	心包勝格
免疫方	商陽- 竅陰- 通谷+ 俠谿+	膽正格
腦神經方	三里- 委中- 臨泣+ 束骨+	膀胱正格의 A變形
殺菌方	商陽- 厲兌- 通谷+ 內庭+	商陽- 厲兌- 胃勝格 通谷+ 膀胱經의 水合穴 內庭+ 胃勝格의 B-1變形
活力方	三里- 曲池- 臨泣+ 三間+	三里- 曲池- 大腸勝格의 A變形 臨泣+ 膽經의 木兪穴 三間+ 大腸勝格의 B-1變形
精神方	天井- 液門+	三焦勝格
분 석	金陽體質은 원래 肺脾大 肝腎小이므로, 腑系炎症方에서 陰谷(腎經의 水合穴)을 補한 것은 脾實로 인한 土克水가 우려되어 水經의 水穴인 陰谷을 補한 것으로 생각되고, 臟系炎症方에서 大敦(肝經의 木井穴)을 補한 것은 肺實로 인한 金克木이 우려되어 木經의 木穴인 大敦을 補한 것으로 생각되며, 殺菌方에서 通谷(膀胱經의 水合穴)을 補한 것은 胃實로 인한 土克水가 우려되어 水經의 水穴인 通谷을 補한 것으로 생각되고, 活力方에서 臨泣(膽經의 木兪穴)을 補한 것은 大腸實로 인한 金克木이 우려되어 木經의 木穴인 臨泣을 補한 것으로 생각된다.	

표 30. 팔체질 처방에 대한 분석(김달호)

김달호 선생의 팔체질침법에 대한 위와 같은 분석은 자신의 논문의 시각에 너무 얽매여 있는 분석결과라 생각됩니다. 팔체질침법 처방들의 구성원리는 의외로 간단합니다. 이는 권도원 선생의 초기 논문을 잘 살펴보면 쉽게 파악할 수 있는 부분입니다.
 우선 근래 발표된 팔체질침법의 처방을 사암침법의 정격과 승격과 비교해보면 아래와 같습니다.

	기본방1	기본방2	퇴행방1	퇴행방2	장계염증	부계염증
金陽	肝正格(+)	膽正格(+)	腎勝格(-)	膀胱勝格(-)	肺 變	脾 變
金陰	肺勝格(+)	大腸 變	腎 變	膀胱 變	肝勝格(-)	心正格(+)
木陽	肝正格(-)	膽正格(-)	腎勝格(+)	膀胱勝格(+)	肺 變	脾 變
木陰	肺勝格(-)	大腸 變	腎 變	膀胱 變	肝勝格(+)	心正格(-)
土陽	腎正格(+)	膀胱正格(+)	肺勝格(-)	大腸勝格(-)	脾 變	心 變
土陰	脾勝格(+)	胃 變	肺 變	大腸 變	腎勝格(-)	肝正格(+)
水陽	腎正格(-)	膀胱正格(-)	肺勝格(+)	大腸勝格(+)	脾 變	心 變
水陰	脾勝格(-)	胃 變	肺 變	大腸 變	腎勝格(+)	肝正格(-)

표 31. 팔체질침법 처방과 사암침법 처방 비교표

 정격(+)와 승격(+)는 사암침법의 정격과 승격을 의미하고, 정격(-)와 승격(-)은 사암침법의 정격과 승격과 영수보사가 반대인 것을 의미합니다. '變'으로 표시한 것은 사암침법의 정격과 승격과 비교했을 때 두 개의 혈이 다른 처방입니다.
 권도원 선생의 논문에는 오행의 상생상극 원리를 이용하여 경락을 억제(瀉)하거나 촉진(補)하는 방법을 제시하고 있는데, 變으로 표시된 처방들은 그 방법들 중에서 母子穴과 讐穴을 사용하는 방법으로 구성된 처방들입니다. 그리고 이러한 처방들이 더 가치가 있는 것은 권도원 선생이 임상적인 확인을 거쳐서 확립했다는 점입니다.
 사암침법의 정격과 승격이 補母 瀉官, 瀉子 補官의 원리로 구성되어 있듯이,

권도원 선생의 처방 중 사암침법의 정격 승격과 배혈이 다른 처방들은 母子穴과 讐穴을 이용하여, 補子 瀉讐, 瀉母 補讐, 瀉子 補讐, 補母 瀉讐의 원리로 구성되어 있습니다.

권도원 선생 처방 중 배혈방식이 사암침법의 정격 승격과 다른 처방을 정리하면 아래와 같습니다.

金 陰	기본방	大腸瀉	通谷- 二間- 臨泣+ 三間+	補讐(補木)와 瀉母(瀉水)로 大腸金을 瀉
木 陰		大腸補	通谷+ 二間+ 臨泣- 三間-	瀉讐(瀉木)와 補母(補水)로 大腸金을 補
土 陰	기본방	胃 瀉	商陽- 厲兌- 通谷+ 內庭+	瀉子(瀉金)와 補讐(補水)로 胃土를 瀉
水 陰		胃 補	商陽+ 厲兌+ 通谷- 內庭-	補子(補金)와 瀉讐(瀉水)로 胃土를 補
金 陰	퇴행방	腎 瀉	經渠- 復溜- 少府+ 然谷+	瀉母(瀉金)와 補讐(補火)로 腎水를 瀉
木 陰		腎 補	經渠+ 復溜+ 少府- 然谷-	補母(補金)와 瀉讐(瀉火)로 腎水를 補
土 陰	퇴행방	肺 瀉	太白- 太淵- 大敦+ 少商+	瀉母(瀉土)와 補讐(補木)로 肺金을 瀉
水 陰		肺 補	太白+ 太淵+ 大敦- 少商-	補母(補土)와 瀉讐(瀉木)로 肺金을 補
金 陰	퇴행방	膀胱瀉	商陽- 至陰- 陽谿+ 崑崙+	瀉母(瀉金)와 補讐(補火)로 膀胱水를 瀉
木 陰		膀胱補	商陽+ 至陰+ 陽谿- 崑崙-	補母(補金)와 瀉讐(瀉火)로 膀胱水를 補
土 陰	퇴행방	大腸瀉	三里- 曲池- 臨泣+ 三間+	瀉母(瀉土)와 補讐(補木)로 大腸金을 瀉
水 陰		大腸補	三里+ 曲池+ 臨泣- 三間-	補母(補土)와 瀉讐(瀉木)로 大腸金을 補

金 陽	장계염	肺 瀉	太白- 太淵- 大敦+ 少商+	瀉母(瀉土)와 補讐(補木)로 肺金을 瀉
木 陽		肺 補	太白+ 太淵+ 大敦- 少商-	補母(補土)와 瀉讐(瀉木)로 肺金을 補
土 陽	장계염	脾 瀉	少府- 大都- 陰谷+ 陰陵泉+	瀉母(瀉火)와 補讐(補水)로 脾土를 瀉
水 陽		脾 補	少府+ 大都+ 陰谷- 陰陵泉-	補母(補火)와 瀉讐(瀉水)로 脾土를 補
金 陽	부계염	脾 瀉	經渠- 商丘- 陰谷+ 陰陵泉+	瀉子(瀉金)와 補讐(補水)로 脾土를 瀉
木 陽		脾 補	經渠+ 商丘+ 陰谷- 陰陵泉-	補子(補金)와 瀉讐(瀉水)로 脾土를 補
土 陽	부계염	心 瀉	太白- 神門- 經渠+ 靈道+	瀉子(瀉土)와 補讐(補金)로 心火를 瀉
水 陽		心 補	太白+ 神門+ 經渠- 靈道-	補子(補土)와 瀉讐(瀉金)로 心火를 補
金 陽	활력방	大腸瀉	三里- 曲池- 臨泣+ 三間+	瀉母(瀉土)와 補讐(補木)로 大腸金을 瀉
木 陽		大腸補	三里+ 曲池+ 臨泣- 三間-	補母(補土)와 瀉讐(瀉木)로 大腸金을 補
土 陽	활력방	胃 瀉	陽谷- 解谿- 通谷+ 內庭+	瀉母(瀉火)와 補讐(補水)로 胃土를 瀉
水 陽		胃 補	陽谷+ 解谿+ 通谷- 內庭-	補母(補火)와 瀉讐(瀉水)로 胃土를 補
金 陽	살균방	胃 瀉	商陽- 厲兌- 通谷+ 內庭+	瀉子(瀉金)와 補讐(補水)로 胃土를 瀉
木 陽		胃 補	商陽+ 厲兌+ 通谷- 內庭-	補子(補金)와 瀉讐(瀉水)로 胃土를 補
土 陽	살균방	小腸瀉	三里- 小海- 商陽+ 少澤+	瀉子(瀉土)와 補讐(補金)로 小腸火를 瀉
水 陽		小腸補	三里+ 小海+ 商陽- 少澤-	補子(補土)와 瀉讐(瀉金)로 小腸火를 補

표 32. 팔체질침 처방 중 사암침법과 배혈구조가 다른 처방에 대한 분석

이미 설명했듯이 사암침법의 정격과 승격은 활성 배선구조로 연결되어 있고, 각 처방의 네 혈들은 폐쇄회로를 구성하고 있습니다. 또한 권도원 선생의 처방들도 폐쇄회로가 형성되어 있는 배혈방식입니다.

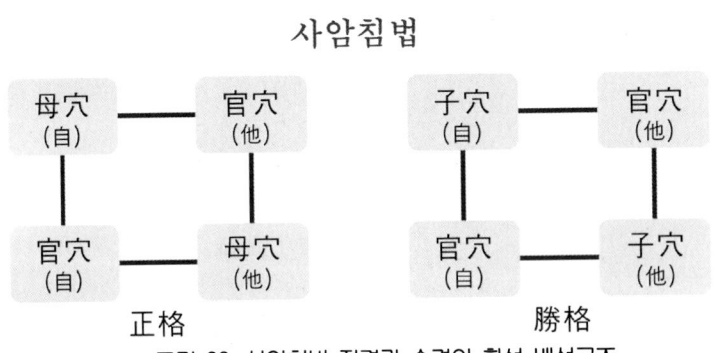

그림 32. 사암침법 정격과 승격의 활성 배선구조

사암침법의 정격과 승격은 위 그림과 같은 폐쇄회로를 형성합니다.

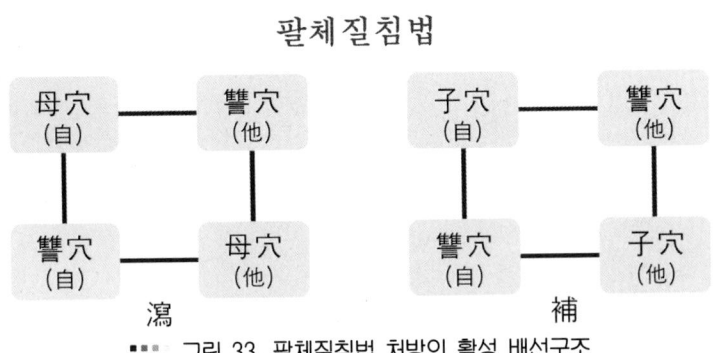

그림 33. 팔체질침법 처방의 활성 배선구조

팔체질침법의 처방중에서 사암침법의 정격과 승격의 배혈방식과 다른 처방들은 위 그림과 같은 폐쇄회로를 형성합니다. 위 그림에 補와 瀉라고 명시했지만, 팔체질침법에서는 위 배혈방식에서 迎隨補瀉를 바꾸어 補와 瀉가 결정되는 방식으로 활용됩니다.

팔체질침법의 처방이 폐쇄회로를 형성한다는 것은 임상적으로 중요한 의미를 가집니다.

우선 권도원 선생이 만든 처방들은 사암침법의 正格 勝格과 대등한 효과를 낸다는 의미이고, 그 역도 마찬가지입니다. 실제 임상적으로 비교해도 사암침법과 권도원 선생의 처방은 대등한 효과를 보입니다.

또한 권도원 선생이 발표한 처방의 구성 원리에 따라 모든 장부경락에 대해 처방구성이 가능해집니다.

補	補母	瀉讐	瀉	瀉子	補讐
肺補	尺澤+ 陰谷+	少商- 大敦-	肺瀉	太淵- 太白-	少商+ 大敦+
大腸補	二間+ 通谷+	三間- 臨泣-	大腸瀉	曲池- 三里-	三間+ 臨泣+
肝補	行間+ 少府+	太衝- 太白-	肝瀉	曲泉- 陰谷-	太衝+ 太白+
膽補	陽輔+ 陽谷+	陽陵泉- 三里-	膽瀉	俠谿- 通谷-	陽陵泉+ 三里+
心補	神門+ 太白+	靈道- 經渠-	心瀉	少衝- 大敦-	靈道+ 經渠+
小腸補	小海+ 三里+	少澤- 商陽-	小腸瀉	後谿- 臨泣-	少澤+ 商陽+
腎補	湧泉+ 大敦+	然谷- 少府-	腎瀉	復溜- 經渠-	然谷+ 少府+
膀胱補	俗骨+ 臨泣+	崑崙- 陽谷-	膀胱瀉	至陰- 商陽-	崑崙+ 陽谷+
心包補	大陵+ 太白+	間使- 經渠-	心包瀉	中衝- 大敦-	間使+ 經渠+
三焦補	天井+ 三里+	關衝- 商陽-	三焦瀉	中渚- 臨泣-	關衝+ 商陽+
脾補	商丘+ 經渠+	陰陵泉- 陰谷-	脾瀉	大都- 少府-	陰陵泉+ 陰谷+
胃補	厲兌+ 商陽+	內庭- 通谷-	胃瀉	解谿- 陽谷-	內庭+ 通谷+

표 33. 모자혈(母子穴)과 수혈(讐穴)을 통한 권도원식 처방의 재구성

권도원 선생이 발표한 처방의 구성 원리를 통해, 발표되지 않은 장부경락에 대한 처방을 구성하면 위 표와 같습니다. 위 표의 처방들은 모두 활성 배선구조가 나타나고, 폐쇄회로가 형성됩니다.

위 처방들은 사암침법의 정격과 승격이 상호 상쇄하듯이, 補하는 처방과 瀉하는 처방이 서로 상쇄되는 특징도 나타납니다. 그러나 정격과 瀉하는 처방, 승격과 補하는 처방은 서로의 자극을 상쇄시키지 못합니다.

권도원 선생은 체질침법의 부작용을 해제하는 방법이 있다고 자신의 논문에서 언급했고, 絡穴을 통해서 가능하다고 언급하였지만 위 표를 사용하면 락혈을 활용하지 않아도 팔체질침법의 부작용 해제가 가능합니다.

'肺瀉'로 誤治를 한 경우에는 '肺補'를 사용하면 '肺瀉'의 자극이 상쇄됩니다. 주의할 점은 현재 팔체질침법에서 활용되는 처방 중에서 補와 瀉가 상쇄되는 것이 아니라, 위 표를 기준으로 補方과 瀉方이 서로를 상쇄시킵니다[17].

권도원 선생이 발표한 처방 중 金陰의 '大腸瀉'와 木陰의 '大腸補'는 배혈은 같지만 迎隨補瀉가 반대입니다.

| 金 陰 | 大腸瀉 | 通谷- 二間- 臨泣+ 三間+ |
| 木 陰 | 大腸補 | 通谷+ 二間+ 臨泣- 三間- |

표 34. 금음과 목음의 대장처방 비교

이 경우 위 두 처방은 서로를 상쇄시키지 못합니다. 金陰의 大腸瀉는 通谷- 二間- 臨泣+ 三間+인데, 이 처방은 위 표에서 大腸補의 迎隨補瀉를 바꾼 大腸補(-)에 해당합니다. 이를 상쇄시키려면, 大腸瀉(-)인 曲池+ 三里+ 三間- 臨泣

---

17) 舍岩針法의 正格과 勝格, 그리고 補方과 瀉方을 상쇄시키려면, 誤治를 시술한 시공간적 조건을 똑같이 해주어야 상쇄됩니다. 첫째 환자의 방향이 일치해야 합니다. 앉은 자세든 눕는 자세든 방향이 동일해야 합니다. 둘째 침 자입시의 눈의 개합상태가 동일해야 합니다. 셋째 시술한 시간의 음시간과 양시간이 동일해야 합니다. 誤治의 시간이 음시간이면 음시간에 반대 처방을 시술해야 誤治의 자극이 상쇄됩니다. 이 세 조건이 같지 않으면 정확하게 상쇄되지 않습니다.

-를 사용하여야 상쇄되고, 木陰의 大腸補는 위 표에서도 大腸補에 해당하므로 大腸瀉인 曲池- 三里- 三間+ 臨泣+를 사용하여야 상쇄됩니다.

　사암침법의 정격과 승격은 정격과 승격의 구성 원리를 명확하게 지정했기 때문에 어느 것이 기본형태인지 혼란스럽지 않지만, 金陰의 大腸瀉와 木陰의 大腸補는 배혈이 같고 迎隨補瀉만 다르기 때문에 어느 형태가 기본 형태인지 판단이 쉽지 않습니다. 사암침법의 補母瀉官과 瀉子補官의 원리를 통해 유추하여 瀉母補讐와 補子瀉讐로 추론은 가능하지만, 처방구성 원리가 다르기 때문에 오히려 거꾸로 작용할 가능성도 있을 수 있습니다.

　舍岩針法의 正格과 勝格을 구성하는 네 혈의 폐쇄회로는 모든 사람의 경락에 나타나지 않습니다. 체질에 따라 폐쇄회로가 나타나기도 하고 나타나지 않기도 합니다. 肝大肺小의 太陰人의 肝經에는 肝正格의 폐쇄회로가 나타나지 않습니다. 肝勝格의 폐쇄회로만 나타나고, 肺經에는 肺正格의 폐쇄회로만 나타납니다.

　金陰의 大腸瀉와 木陰의 大腸補를 구성하는 네 혈이 이루는 폐쇄회로는 太陰人의 大腸經에서만 나타나는 폐쇄회로입니다. 권도원 선생은 通谷- 二間- 臨泣+ 三間+를 大腸瀉로, 通谷+ 二間+ 臨泣- 三間-를 大腸補로 규정했지만, 通谷 二間 臨泣 三間의 네 혈의 폐쇄회로는 太陰人의 大腸經에서만 나타나고, 다른 체질에서는 폐쇄회로가 형성되지 않습니다. 따라서 이 네 혈의 배혈은 太陰人에게 사용해야 그 효과가 좋고, 타 체질에 활용시에는 패증이 나거나 효과가 부분적으로 나타납니다.

　또한 通谷 二間 臨泣 三間의 네 혈은 太陰人에게서만 폐쇄회로가 나타나므로, 이 네 혈의 기본 형태는 通谷+ 二間+ 臨泣- 三間-로 정의할 수 있습니다. 舍岩針法의 補母瀉官의 원리에 의해 구성된 大腸正格에 대응하는 권도원 선생의 처방은 補子瀉讐의 원리에 의해 구성된 通谷+ 二間+ 三間- 臨泣-의 처방이 됩니다.

處方 構成 原理			
舍岩針法		八體質針法	
正 格	勝 格	補 方	瀉 方
補母瀉官	瀉子補官	補子瀉讐	瀉母補讐
虛則補其母 虛則瀉其官	實則瀉其子 實則補其官	虛則補其子 虛則瀉其讐	實則瀉其母 實則補其讐

표 35. 사암침법과 팔체질침법의 구성 원리

舍岩針法의 正格 勝格과 八體質針法의 처방 중에서 正格 勝格과 배혈이 다른 처방들의 구성 원리는 위 표와 같이 요약될 수 있습니다(舍岩針法의 正格 勝格과 구분하기 위해서 八體質針法의 처방은 이하 臟腑뒤에 '補'와 '瀉'를 붙여 '肝補', '大腸瀉' 등으로 사용합니다.).

나머지 팔체질침법의 처방들도 모두 폐쇄회로를 형성하고, 이 폐쇄회로는 특정 체질에서만 나타납니다.

體 質	基本方1	基本方2	退行方1	退行方2	臟系炎	腑系炎	活力	殺菌
金 陽	太陽	太陽	少陰	少陰	太陽	太陰 少陰	太陽	少陰 太陰
金 陰	太陽	太陰	少陰	少陰	太陰	少陰	太陽	少陰
木 陽	太陽	太陽	少陰	少陰	太陰	太陰 少陰	太陽	少陰 太陰
木 陰	太陽	太陰	少陰	少陰	太陰	少陰	太陽	少陰
土 陽	少陽	少陽	太陽	太陽	少陽 少陰	少陽	少陽	少陰
土 陰	少陽 少陰	少陽 少陰	太陽	太陽	少陽 少陰	太陽	少陽	太陽
水 陽	少陽	少陽	太陽	太陽	少陽 太陽	少陰	少陽 太陽	少陰
水 陰	少陽 太陽	少陽 太陰	太陽	太陽	少陽 太陽	太陽	少陰	太陽

표 36. 팔체질침법 처방의 폐쇄회로가 나타나는 체질 분류표

근래에 발표된 팔체질 처방들은 모두 폐쇄회로를 형성하는데, 이 처방들이 나타나는 체질을 정리하면 위와 같습니다. 위 표에서 진한 글씨는 권도원 선생이 만든 母子穴과 讐穴을 이용한 처방이고, 나머지는 舍岩鍼法의 正格과 勝格과 배혈방식이 같은 처방들입니다.

또한 권도원 선생의 처방 구성 원리에 따라 권도원 선생이 발표하지 않은 장부경락에 대해서도 처방의 구성이 가능한데, 舍岩鍼法의 正格 勝格과 권도원 선생의 방식에 따른 각 장부경락에 대한 처방을 정리하면 아래와 같습니다.

舍岩鍼法（補母 瀉子 補官 瀉官）					八體質針法（瀉母 補子 補讐 瀉讐）				
肺正格	太淵+	太白+	魚際-	少府-	肺 補	尺澤+	陰谷+	少商-	大敦-
肺勝格	尺澤-	陰谷-	魚際+	少府+	肺 瀉	太淵-	太白-	少商+	大敦+
大腸正格	曲池+	三里+	陽谿-	陽谷-	大腸補	二間+	通谷+	三間-	臨泣-
大腸勝格	二間-	通谷-	陽谿+	陽谷+	大腸瀉	曲池-	三里-	三間+	臨泣+
肝正格	曲泉+	陰谷+	中封-	經渠-	肝 補	行間+	少府+	太衝-	太白-
肝勝格	行間-	少府-	中封+	經渠+	肝 瀉	曲泉-	陰谷-	太衝+	太白+
膽正格	俠谿+	通谷+	竅陰-	商陽-	膽 補	陽輔+	陽谷+	陽陵泉-	三里-
膽勝格	陽輔-	陽谷-	竅陰+	商陽+	膽 瀉	俠谿-	通谷-	陽陵泉+	三里+
心正格	少衝+	大敦+	陰少海-	陰谷-	心 補	神門+	太白+	靈道-	經渠-
心勝格	神門-	太白-	陰少海+	陰谷+	心 瀉	少衝-	大敦-	靈道+	經渠+
小腸正格	後谿+	臨泣+	前谷-	通谷-	小腸補	小海+	三里+	少澤-	商陽-
小腸勝格	小海-	三里-	前谷+	通谷+	小腸瀉	後谿-	臨泣-	少澤+	商陽+
腎正格	復溜+	經渠+	太谿-	太白-	腎 補	湧泉+	大敦+	然谷-	少府-

腎勝格	湧泉-	大敦-	太谿+	太白+	腎瀉	復溜- 經渠-	然谷+ 少府+
膀胱正格	至陰+	商陽+	委中-	三里-	膀胱補	束骨+ 臨泣+	崑崙- 陽谷-
膀胱勝格	束骨-	臨泣-	委中-	三里+	膀胱瀉	至陰- 商陽-	崑崙+ 陽谷+
心包正格	中衝+	大敦+	曲澤-	陰谷-	心包補	大陵+ 太白+	間使- 經渠-
心包勝格	大陵-	太白-	曲澤-	陰谷+	心包瀉	中衝- 大敦-	間使+ 經渠+
三焦正格	中渚+	臨泣+	液門-	通谷-	三焦補	天井+ 三里+	關衝- 商陽-
三焦勝格	天井-	三里-	液門+	通谷+	三焦瀉	中渚- 臨泣-	關衝+ 商陽+
脾正格	大都+	少府+	隱白-	大敦-	脾補	商丘+ 經渠+	陰陵泉- 陰谷-
脾勝格	商丘-	經渠-	隱白+	大敦+	脾瀉	大都- 少府-	陰陵泉+ 陰谷+
胃正格	解谿+	陽谷+	陷谷-	臨泣-	胃補	厲兌+ 商陽+	內庭- 通谷-
胃勝格	厲兌-	商陽-	陷谷-	臨泣+	胃瀉	解谿- 陽谷-	內庭+ 通谷+

표 37. 사암침법의 정격 승격 처방과 팔체질침법의 처방구성원리를 통한 보사방

舍岩針法의 正格과 勝格만을 사용할 경우 오수혈이면서 임상에서 전혀 사용되지 못하는 혈들이 존재하게 됩니다. 이런 혈들은 舍岩針法의 구성 원리에 벗어나 있기 때문에 正格과 勝格의 원리에 충실할 경우 원천적으로 그 사용 기회를 박탈당하게 됩니다.

권도원 선생은 母子穴과 讐穴을 통해 일부 처방을 구성했기 때문에 舍岩針法에서 소외되던 혈들의 의미를 새롭게 부여해주었고, 오수혈의 활용 뿐 아니라 침구학의 역사에 큰 획을 그었다고 평가할 수 있습니다.

권도원 선생의 처방구성 원리가 더욱 가치를 가지는 것은 이 원리가 단순히 관념적으로만 구성된 것이 아니라, 五行의 相生相剋 원리에 의해 가능한 방법 중에서 임상적으로 세밀하게 확인을 거쳐서 확립되었기 때문입니다.

이제 각 臟腑經絡의 虛實에 대한 처방은 舍岩針法의 正格과 勝格, 권도원 선

생의 補方과 瀉方, 두 가지 방식이 가능하게 되었습니다. 그리고 그 효과는 대등합니다.

앞에서 언급했지만, 舍岩針法의 正格은 勝格으로, 勝格은 正格으로 그 자극이 상쇄되고, 권도원 선생의 補方은 瀉方으로, 瀉方은 補方으로 그 자극이 상쇄됩니다. 그러나 正格은 瀉方으로, 勝格은 補方으로 상쇄되지 않습니다.

이는 舍岩針法의 正格 勝格과 권도원 선생의 補方 瀉方은 근본적으로 무언가 다르다는걸 의미합니다.

그리고 이 차이점은 그 동안 오수혈을 활용하는 제반 침법들의 혼란이 왜 필연적인가에 대한 이유가 되기도 합니다.

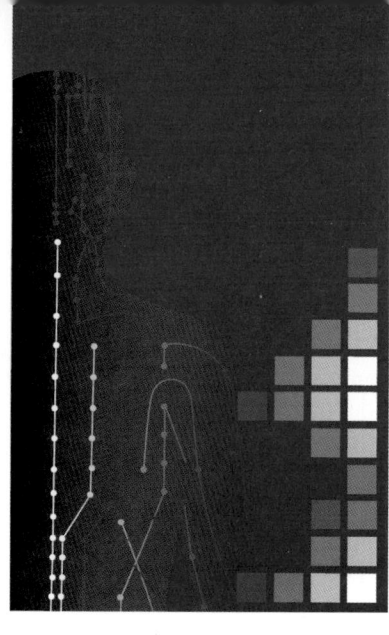

좌선성 인체와 우선성 인체
〈사암침법과 팔체질침법의 차이〉

지구에 남극과 북극이 있듯이 지구에 사는 대부분의 생명체는 남극과 북극에 대응되는 머리와 꼬리의 극성을 가지고 있습니다. 생명체의 복잡성이 증가함에 따라 머리와 꼬리의 극성에서 배와 등의 극성이 나타나고, 복잡성이 더욱 증가하면 오른쪽 왼쪽의 극성이 나타납니다.

어떤 물질이든 편광기에 넣고 하강 하는 모양을 보면 어떤 것은 항상 오른쪽으로 돌면서 하강하고 어떤 것은 항상 왼쪽으로 돌면서 하강합니다. 여기서 오른쪽으로 돌면서 하강하는 물질을 '우선성 물질'이라 하고 왼쪽으로 도는 물질을 '좌선성 물질'이라 합니다.

지구상의 생명체는 탄수화물, 지질, 단백질과 같이 탄소가 근간을 이루는 유기화합물들입니다. 이러한 분자들의 거의 대다수는 키랄탄소를 가지고 있으므로 광학이성질체를 가질 수 있습니다. 그런데 신기한 것은 지구상의 생명체는 박테리아에서 인간에 이르기까지 모두 한 가지의 광학이성질체들로만 이루어져 있습니다. 예를 들면, 단백질을 이루는 기본단위인 20여 가지의 아미노산들은 키랄탄소를 가지고 있어 D-아미노산과 L-아미노산의 두 광학이성질체가 가능하지만, 알 수 없는 이유로 생명체에서는 L-아미노산만이 발견됩니다. 그러나 실험실에서 인공적으로 아미노산을 합성하면 매우 특별한 합성법을 쓰지 않는 한 D-아미노산과 L-아미노산은 정확하게 1:1로 만들어집니다.

 키랄탄소를 가진 광학이성질체들은 보통의 경우 편광면의 회전능력, 즉 광학활성(optical activity)을 제외한 그 밖의 물리적·화학적 성질이 동일합니다. 그러나 다른 광학활성 물질과의 상호작용에서는 각 이성질체들의 반응성이 판이하게 다른 경우가 많습니다. 아스파라긴의 한 이성질체는 맛이 쓰고, 다른 하나는 맛이 답니다. 알레르기성 비염에 쓰이는 알 테르페나딘(R)-terfenadine의 광학이성질체 에스 테르페나딘(S)-terfenadine은 졸리는 등의 부작용이 있습니다. 심지어는 한 이성질체는 질병을 치료하는 약으로 작용하고 다른 이성질체는 독극물로 작용하는 케타민(ketamine)이나 탈리도마이드(thalidomide) 같은 경우도 있습니다.

 이처럼 좌선성과 우선성은 陰陽論의 陰과 陽처럼 만물 변화의 기본적인 특성으로 드러납니다.

 화학적인 관점에서 인체는 좌선성 아미노산과 우선성 당 분자로 구성되어 있고, 氣라는 관점에서 인체는 좌선성 氣와 우선성 氣가 동시에 존재합니다.

 정자와 난자가 만나서 수정란을 이루고, 수정란은 하나의 세포에서 두 개의 세포로 분열되는데, 이 두 세포 중 하나는 좌선성의 氣가 지배적으로 나타나고, 다른 하나는 우선성의 氣가 지배적으로 나타납니다.

 일란성 쌍둥이는 수정란이 두 개의 세포로 분열 된 후 이 두 세포가 따로 성장하여 태어나게 되는데, 일란성 쌍둥이의 경우 한 사람은 우선성의 기운이 지배적인 사람으로 태어나고, 다른 한 사람은 좌선성의 기운이 지배적인 사람으로 태어납니다. 샴쌍둥이는 두 개의 세포가 완전히 분리되지 못한 채로 성장하는 경우인데, 내장 기관이 거울상 대칭을 이루는 경우가 많으며, 이는 좌선성 우선성의 氣가 인체의 구조적 특성에도 영향을 미칠 가능성을 시사합니다.

 陰과 陽이 상대적으로 드러나듯이 氣의 우선성과 좌선성도 상대적으로 드러나고 정의됩니다.

우선성 氣가 지배적인 사람도 그 안에 좌선성의 氣도 같이 존재합니다. 臟經이 우선성이라면 腑經은 좌선성이 되고, 右經絡이 우선성이라면 左經絡은 좌선성이 됩니다. 몸의 경락이 우선성이라면, 마음의 경락은 좌선성이 됩니다. 穴에 있어서는 母子穴이 우선성이라면 官穴은 좌선성이 됩니다.

침의 염전보사법에서도 좌선과 우선으로 보사를 결정하는 것도 氣의 우선성과 좌선성이라는 특징과 직접적인 관련이 있습니다.

사암침법의 정격 승격과 권도원 선생의 보방(補方)과 사방(瀉方)은 바로 좌선성과 우선성의 차이를 가진 처방입니다.

사암침법의 정격과 승격이 우선성이라면, 권도원 선생의 보사방은 좌선성의 특성을 가집니다.

일란성 쌍둥이는 좌선성과 우선성의 타입으로 태어난다고 했지만, 사람은 어떤 이유에 의해서 우선성의 氣가 지배적인 사람과 좌선성의 氣가 지배적인 사람으로 태어나게 되며, 우선성의 氣가 지배적인 사람에게는 사암침법의 정격과 승격을 사용해야 효과가 좋으며, 좌선성의 氣가 지배적인 사람에게는 권도원 선생의 보사방을 사용해야 효과가 좋습니다.

물론 이를 거슬러 시술해도 효과가 없는 것은 아닙니다. 특히 초기에는 좌선성 우선성을 고려하지 않고 시술해도 효과가 납니다. 하지만 좌선성과 우선성 타입과 그에 맞는 처방이 사용되지 않을 경우 그 효과의 범위가 제한적이거나 몇 차례 시술 이후부터는 더 이상 효과가 나지 않는 경우가 많습니다.

우선성 타입의 사람에게는 사암침법의 정격과 승격의 형태로 시술해야 효과가 좋지만, 권도원 선생의 보사방 형태로 시술하면 효과가 확연히 감소합니다.

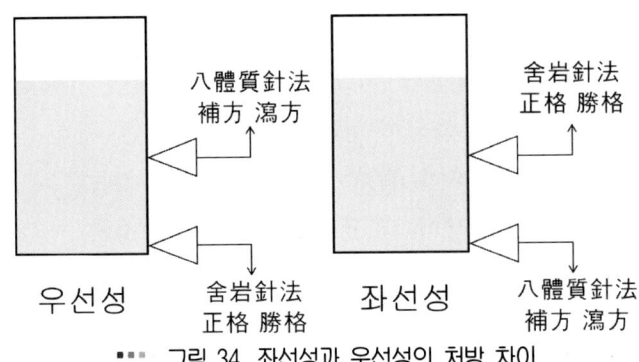

::: 그림 34. 좌선성과 우선성의 처방 차이

   臟腑經絡의 虛實에 맞게 침을 시술하는 것을 위 그림과 같이, 물이 담긴 통에 구멍을 뚫어 물을 빼내는 것에 비유할 수 있습니다.

   우선성 타입의 환자에게 권도원 선생의 補瀉方을 사용하는 것은 물통의 위쪽에 구멍을 뚫는 것과 같습니다. 이 경우 물을 빼낼 수는 있지만, 전체를 효율적으로 빼낼 수는 없게 됩니다. 사암침법의 정격과 승격을 시술해야 물통의 물을 효율적으로 빼낼 수 있습니다. 반대로 좌선성 타입의 환자에게 사암침법의 정격과 승격을 사용하는 것은 물통의 위쪽에 구멍을 뚫는 것과 같고, 권도원 선생의 補瀉方을 사용해야 물통의 아래쪽을 뚫는 것과 같아서 물통의 물을 효율적으로 빼낼 수 있게 됩니다.

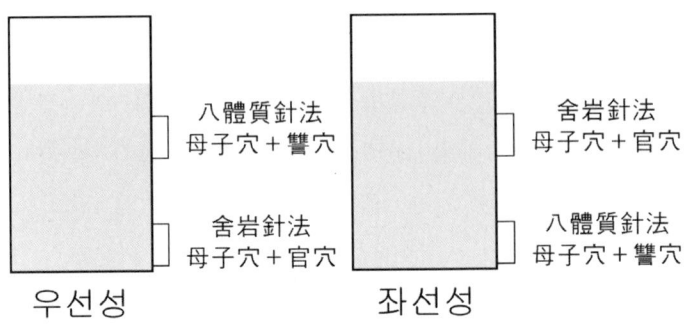

::: 그림 35. 좌선성와 우선성의 처방 차이

물이 담긴 통에 위아래 두 개의 자동 수문이 달려 있고, 어느 穴을 조합하여 자극하느냐에 따라 이 수문이 열린다고 비유한다면, 우선성의 타입의 환자는 母子穴과 官穴의 조합으로 자극해야 아래쪽 수문이 열리게 되어 물이 효율적으로 빠지게 되고, 좌선성 타입의 환자는 母子穴과 讐穴의 조합으로 자극해야 아래쪽 수문이 열리게 되어 물이 효율적으로 빠지게 됩니다. 이를 반대로 자극하면 물이 빠지지 않는 것은 아니지만, 위 그림의 비유에서처럼 일부만 빠지고, 완전하게 빼내기는 어렵게 되는 것입니다. 또한 어느 경우든 經絡의 虛實에 맞는 정확한 조합의 혈을 자극하지 않으면 문은 아예 열리지 않게 됩니다.

사암침법과 권도원 선생의 팔체질침법의 처방에는 이와 같은 좌선성과 우선성의 신비가 숨겨져 있습니다. 사암침법은 우선성의 기가 지배적인 사람에게 사용해야 늘 재현성 있는 효과를 얻을 수 있고, 권도원 선생이 창안한 처방들은 좌선성의 기가 지배적인 사람에게 사용해야 늘 뛰어난 효과를 얻을 수 있게 됩니다. 陰中陽 陽中陰이기에 우선성과 좌선성의 氣가 지배적인 사람에게 처방을 바꾸어 사용해도 효과가 없는 것은 아니지만, 치료가 거듭될수록 재현성도 떨어지고, 점점 이상한 부작용 증상들이 나타나게 됩니다.

권도원 선생이 좌선성 처방을 구성하게 된 까닭은 정확하게는 알 수 없습니다. 그 이유를 권도원 선생이 발표한 글들을 통해 유추해보면 권도원 선생은 사암침법이 효과가 좋은 것은 인정하고 있으나 사암침법의 진단이 너무 난해하다고 지적합니다. 그리고 이는 사실입니다. 권도원 선생은 초기에 사암침법을 위주로 활용했으나 여러 가지 부작용도 나타나는 것을 경험했을 것으로 추측됩니다.

그리고 무엇보다 중요한 이유는 사암침법의 처방들은 권도원 선생 스스로에게 효율성이 떨어지는 처방이라는 점이라고 생각됩니다. 권도원 선생 본인이 바로 좌선성의 氣가 지배적인 타입에 해당합니다. 이런 경우 사암침법의 정격과 승격을 사용하면 초기에는 효과가 조금 있더라도, 장기적으로는 그다지 큰 효과가 없을 뿐 아니라, 변증진단이든 체질진단이든 정확하게 진단되었다 하더라도 오히려 패증이 날 수도 있습니다.

또한 권도원 선생은 난치병 환자들에 대한 임상경험이 많은데, 난치병 환자들은 좌선성의 氣가 지배적인 타입인 사람의 비율이 높습니다. 이러한 여건들이 권도원 선생이 母子穴과 讐穴을 활용하는 처방을 만들게 만든 요인이 되었을 거라 생각됩니다.

팔체질의 관점에서 권도원 선생의 체질은 金陽체질로 알려져 있습니다.

권도원 선생의 체질은 복합체질 개념으로 진단하면 주체질이 太陽이고 객체질이 少陰입니다.

體質	基本方1	基本方2	退行方1	退行方2	臟系炎	腑系炎	活力	殺菌
金陽	太陽	太陽	少陰	少陰	太陽	太陰 少陰	太陽	少陰 太陰

표 38. 금양의 처방

금양의 처방을 살펴보면 기본방과 퇴행방은 사암침법과 배혈구조가 같고, 장계염증방과 부계염증방 활력방과 살균방은 母子穴과 讐穴의 배혈로 구성된 처방입니다. 또한 이 처방들이 이루는 폐쇄회로는 태양인과 소음인에게서만 나타납니다.

권도원 선생의 경우 좌선성 타입이기 때문에 이런 방식보다는 기본방과 퇴행방도 母子穴과 讐穴로 배혈된 처방으로 바꾸는 것이 보다 효율적입니다. 그리고 경락의 개합의 규칙에 따라 각 처방의 좌우를 엄격히 구분하여 시술하면 늘 재현성 있는 효과를 볼 수 있게 됩니다.

복합체질과 경락의 개합의 원칙에 따라 권도원 선생의 체질에 맞는 처방을 구성하면 다음과 같습니다.

	상순(서쪽) 하순(동쪽)		상순(동쪽) 하순(서쪽)	
主體質 太陽	右 肝補 行間+ 少府+ 太衝- 太白-	右 大腸瀉 曲池- 三里- 三間+ 臨泣+	左 肺瀉 太淵- 太白- 少商+ 大敦+	左 膽補 陽輔+ 陽谷+ 陽陵泉- 三里-
	左 心包補 大陵+ 太白+ 間使- 經渠-	左 胃瀉 解谿- 陽谷- 內庭+ 通谷+	右 脾瀉 大都- 少府- 陰陵泉+ 陰谷+	右 三焦補 天井+ 三里+ 關衝- 商陽-
客體質 少陰	右 心補 神門+ 太白+ 靈道- 經渠-	右 膀胱瀉 至陰- 商陽- 崑崙+ 陽谷+	左 腎瀉 復溜- 經渠- 然谷+ 少府+	左 小腸補 小海+ 三里+ 少澤- 商陽-
	左 脾補 商丘+ 經渠+ 陰陵泉- 陰谷-	左 三焦補 天井+ 三里+ 關衝- 商陽-	右 心包補 大陵+ 太白+ 間使- 經渠-	右 胃補 厲兌+ 商陽+ 內庭- 通谷-

표 39. 권도원 선생에 대한 좌선성 처방(태양>소음)

음력 상순과 하순에 따라 열리는 경락이 달라지므로, 주체질의 폐경은 상순에 서쪽으로 눕거나 하순에 동쪽으로 누우면 좌측에 열립니다. 상순이더라도 동쪽으로 누우면 간경이 우측에 열립니다. 부경을 시술할 때는 앙와위로, 장경을 시술할 때는 복와위로 시술하는 것이 원칙입니다. 좌선성 타입은 臟經은 복와위에서 열리고, 腑經은 앙와위에서 열리기 때문입니다. 또한 臟經은 음시간에, 腑經은 양시간에 시술하는게 원칙입니다. 母子穴과 響穴을 모두 자침하면 음시간과 양시간에 구애받지 않아도 충분한 효과가 나지만, 음시간과 양시간을 철저히 지키는 것이 가장 효과가 좋습니다. 각 처방의 穴이 手經과 足經이 다른 경우에는 대측에 시술해야 합니다. 우측 肝補의 경우 行間 太衝 太白은 우측에 少府는 좌측에 시술해야 제대로 효과가 나타납니다.

같은 체질이더라도 만약 우선성 타입의 사람이라면 위 표에서 처방은 모두 사암침법의 정격과 승격으로 바뀌어야 보다 효과적입니다.

물론 권도원 선생과 같은 좌선성 타입도 위 표를 모두 사암침법의 정격과 승격으로 바꾸어 시술해도 효과가 전혀 없는 것은 아닙니다. 이는 金陽 체질의 처방에 사암침법의 정격과 승격의 배혈구조와 같은 처방이 여전히 사용되고 있다는 점이 반증해주고 있습니다. 그러나 좌선성 타입의 환자라면 오히려 기본방과 퇴행방도 母子穴과 讐穴로 구성된 처방으로 바뀌어야 하며, 우선성 타입의 환자라면, 금양 체질의 장계염증방과 부계염증방, 활력방, 살균방은 사암침법의 정격 승격의 배혈구조를 가진 처방으로 바뀌어야 합니다. 그리고 환자의 시공간 조건을 고려하여 시술하면 늘 재현성 있는 효과가 나타납니다.

권도원 선생에게 치료 받은 것이 인연이 되어 한의대까지 입학하였고, 체질의학까지 섭렵한 김용옥 교수[18]의 경우 팔체질 분류상의 체질은 木陽으로 알려져 있습니다[19].

體質	基本方1	基本方2	退行方1	退行方2	臟系炎	腑系炎	活力	殺菌
金陽	太陽	太陽	少陰	少陰	太陽	太陰 少陰	太陽	少陰 太陰
木陽	太陽	太陽	少陰	少陰	太陽	太陰 少陰	太陽	少陰 太陰

표 40. 금양과 목양의 처방 비교

木陽의 처방은 金陽의 처방과 영수보사만 반대이고 배혈방식은 동일합니다.

각 처방의 혈들이 이루는 폐쇄회로가 나타나는 체질을 표시하면 위 표와 같습니다.

복합체질 관점에서 김용옥 교수를 진단해보면 주체질은 소음이고 객체질은 태양이 나옵니다.

김용옥 교수와 권도원 선생의 체질이 다름에도 사용되는 처방 특히 배혈방식이 같다는 점은 복합체질의 관점에서도 마찬가지의 결과입니다.

---

18) 나는 나의 신체적 고질로 인한 고통의 심연속에서 권도원을 만났고(1966년 가을), 그에게 18개월 동안 하루도 빠지지 않고 침을 맞는 과정속에서 권도원을 발견하였고 권도원의 침술체계의 과학적 의의를 발견하였다. …… 나는 권도원을 만나지 않았다면 한의과대학에 입학하는 일은 없었을 것이다. 권도원으로부터 얻은 경락에 대한 궁금증 때문에 나는 한의과대학을 갈수밖에 없었다.

19) 『너와 나의 한의학』 김용옥 '나는 권도원선생 체질의학으로 말하면 목양체질인데 이제마의 사상으로 말하면 태음인이다.'

좌선성 인체와 우선성 인체 - 사암침법과 팔체질침법의 차이 185

다만 권도원 선생의 금양과 목양의 치료에서의 차이는 영수보사의 차이밖에 없습니다. 하지만 복합체질 관점에서 영수보사보다 더 중요한 것은 시술 경락의 좌우 문제입니다. 권도원 선생과 김용옥 교수의 치료에서의 차이는 좌우의 차이가 가장 중요하다는 것입니다.

그리고 김용옥 교수는 좌선성 타입입니다. 아마 이 때문에 권도원 선생의 치료방식이 김용옥 교수에게 효과가 좋았을 것으로 생각됩니다.

팔체질의 관점에서는 木陽과 金陽의 차이는 장부경락의 대소관계가 반대라는 것이지만, 복합체질 관점에서는 주체질과 객체질의 차이이고, 경락이라는 관점에서는 좌와 우가 반대라는 차이가 있습니다.

팔체질 처방에서는 사용혈은 같고, 영수보사만 반대이지만, 영수보사보다 더 철저히 지켜야할 것은 선택 경락의 좌우 문제입니다.

김용옥 교수의 체질에 맞는 처방을 복합체질과 경락의 개합규칙을 고려해서 구성하면 아래와 같습니다.

	상순(서쪽)	하순(동쪽)	상순(동쪽)	하순(서쪽)
主體質 少陰	右 腎瀉 復溜- 經渠- 然谷+ 少府+	右 小腸補 小海+ 三里+ 少澤- 商陽-	左 心補 神門+ 太白+ 靈道- 經渠-	左 膀胱瀉 至陰- 商陽- 崑崙+ 陽谷+
	左 心包補 大陵+ 太白+ 間使- 經渠-	左 胃補 厲兌+ 商陽+ 內庭- 通谷-	右 脾補 商丘+ 經渠+ 陰陵泉- 陰谷-	右 三焦補 天井+ 三里+ 關衝- 商陽-
客體質 太陽	右 肺瀉 太淵- 太白- 少商+ 大敦+	右 膽補 陽輔+ 陽谷+ 陽陵泉- 三里-	左 肝補 行間+ 少府+ 太衝- 太白-	左 大腸瀉 曲池- 三里- 三間+ 臨泣+
	左 脾瀉 大都- 少府- 陰陵泉+ 陰谷+	左 三焦補 天井+ 三里+ 關衝- 商陽-	右 心包補 大陵+ 太白+ 間使- 經渠-	右 胃瀉 解谿- 陽谷- 內庭+ 通谷+

표 41. 김용옥 교수에 대한 좌선성 처방(소음>태양)

김용옥 교수에게는 위 표의 처방을 시술하면 팔체질의 木陽의 처방들보다 훨씬 뛰어난 효과가 나타나게 됩니다. 특히 기본방과 퇴행방은 앞에서도 언급했듯이 사암침법의 배혈구조이기 때문에 권도원 선생 방식의 補瀉方으로 바꾸어야 합니다.

인체의 좌선성과 우선성에 의해 사암침법의 정격과 승격, 권도원 선생의 보방과 사방의 사용이 구분된다고 이야기했지만, 경락 개합의 특성도 좌선성과 우선성에 따라 차이가 있습니다. 좌선성과 우선성의 차이는 경락의 개합과 기능적 측면에서 거울상 이성질체처럼 대칭적으로 나타납니다.

우선성과 좌선성은 기본적으로 개합되는 경락의 좌우가 뒤바뀝니다.

〈표 9. 십이경맥개합표〉는 우선성 인체에서 경락이 개합되는 고정 좌표이며, 이 표에서 좌우를 바꾸면 좌선성 인체의 십이경맥개합표가 됩니다. 인체의 좌선성과 우선성에 따른 경락 개합의 고정좌표를 표로 정리하면 다음과 같습니다.

우선성						좌선성					
주체질			객체질			주체질			객체질		
右	心包	상순(서) 하순(동)	左	心包	하순(서) 상순(동)	左	心包	상순(서) 하순(동)	右	心包	하순(서) 상순(동)
左	三焦	하순(서) 상순(동)	右	三焦	상순(서) 하순(동)	右	三焦	하순(서) 상순(동)	左	三焦	상순(서) 하순(동)
左	脾	하순(서) 상순(동)	右	脾	상순(서) 하순(동)	右	脾	하순(서) 상순(동)	左	脾	상순(서) 하순(동)
右	胃	상순(서) 하순(동)	左	胃	하순(서) 상순(동)	左	胃	상순(서) 하순(동)	右	胃	하순(서) 상순(동)
右	肺	하순(서) 상순(동)	左	肺	상순(서) 하순(동)	左	肺	하순(서) 상순(동)	右	肺	상순(서) 하순(동)
左	大腸	상순(서) 하순(동)	右	大腸	하순(서) 상순(동)	右	大腸	상순(서) 하순(동)	左	大腸	하순(서) 상순(동)

좌선성 인체와 우선성 인체 - 사암침법과 팔체질침법의 차이

左	肝	상순(서) 하순(동)	右	肝	하순(서) 상순(동)	右	肝	상순(서) 하순(동)	左	肝	하순(서) 상순(동)
右	膽	하순(서) 상순(동)	左	膽	상순(서) 하순(동)	左	膽	하순(서) 상순(동)	右	膽	상순(서) 하순(동)
右	心	하순(서) 상순(동)	左	心	상순(서) 하순(동)	左	心	하순(서) 상순(동)	右	心	상순(서) 하순(동)
左	小腸	상순(서) 하순(동)	右	小腸	하순(서) 상순(동)	右	小腸	상순(서) 하순(동)	左	小腸	하순(서) 상순(동)
左	腎	상순(서) 하순(동)	右	腎	하순(서) 상순(동)	右	腎	상순(서) 하순(동)	左	腎	하순(서) 상순(동)
右	膀胱	하순(서) 상순(동)	左	膀胱	상순(서) 하순(동)	左	膀胱	하순(서) 상순(동)	右	膀胱	상순(서) 하순(동)

표 42. 십이경맥개합표(十二經脈開闔表)

개합되는 경락의 좌우 이외에도 체위에 따른 경락의 개합도 달라지고, 장경과 부경이 개합되는 시간, 즉 음시간과 양시간도 달라집니다.

인체의 우선성과 좌선성에 따른 차이를 정리하면 아래 표와 같습니다.

	우선성	좌선성
경락개합	주객의 좌우가 대칭	
보	補母 瀉官	補子 瀉讐
사	瀉子 補官	瀉母 補讐
체위	앙와위(장경)복와위(부경)	앙와위(부경)복와위(장경)
시간	장경(양시간)부경(음시간)	장경(양시간)부경(음시간)

표 43. 우선성과 좌선성의 경락 특성

경락에 대한 보사의 방법은 좌선성와 우선성에 따라 모자혈에 대한 보사와 관혈과 수혈의 사용이 결정되고, 경락의 개합의 규칙도 좌선성과 우선성에 따라 거울처럼 대칭적으로 그 특성이 뒤바뀝니다.

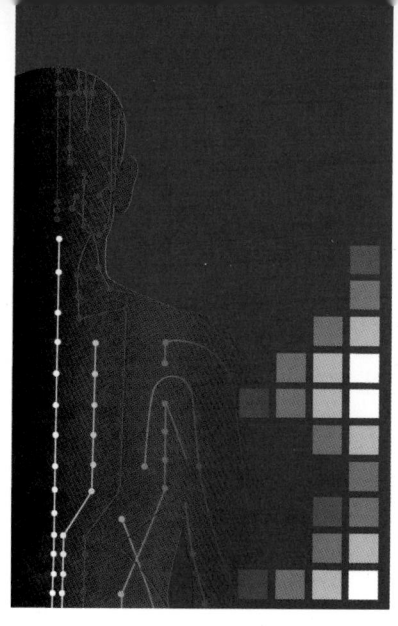

새로운 시대의 새로운 처방
〈심신동치 心身同治〉

과거에는 전염병으로 짧은 시간에 많은 사람들이 죽어갔지만, 현대에는 면역계질환과 정신과질환이 폭발적으로 증가하고 있습니다. 질병은 시대적 환경에 따라 달라지기 마련이며, 치료법도 그에 맞게 달라져야 마땅합니다.

침도 마찬가지라 생각됩니다.

현대의 질병들은 대부분 스트레스가 주원인인 경우가 많고, 특히 근래에는 정신과 질환들이 폭발적으로 증가하고 있습니다.

사암침법에서는 마음의 병에 주로 심경과 심포경을 활용합니다.

팔체질침법에서는 심경과 심포경을 자화와 상화, 즉 교감 부교감 신경계로 분류하였고, 그 처방에서는 정신방을 정립하여 심경과 심포경을 주로 활용하고 있습니다.

心包-三焦	相火	교감신경 긴장형	肺 腎 大腸 膀胱	水體質 金體質	太陽人 少陰人
心-小腸	自火	부교감신경 긴장형	肝 膵 膽 胃	木體質 土體質	太陰人 少陽人

표 44. 팔체질침법에서의 심과 심포

어느 침법이든 경락에서 마음의 병은 심경이 빠지지 않고 관심목록에 올라오지만, 정작 심경은 기 현상을 직접 관찰해보면 마음과는 무관한 경락입니다. 마음의 심과 심장(염통)의 심은 같은 글자로 혼용되기에 발생하는 인식상의 혼란입니다.

경락의 역사를 살펴봐도 지금의 심포경이 먼저 발견되었고, 심주라 불렸습니다. 지금의 심경은 심포경보다 늦게 발견이 됩니다. 주치증에 대한 문헌적 연구에서도 현재의 심포경의 주치증에 마음의 심에 해당하는 증상들이 많았고, 현재의 심경이 정립되면서 심포경(당시에는 심주)의 주치증이 지금의 심경에 그대로 전이됩니다.

마음의 심과 심장의 심은 엄연히 다릅니다. 그저 개념이 다른게 아니라 관여하는 경락이 다릅니다. 마음과 관여하고, 팔체질침법에서 말한 것처럼 자율신경에 관여하는 경락은 비위경과 심포삼초경이며, 심경은 심장(염통)을 지배하는 경락입니다.

그래서 마음의 경락에 비경 위경 심포경 삼초경을 분류시킵니다.

흔히 몸과 마음은 하나라 말하고, 침의 효과는 조기치신이라 말합니다.

경락의 개합에서 몸과 마음이 하나라는 단서는, 열리는 경락이 늘 몸의 경락과 마음의 경락이 조합을 이루어 열린다는 점과 마음의 경락과 몸의 경락이 표리경락처럼 긴밀하게 연계된다는 점에서 찾을 수 있습니다.

몸의 경락과 마음의 경락이 늘 붙어 다니면서 같이 열리는 특징은 임상적으로 매우 중요한 비밀이 숨겨져 있지만 지금까지 전혀 알려지지 않은 특성입니다.

또한 이러한 특성에서 오수혈의 새로운 처방이 구성됩니다.

몸의 경락과 마음의 경락이 조합되는 규칙은 수경과 족경, 좌경과 우경 두 가지입니다.

우 심경은 좌 비경, 좌 심포경은 우 신경 등처럼 수족과 좌우의 대칭으로 조합을 이룹니다.

또한 〈표 45〉와 같이 체질에 따라 각 경락의 대소 또는 허실이 결정되기 때문에, 몸의 경락과 마음의 경락 중 한 경락의 허실이 정해지면 나머지 다른 하나의 경락의 허실도 자연스레 결정이 됩니다.

몸의 경락과 마음의 경락의 개별 경락 간의 心身관계를 정리하면 다음과 같습니다.

〈표 46〉을 보면 腎-膀胱經을 제외한 모든 경락은 몸의 경락과 마음의 경락의 대소 또는 허실관계가 동일하게 나타납니다. 이는 체질침법이나 체질의학을 수용하지 않는 한의사에게도 임상적으로 중요한 의미를 가집니다.

舍岩針法의 경우 대개 변증의 결과에 의거해서 한 경락에만 치료를 행하는 경우가 대부분인데, 위 표를 활용하여 해당 몸의 경락과 그에 대응하는 마음의 경락을 같이 치료하면 훨씬 좋은 효과가 나타납니다. 예를 들어 요통에 腎正格을 사용할 때, 腎正格만 사용하는 것보다 반대편의 心包勝格을 같이 사용하는 것인 훨씬 효과가 좋습니다. 肝正格을 사용하는 요통의 경우에는 心包正格을 사용하면 됩니다.

특히 스트레스로 인해 신체적인 증상이 나타나는 경우에는 몸의 경락과 마음의 경락을 조합하여 치료하는 것이 훨씬 효과적입니다.

요통이 심리적 스트레스에 기인한 경우에는 腎-膀胱經이나 肝-膽經만 치료하

체질에 따른 장부경락의 대소		
太陽人	肺大肝小	心包小脾大
太陰人	肝大肺小	心包大脾小
少陽人	心大腎小	心包大脾大
少陰人	心小腎大	心包小脾小

표 45. 체질에 따른 경락의 대소

肺大-脾大	大腸大-胃大
肺小-脾小	大腸小-胃小
心大-脾大	小腸大-胃大
心小-脾小	小腸小-胃小
肝大-心包大	膽大-三焦大
肝小-心包小	膽小-三焦小
腎大-心包小	膀胱大-三焦小
腎小-心包大	膀胱小-三焦大

표 46. 몸 경락과 마음 경락의 대소관계

는 것보다 心包-三焦經을 같이 치료해주는 것이 훨씬 효과적입니다.

뿐만 아니라 몸의 경락과 마음의 경락을 합하여 치료하는 방법은 특히 정신과질환에서 탁월한 효과를 나타냅니다. 소아들의 틱 장애나 근래 폭발적으로 증가하고 있는 공황장애와 우울증의 치료에서도 이러한 조합은 탁월한 효과를 보이고 있습니다.

舍岩針法의 正格과 勝格 뿐 아니라 권도원 선생의 母子穴과 讐穴을 이용한 처방에서도 마찬가지입니다.

도암 선생은 몸의 경락과 마음의 경락을 같이 치료하는 방법을 사용하면서 舍岩針法의 正格이나 勝格, 권도원 선생의 補瀉方과는 전혀 다른 새로운 폐쇄회로를 찾아내었고, 그 효과도 舍岩針法과 팔체질침법의 처방보다 훨씬 우수하였습니다.

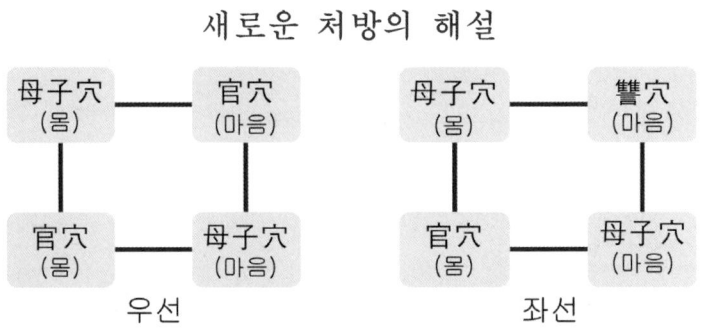

그림 36. 우선성과 좌선성에 따른 심신동치 처방의 구조

새롭게 만들어진 처방의 배혈은 몸의 경락의 自經穴 두 혈과 마음의 경락의 自經穴 두 혈로 구성되며, 이 네 혈은 위 그림처럼 폐쇄회로를 형성합니다.

우선성 타입의 처방은 母子穴과 官穴로 구성되어 있고, 좌선성 타입의 처방은 母子穴과 讐穴로 구성되어 있습니다.

	우선성 처방 (補母 瀉子 補官 瀉官)		좌선성 처방 (瀉母 補子 補讐 瀉讐)	
	몸 경락	마음 경락	몸 경락	마음 경락
肺 補	太淵+ 魚際-	大都+ 隱白-	尺澤+ 少商-	商丘+ 陰陵泉-
肺 瀉	尺澤- 魚際+	商丘- 隱白+	太淵- 少商+	大都- 陰陵泉+
大腸補	曲池+ 陽谿-	解谿+ 陷谷-	二間+ 三間-	厲兌+ 內庭-
大腸瀉	二間- 陽谿+	厲兌- 陷谷+	曲池- 三間+	解谿- 內庭+
肝 補	曲泉+ 中封-	中衝+ 曲澤-	行間+ 太衝-	大陵+ 間使-
肝 瀉	行間- 中封+	大陵- 曲澤+	曲泉- 太衝+	中衝- 間使+
膽 補	俠谿+ 竅陰-	中渚+ 液門-	陽輔+ 陽陵泉-	天井+ 關衝-
膽 瀉	陽輔- 竅陰+	天井- 液門+	俠谿- 陽陵泉+	中渚- 關衝+
心 補	少衝+ 陰少海-	大都+ 隱白-	神門+ 靈道-	商丘+ 陰陵泉-
心 瀉	神門- 陰少海+	商丘- 隱白+	少衝- 靈道+	大都- 陰陵泉+
小腸補	後谿+ 前谷-	解谿+ 陷谷-	小海+ 少澤-	厲兌+ 內庭-
小腸瀉	小海- 前谷+	厲兌- 陷谷+	後谿- 少澤+	解谿- 內庭+
腎 補	復溜+ 太谿-	大陵+ 曲澤-	湧泉+ 然谷-	中衝+ 間使-
腎 瀉	湧泉- 太谿+	中衝- 曲澤+	復溜- 然谷+	大陵- 間使+
膀胱補	至陰+ 委中-	天井- 液門+	束骨+ 崑崙-	中渚- 關衝+
膀胱瀉	束骨- 委中+	中渚+ 液門-	至陰- 崑崙+	天井+ 關衝-

표 47. 심신동치 처방표(좌선성 우선성)

각 장부경락의 보사에 대한 처방을 정리하면 위와 같습니다.

이 처방은 기존의 사암침법의 정격과 승격, 팔체질침법의 처방보다 효과가 광범위하고 특히 머리 부위와 심인성 증상에 대한 효과가 뛰어납니다. 반면에 誤診 및 誤治시에 패증도 더 강하므로 진단이 확실치 않은 경우에는 신중하게 사용해야 합니다.

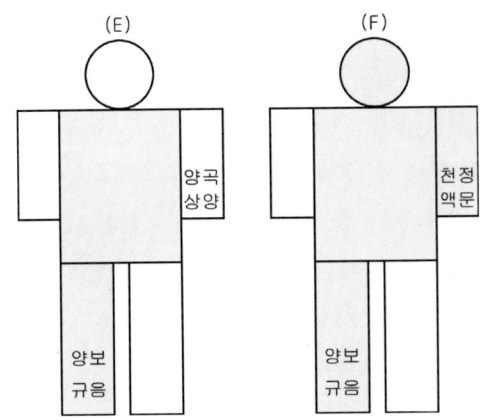

::: 그림 37. 사암침법 처방과 심신동치 처방의 비교

　E의 경우 膽勝格을 사용한 것이고, F는 膽勝格의 自經穴 두 혈과 三焦勝格의 自經穴 두 혈을 사용한 것입니다. E의 경우 膽經과 체간부에 주로 효과가 나타나고, F는 E에 비해 三焦經과 頭部에 대한 효과가 더 광범위하게 나타납니다.

　표면적인 효과의 범위만 넓어지는 것이 아니라 내용적으로도 그 효과에 차이가 많이 납니다. 특히 심인성 질환이나 정신과 질환에 대해 탁월한 효과를 보이고, 통증성 질환이나 근골격계의 질환에 대해서도 기존의 正格이나 勝格, 팔체질침법의 補瀉方에 비해 효과가 좋습니다.

　신체적 증상에 대해 마음의 경락을 같이 활용하는 것이 보다 효과적이고 심인성 및 정신과 질환에 대해서도 몸의 경락을 같이 활용하면 그 효과가 배가됩니다.

　몸의 경락과 마음의 경락을 같이 치료하면 진정한 의미의 '調氣治神'의 효과를 보입니다.

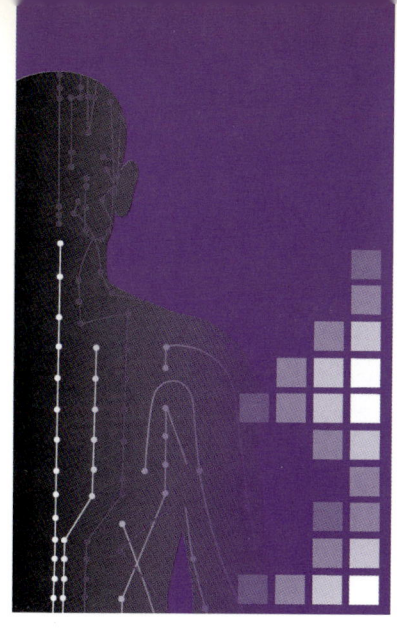

마음 심心과 염통 심心
〈심경心經과 심포경心包經〉

 상체질의 정의는 이제마의 동의수세보원 중 사단론 첫 구절에서 찾아볼 수 있습니다.

人稟臟理 有四不同
肺大而肝小者 名曰 太陽人 肝大而肺小者 名曰 太陰人
脾大而腎小者 名曰 少陽人 腎大而脾小者 名曰 少陰人

■ 사람이 타고난 장부의 이치에 같지 않은 것이 네 가지가 있으니, 폐가 크고 간이 작은 사람을 태양인이라 하고, 간이 크고 폐가 작은 사람을 태음인이라 하며, 비가 크고 신이 작은 사람을 소양인이라 하고, 신이 크고 비가 작은 사람을 소음인이라 한다.

　이제마는 이 첫 구절에서 사상체질을 단정적으로 장부의 특성부터 밝힌 후 인간의 심욕을 네 가지로 나누어 인의예지를 알고 모르는 차이를 비박탐나의 네 종류로 구분했습니다.
　사상체질의 장부 이치는 천리의 변화라서 모두에게 동일하나 비박탐나의 심욕(또는 인욕)은 인간의 '심'의 의지에 따라서 인의예지를 얼마나 확충하는가에 따라서 극복될 수 있다고 본 것입니다.

이와 같은 이제마의 사상인관은 이조 성리학에서 내세운 '천리를 따르고 인욕을 멀리하다(존천리거인욕)'는 가르침 위에 근간을 두고 있다고 할 수 있습니다.

더욱이 동의수세보원에 나오는 사단, 확충, 호연지기, 인의예지 등의 구절들은 모두 맹자에서 인용한 것입니다. 이런 관점에서 이제마를 의생이라기보다 성실한 유생으로 자리 매김을 하게 되기 마련이고 사상의학이란 기존의 한의학과는 크게 다른 독창적이고 고유한 이론 체계를 가진 '천재 유학자'의 작품으로 보려는 경향이 팽배해있습니다.

따라서 후학들도 이제마의 철학 내지 유학적 사색을 깊이 이해하는 것이 사상체질을 잘하게 되는 첩경으로 생각하는 경향이 큰 것을 볼 수 있습니다.

하지만 이제마가 사상인을 깨달은 것은 '사단의 리'보다는 희로애락의 네 가지 '성정의 기'를 느끼고 깨달았던 것으로 보입니다.

즉 이제마는 책보고 궁리를 해서 사상인의 이치를 머리로 깨달은 것이 아니고 그의 몸뚱이로 깨달았다는 것입니다. 슬프고 분할 때, 머리 쪽으로 기가 솟구치고, 기쁘고 즐거울 때, 아래 회음부로 기가 가라앉는 것을 이제마 스스로가 몸을 통해서 직접 느끼고 깨달았다는 사실입니다. 이러한 사실은 이제마의 동의수세보원에 나오는 그의 '몸각'(몸으로 직접 느낀 것)의 단서들을 통해서 알 수 있습니다.

❶ 太陽人의 性氣는 세상 사람들이 서로 속이는 것을(衆人之相欺) 보면 슬퍼하는 생각이 든다. 즉 哀性이다. 太陽人의 情氣는 남들이 나를 모욕하는 것을 (別人之侮己) 보면 분노하는 감정이 생긴다. 즉 怒情이다. 太陽人의 哀性이 지나치면 氣가 肺로 많이 가서 肺가 성해지고, 怒情이 지나치면 氣가 肝을 쳐서 肝이 더 작아진다.

❷ 少陽人의 性氣는 세상 사람들이 서로 모욕하고 싸우는 것(衆人之侮)을 보면 분노하는 생각이 든다. 즉 怒性이다. 少陽人의 情氣는 남들이 나를 속이는

것을(別人之欺己) 보면 슬퍼하는 감정이 생긴다. 즉 哀情이다. 少陽人의 怒性이 지나치면 氣가 脾로 많이 가서 脾가 성해지고 哀情이 지나치면 氣가 腎을 쳐서 腎이 작아진다.

❸ 太陰人의 性氣는 세상 사람들이 서로 돕는 것을(衆人之相助) 보면 기뻐하는 생각이 든다. 즉 喜性이다. 太陰人의 情氣는 남들이 나를 보호하는 것을(別人之保己) 보면 즐거워하는 감정이 생긴다. 즉 樂情이다. 太陰人의 喜性이 지나치면 氣가 肝으로 많이 가서 肝이 성해지고 樂情이 지나치면 氣가 肺를 쳐서 肺가 작아진다.

❹ 少陰人의 性氣는 세상 사람들이 서로 보호하는 것을(衆人之相保) 보면 즐거워하는 생각이 든다. 즉 樂性이다. 少陰人의 情氣는 남들이 나를 돕는 것을(別人之助己) 보면 기뻐하는 감정이 생긴다. 즉 喜情이다. 少陰人의 樂性이 지나치면 氣가 腎으로 많이 가서 腎이 성해지고 喜情이 지나치면 氣가 脾를 쳐서 脾가 작아진다.

이제마는 사람이 인식의 주체로서 세상을 보며 이해하는데 네 가지 구조적 특성을 갖는다고 보았습니다. 그는 먼저 세상살이를 이해하는 관점을 네 가지로 구분합니다. 한 가지 세상일을 놓고서 보는 인식 방법이 네 가지로 다를 수 있다고 본 것입니다. 첫째는 속인다(欺)고 보는 것이요. 둘째는 싸우고 욕한다(侮)고 보는 것이요. 셋째는 서로 돕는다(助)고 보는 것이요. 넷째는 아끼고 보호한다(保)고 보는 것입니다. 이처럼 네 가지 관점의 요소가 모든 세상일에 있다고 본 것입니다.

몇 사람의 동업으로 이루어지는 사업이나, 부부끼리 사는 결혼 생활도 겉으로는 원만해 보여도 잘 보면 늘 서로가 속이며, 싸우며, 그런 가운데도 돕고 아끼고 사는 것이라고 할 수 있습니다. 세상살이란 사람들끼리 서로 속이든지(相欺) 싸우든지(相侮) 돕든지(相助) 사랑하든지(相保)하는 가운데 또 어떤 사람은 나를 속이고(欺己) 욕하는가(侮己)하면 때론 돕기도(助己)하고 아껴 주기도

(保己)한다고 보았습니다. 그런 가운데 남과 나와의 관계가 설정이 되는 것입니다. 그런 관계 속에서 인간은 살아가며 심신이 희로애락으로 불균형을 갖게 되고 병이 들기 시작합니다. 즉 감정의 불균형이 오장육부의 氣의 흐름(정보 전달 체계)을 교란시키는 데에 사람에 따라 크게 네 가지 형태가 있다는 것입니다. 이것이 이제마의 사상체질론의 근간이 됩니다.

四端論에는 애기직승, 노기횡승, 희기방강, 낙기함강이라고 했습니다.

비애로운 슬픈 기운(哀氣)은 정중선 따라서 곧바로 오르고, 분노의 기운은 옆으로 횡선을 따라서 비껴 오르고, 기쁨의 기운은 횡선을 따라서 비스듬히 내려가고, 즐거움의 기운은 정중선[20]따라 곧바로 하강합니다.

상승하는 애노지기가 과다하면 하초가 상하고 태양인의 간과 소양인의 신이 허해집니다. 하강하는 희락지기가 과다하면 상초가 상하고, 태음인의 폐와 소음인의 비가 허해지는 것입니다.

이상과 같이 이제마는 유학에서 사상인의 이치를 깨달은 것이 아니고, 기를 통해 스스로의 몸으로 깨달았다고 이해할 수 있습니다.

五臟之心 中央之太極也 五臟之肺脾肝腎 四維之四象也 中央之太極
聖人之太極 高出於衆人之太極也 四維之四象 聖人之四象 旁通於衆人之四象也

■ 인체 오장 중의 폐비간신이 마치 동서남북 네 방향으로 뻗친 네 가지 형상이라면, 심이란 그 가운데 중앙에 위치한 태극과도 같다.

이제마는 이 중앙의 心이 제일 중요하다고 본 것입니다. 聖人의 心은 보통 사람의 그것과는 달리 높이 솟아 있다는 것입니다. 그리고 肺脾肝腎이라는 네 구조적 신체 기능은 성인이나 보통 사람이나 별 차이가 없이 통한다는 것입니

---

20) 정중선은 몸의 좌우가 만나는 임독맥을 말하고, 횡선은 몸의 전후면이 만나는 옆구리를 따라서 흐르는 기운 줄기로서, 잘 알려지지 않았지만 대주천이 수렴되는 길이기도 합니다.

다.

　여기서 중앙 태극 자리의 心이란 혈액 순환을 담당하는 '염통'이 아니고 '마음'이라고 볼 수 있습니다.
　장부론 끝머리에 이제마는 心에 관하여 다음과 같이 말합니다.
　"心爲一身之主宰 負隅背心 正向膻中 光明瑩徹"
　이제마의 心은 경락적으로 보면 心經과 心包經을 총체적으로 묶은 개념으로 그가 말하는 背心은 心經과 통하고 또 膻中을 향한 心이란 心包經과 통한다고 할 수 있습니다.
　또 다른 이제마의 心이 있습니다.
　이제마의 철학적 사상을 담은 『格致藁』에 나오는 첫 번째 화두는 心身事物입니다.
　이제마는 인간이 세상 사물을 인식하는 주체를 心身으로 보았습니다. 여기서 心은 身에 대비되는 개념으로 영어의 mind-body의 mind에 해당한다고 볼 수 있습니다. 그러나 이제마는 身에 해당하는 인식 기능을 耳目鼻口, 肺脾肝腎, 頭肩腰臀, 頷臆臍腹 등으로 나눈 四元구조 가운데 염통이라는 心의 자리가 없습니다.
　결국 이제마는 心 한 글자에 '마음心'과 '염통心'을 명확하게 구분하지 않았습니다. 한편 이제마는 心包라는 어휘를 그의 장부론에 언급하지 않습니다. 이것이 이제마가 醫生 출신이라기보다는 儒生이라는 그의 한계라고 생각됩니다.
　이제마가 의도한 心은 경락적으로 心包經에 해당하는 반면 背心이라는 心은 心經에 해당한다고 생각됩니다.
　이제마의 고유한 心身인식론의 철학적 가치는 높이 평가할 수 있지만, 그의 형이상학적 장부론과 心에 관한 내용은 인체의 장부체계의 오장육부와 경락체계의 육장육부의 실체와는 맞지 않아 보편타당성이 결여되어 있습니다.
　또한 이와 같은 이제마의 고유한(또는 보편타당성이 결여된) 心으로 인하여 기존의 한의학적 장부이론, 경락이론과 맥락을 달리하는(독창적이라기보다는 기형적인) 인체 身形論이 된 것으로 평가할 수 있습니다. 즉 이제마는 의철학가나 인간학 연구자로서는 높이 평가할 수 있으나 醫生으로서는 무리한 학설을 고집했다고 볼 수도 있습니다. 이러한 측면을 경락 체계를 통해서 접근하여 사상체질의 문제점을 보완 수정하는 작업은 나름대로 의미가 있다고 생각합니다.

우리 몸을 흐르는 기의 흐름은 크게 두 가지로 구분할 수 있습니다.

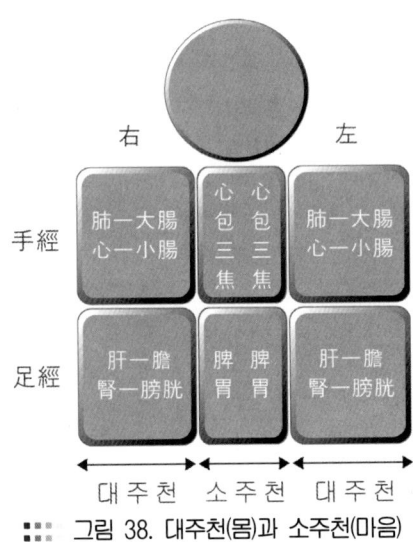

그림 38. 대주천(몸)과 소주천(마음)

하나는 任督脈을 중심으로 좌우 一寸가량의 강물 줄기 같은 기의 흐름이 있습니다(소주천). 한편 또 다른 기 흐름은 任督脈 양쪽 一寸 이후의 몸통 부위에서부터 시작하여 기흐름의 폭이 좌우 횡선(횡선은 몸통의 전면과 후면이 만나 합일되는 부위)까지 넓게 흐릅니다(대주천).

폐-대장, 심-소장, 간-담, 신-방광의 경락을 자극하면 기 흐름이 몸통의 좌우에 넓게(대주천) 나타나고, 심포-삼초, 비-위의 경락을 자극하면 기 흐름이 몸통의 좌우에는 나타나지 않고, 임독맥을 따라(소주천) 그 변화가 나타납니다.

이제마는 肺脾肝腎을 통해 몸身의 구조와 기능을 파악했지만, 경락적으로 본다면 비경이 몸의 기능을 담당한다는 것은 실제 기 흐름과 일치하지 않는 면이 있습니다.

태음인과 태양인의 경우 상체의 肺經과 하체의 肝經이 상하 대응 관계를 이루며 대주천(양측 몸통 부위)의 기 흐름을 통해 몸 전체의 불균형을 다스립니다. 하지만 脾經을 자침하면 결코 腎經 肺經 肝經처럼 대주천의 기 흐름에 아무런 영향을 미치지 못합니다.

少陰人 少陽人의 경우 腎經은 대주천에 참여하나 脾經은 그렇지 못하고 소주천(몸통 정중선 부위)에만 참여하기 때문에 腎經과 짝을 이루지 못합니다. 또한 腎經과 脾經이 모두 하체에 몰려 있는 형국으로 상하 대응 관계도 자연스럽게 이루어지지 않습니다.

이에 반해 心經은 대주천의 기 흐름에 직접 영향을 미치며 身에 속하는 경락으로서의 구조적 기능을 가지고 있습니다. 바로 이 점이 心經과 心包經의 근본적 차이가 됨을 '경락 체계의 기능 구조적 관점'에서 잘 살펴야 될 부분입니다. 또한 少陽人과 少陰人의 경락 체계의 기능 구조적 관점에서는 脾經을 心經으로 바꾸어야 하는 이유이기도 합니다.

少陰人 少陽人의 경우 腎經과 心經을 대응시키면 상하 대응 관계가 형성될 뿐 아니라, 氣 흐름의 특성에도 잘 부합됩니다.

또한 脾를 心으로 바꾸는 것은 四象醫學 이전의 오행적 장부론에도 잘 부합됩니다.

肺大肝小는 金大木小로 金克木의 형국이고, 肝大肺小는 木大金小로 木侮金의 형국이 됩니다.

脾를 心으로 바꾸면, 腎大心小와 心大腎小가 되어 腎大心小는 水大火小로서 水克火의 형국이고, 心大腎小는 火大水小로 火侮水의 형국이 됩니다.

한편 脾胃는 중앙土로서 중심의 자리에 있음이 너무도 자연스럽고 당연해집니다.
 心經과 脾經을 바꾸는 것은 오행이론과 침구학의 관계에서도 매우 긍정적인 역할을 합니다.
 사상의학과 기존의 한의학이론의 접목에서 가장 걸림돌이 되었던 문제가 사상의학의 肺脾肝腎과 오행이론과의 간극문제였습니다. 사상의학과 오행이론과의 불일치는 脾經을 心經으로 바꾸면 대부분 해소가 됩니다.

75難의 五行 배치

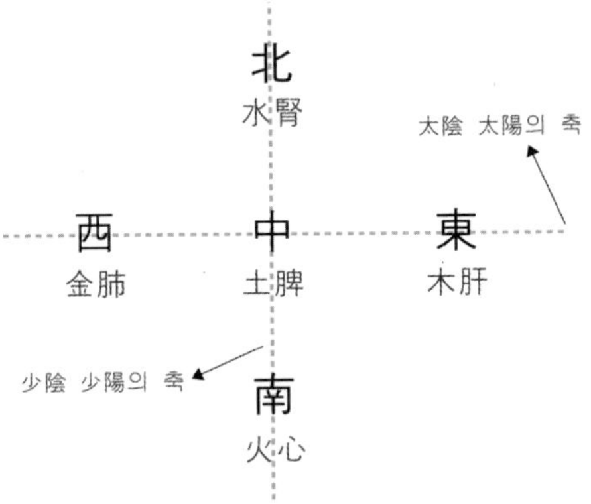

北
水腎

太陰 太陽의 축

西   中   東
金肺   土脾   木肝

少陰 少陽의 축

南
火心

그림 39. 난경의 오행배치와 사상의 연결

 특히 75難의 동서남북을 통한 오행이론의 해설은 팔체질침법의 처방구성 이론에서 매우 핵심적인 이론임에도 불구하고, 장부간의 관계에서는 脾經 때문에 매끄럽지 못한 측면이 있는데, 脾經을 心經으로 바꾸면 오수혈의 처방구성 이론부터 장부간의 관계까지 일관된 이론 체계를 가지게 됩니다.
 경락의 개합이라는 측면에서도 少陰人과 少陽人은 적어도 경락에 있어서는 脾經을 心經으로 바꾸어야 합니다. 太陰人과 太陽人의 경우 肝經과 肺經이 같이 開闔에서 연계되어 나타나지만, 少陰人과 少陽人은 脾腎관계에서는 脾經과 腎經이 開闔에서 연계되지 않고, 心經과 腎經이 연계되어 나타납니다.

자연시간	9:00-12:00	12:00-14:00	14:00-15:00	15:00-18:00
서울시간	9:28-12:28	12:28-14:28	14:28-15:28	15:28-18:28
상하활성도	上部(手經)	下部(足經)	上部(手經)	下部(足經)
太陽人	肺(大腸)瀉	肝(膽)補	肺(大腸)瀉	肝(膽)補
太陰人	肺(大腸)補	肝(膽)瀉	肺(大腸)補	肝(膽)瀉
少陽人(脾)	치료 경락 없음	脾(胃)瀉 腎(膀胱)補	치료 경락 없음	脾(胃)瀉 腎(膀胱)補
少陰人(脾)	치료 경락 없음	脾(胃)補 腎(膀胱)瀉	치료 경락 없음	脾(胃)補 腎(膀胱)瀉
少陽人(心)	心(小腸)瀉	腎(膀胱)補	心(小腸)瀉	腎(膀胱)補
少陰人(心)	心(小腸)補	腎(膀胱)瀉	心(小腸)補	腎(膀胱)瀉

표 48. 사상체질에서 비경과 심경의 시간에 따른 개합

　남북 방향에서 체질별로 열리는 경락을 살펴보면 위 표처럼 소양인과 소음인의 경우 脾經을 중심으로 살펴보면 일부 시간대에는 脾經과 腎經이 모두 열리지 않는(활성도가 약한) 경우가 발생하지만, 脾經대신 心經으로 바꾸어보면 시간대에 따라 태양인과 태음인과 같은 패턴으로 열리는 경락이 나타납니다. 경락의 개합 현상이라는 측면에서는 이제마의 肺脾肝腎의 장부대소보다 肺心肝腎의 경락의 허실이 사상 체질구분에 더 잘 부합된다고 볼 수 있습니다.

　팔체질침법의 권도원 선생은 몸身 측면에서는 肺脾肝腎의 기본적인 사상의학적인 틀을 유지하면서, 心經과 心包經을 크게 중시하였습니다. 체질별 기본방과 함께 정신방이란 보조방을 활용하는데, 초기에는 心經과 心包經을 중심으로 응용하던 것이 최근에는 小腸經과 三焦經까지도 쓰이고 있습니다. 즉 난치병일수록 자율신경 실조로 오는 복잡다단한 신경성, 기능성, 면역성 질환이며, 心經 小腸經 心包經 三焦經을 기본방과 더불어 병행해야 한다는 것입니다. 이는 이

제마의 心을 경락적으로는 心 心包 小腸 三焦의 火經으로 확대해석한 것으로 볼 수 있습니다.

하지만 동무의 中央之太極으로서의 心은 몸의 정중선을 따라 움직이는 氣 흐름이고, 그 흐름 중에서도 횡격막 위쪽 흉부에는 心包經과 三焦經이 자리하며, 횡격막 아래 복부에는 脾經과 胃經이 자리합니다.

결론적으로 동무 이제마의 肺脾肝腎은 經絡에서는 肺心肝腎으로 바꾸어야 하며, 이제마의 中央之太極인 心의 역할을 하는 경락은 脾 胃 心包 三焦經이라고 할 수 있습니다.

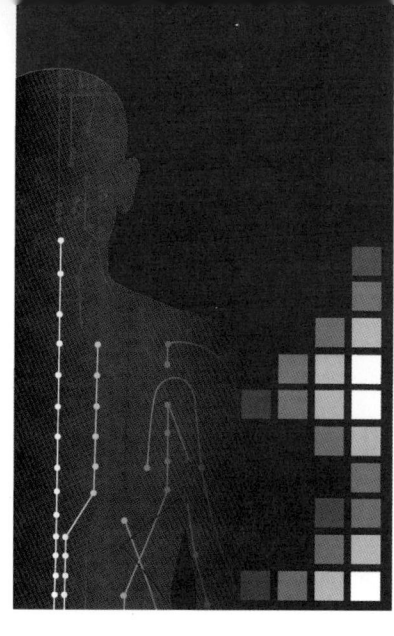

오행이론에 따른 체질과 경락의 대소관계

四象醫學은 五行이론을 토대로 형성된 의학체계가 아니기 때문에 四象醫學을 五行이론으로 해석하는 것은 분명 논란이 따르는 일입니다.

그러나 四象醫學이 인체에 내재하는 선천적이면서 비가역적인 특성을 내포하고 있다면, 四象醫學의 기본특성인 臟腑大小 관계도 분명 경락 현상에서 충분히 나타날 수 있다고 생각할 수 있으며, 또한 경락 현상은 지금까지 살펴왔듯이 五行의 원리로 잘 설명되는 체계이기 때문에, 四象醫學에서 전면적으로 다루지 못했던 부분에 대해서 五行적으로 재구성하는 것은 분명 의미가 있습니다.

앞서 경락의 虛實은 체질에 따라 선천적으로 경락에 폐쇄회로 형태로 타고난다는 것을 말하였고, 이러한 폐쇄회로를 체질에 따라 분류해보면, 열 두 경락의 체질에 따른 虛實 혹은 大小 관계를 귀납시킬 수 있습니다.

열 두 경락의 大小관계는 오행적으로도 유추가 가능합니다.

단, 이제마의 臟腑大小에 사용된 장부상의 肺脾肝腎에 얽매이면 열 두 경락의 大小관계가 오행적으로 잘 설명되지 않지만, 경락이라는 측면에서 肺脾肝腎을 肺心肝腎으로 바꾸어놓으면 열 두 경락의 大小관계가 모두 잘 설명이 됩니다.

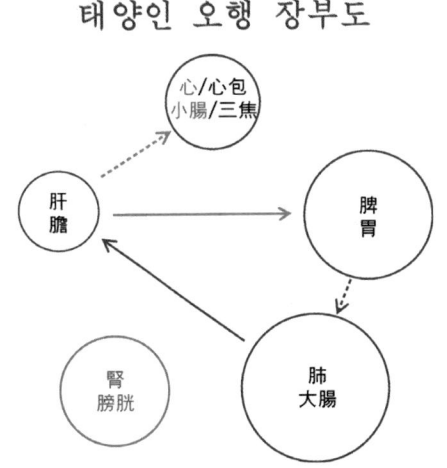
::: 그림 40. 태양인의 오행에 따른 장부 대소

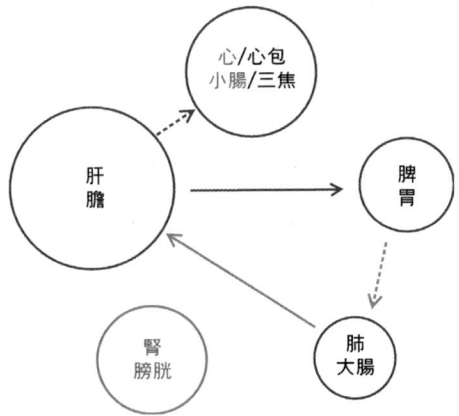
::: 그림 41. 태음인의 오행에 따른 장부대소

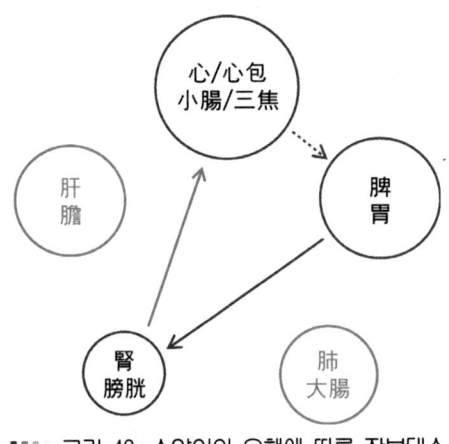
::: 그림 42. 소양인의 오행에 따른 장부대소

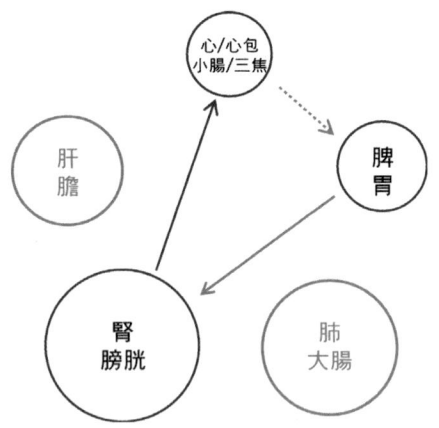
::: 그림 43. 소음인의 오행에 따른 장부대소

太陽人의 오행 장부도입니다. 太陽人은 선천적으로 肺大肝小, 경락적으로는 肺經實 肝經虛를 타고나고, 이러한 대소관계를 통해 살펴보면 心包經虛와 脾經實이 유추됩니다. 肝經虛로 인해 木이 土를 견제하지 못하여 脾經은 實하게 되고, 肝經虛로 인해 木이 火를 생하지 못해 心包虛가 됩니다. 心經과 腎經은 太陽人의 경락생리에서는 주도적인 역할을 하지는 않지만, 心經의 火穴과 腎經의 水穴은 太陽人에서도 중요한 역할을 합니다.

太陰人은 선천적으로 肝大肺小, 경락적으로는 肝經實 肺經虛를 타고나고, 이로 인해 心包實과 脾經虛가 도출됩니다. 肝經實로 인해 木의 土에 대한 제어가 강하여 脾經虛가 되고, 肝經實로 인해 木生火에 의해 心包經實이 됩니다.

少陽人은 장부상으로는 脾大腎小이나, 경락상으로는 心經實 腎經虛를 타고납니다. 이로 인해 心包經實과 脾經實까지 유도됩니다. 腎經이 虛하여 水克火가 제대로 되지 못해 心經과 心包經은 더욱 實해지고, 火生土로 인해 脾胃經도 實하게 됩니다.

少陰人은 장부상으로는 腎大脾小이나, 경락에서는 腎經實 心經虛를 타고납니다. 이 때문에 心包經虛와 脾經虛가 됩니다. 腎經實로 인해 水克火가 과도하여 心經과 心包經은 虛하게 되고, 脾經도 虛하게 됩니다.

이제마의 四象醫學은 肺脾肝腎의 大小관계로 정의되고, 지금까지 오수혈을 四象醫學에 접목시킨 침법들은 모두 肺經 脾經 肝經 腎經을 통해 四象醫學에 접근해왔습니다.

위에서 말한 것처럼 脾經을 心經으로 바꾸지 않아도 지금까지의 체질침법이 큰 문제가 발생하지 않은 것은 少陽人과 少陰人의 脾經과 心經의 大小 또는 虛實관계가 동일하기 때문입니다.

그러나 앞서 설명한 것처럼 脾經과 心經은 그 의미와 역할이 분명 다릅니다. 脾經은 마음심을 치료하는 경락이고, 心經은 몸身을 치료하는 경락입니다. 따라서 체질을 구분하는 관점에서 경락의 虛實관계는 脾經을 心經으로 바꾸어야 합니다. 脾經을 체질구분의 기준으로 삼을 경우 太陽人과 少陽人이 모두 脾經이 實하기 때문에 체질구분의 지표로서의 역할이 반감되기 때문입니다.

사상체질에 따른 열 두 경락의 虛實(大小)에 대해서는 道岩선생이 그의 저서에서 최초로 발표하였습니다. 이 내용은 氣 현상을 직접 관찰하여 얻어진 결과입니다. 최근에는 염태환 선생이 그의 저서『體質針診療提要』에서 四象人에 따른 열두 경락의 허실관계를 논하였지만, 그 개념이 道岩선생의 관점과는 다릅니다.

염태환 선생은 그 이론의 모태가 팔체질침법입니다. 염태환 선생은 권도원 선생의 초기 이론에서 분지를 형성하고 있고, 권도원 선생은 초기 이론에서 팔체질의 病根으로 腎 肝 大腸 胃의 虛實로 보았다고 인식하였습니다. 당시에는 기본방이 腎 肝 大腸 胃의 보사 개념으로 이루어져 있었는데, 염태환 선생은 임상에서 기본적인 8개의 처방으로 치료되지 않고 肺正格으로 호전되는 사례를 경험하게 되고, 이 경험으로부터 각 경락의 勝格과 正格이 기본처방이 되는 체질을 차례로 추가하여 열 두 경락의 허실에 따라 24체질론을 정립합니다.

그리고 이 24체질을 四象人에 따라 편의적으로 분류한 내용이『體質針診療提要』에 정리되어 있는데, 그 내용이 氣 현상을 직접 관찰하여 얻어진, 道岩선생의 체질에 따른 경락의 虛實(大小)관계와 공통점이 많습니다.

	體質에 따른 經絡의 虛實(道岩)	24體質論의 經絡의 虛實(염태환)
太陽人	肺實 大腸實 肝虛 膽虛 心包虛 三焦虛 脾實 胃實	肺實 大腸實 肝虛 膽虛 心虛 小腸虛 心包虛 三焦虛 脾實 胃實
少陽人	心實 小腸實 腎虛 膀胱虛 心包實 三焦實 脾實 胃實	心實 小腸實 腎虛 膀胱虛 心包實 三焦實
太陰人	肺虛 大腸虛 肝實 膽實 心包實 三焦實 脾虛 胃虛	肺虛 大腸虛 肝實 膽實
少陰人	心虛 小腸虛 腎實 膀胱實 心包虛 三焦虛 脾虛 胃虛	腎實 膀胱實 脾虛 胃虛

표 49. '체질에 따른 경락의 허실'과 '24체질과 사상분류'

위 표는 道岩선생의 체질에 따른 경락의 허실과 염태환 선생의 사상인과 24체질의 편의상의 분류를 정리한 것입니다.

위 표에서 24체질의 心實과 小腸實이 少陽人에서 나타난다는 사실은 경락의 개합이나 氣 현상을 직접 관찰하여 얻어진 결과와 일치합니다. 太陽人의 心包虛 三焦虛 脾實 胃實는 도암선생의 분류와 24체질의 분류가 일치하고 있습니다.

염태환 선생은 개별 경락의 허실이라는 관점에서 수 십 년간 연구 및 임상을 해왔기 때문에 위 표에서처럼 체질에 따른 경락 허실의 두 분류가 일치하는 면이 많다는 것은 체질에 따른 경락의 허실관계가 보편적인 현상임을 보여준다고 할 수 있습니다.

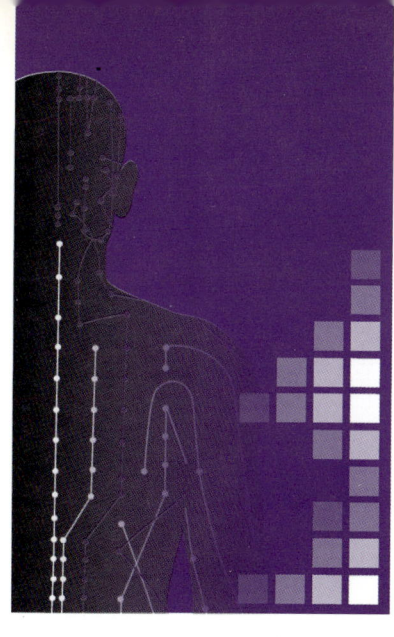

오수혈의 취혈

이 책에서 오수혈이 작동하는 원리는 전적으로 정확한 취혈이 되었을 때 성립하는 원리입니다. 사암침법의 정격과 승격이나 권도원 선생의 처방들이 폐쇄회로를 형성한다고 했으나, 이는 이 책에서 제시하는 위치의 혈들에 한해서 성립되는 원리입니다. 혈의 위치가 정확하지 않을 경우 폐쇄회로가 형성되지 않을 뿐 아니라 효과도 현저하게 감소합니다.

12경맥 60개의 오수혈 중 손목과 발목관절 위쪽의 혈들은 교과서적인 위치와 이 책에서 말하는 위치가 큰 차이가 없으나, 손목과 발목 아래의 혈들은 그 위치에 편차가 있습니다.

사암침법이나 체질오행침법, 팔체질침법 등을 활용하는 경우 혈의 위치를 바꾸어 시술해보시면 그 효과에 차이가 있음을 알 수 있게 됩니다.

일반적으로 통용되는 혈위와 차이가 큰 혈들을 위주로 그 정확한 위치를 표시하고, 일반적으로 통용되는 위치와 큰 차이가 없는 혈들은 생략합니다.

1. 수태음폐경

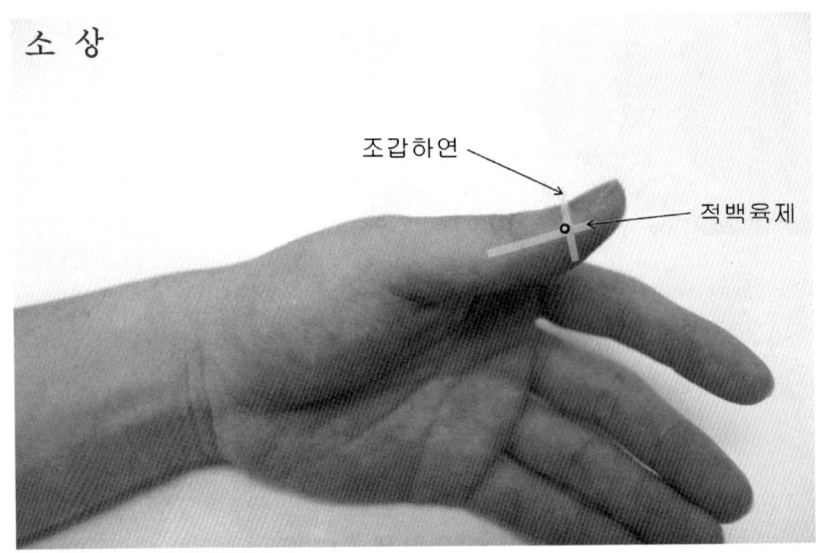

소상

조갑하연

적백육제

소상혈은 일반적으로 엄지손톱의 조갑하연과 외연이 만나는 교차점에 시술하는 경우가 가장 많지만, 정확한 위치는 조갑하연과 적백육제가 만나는 곳입니다.

적백육제는 옷으로 비유하면 바지 옆쪽의 제봉선과 같은 부위이며, 이 라인에는 강한 기의 흐름이 감지되는 부위입니다. 또한 손가락과 발가락에 존재하는 혈들의 기준위치는 대부분 적백육제를 기준으로 삼는 것이 효과가 좋습니다.

사람마다 적백육제의 위치가 다르기 때문에 혈의 위치도 편차가 있을 수 있습니다.

어 제

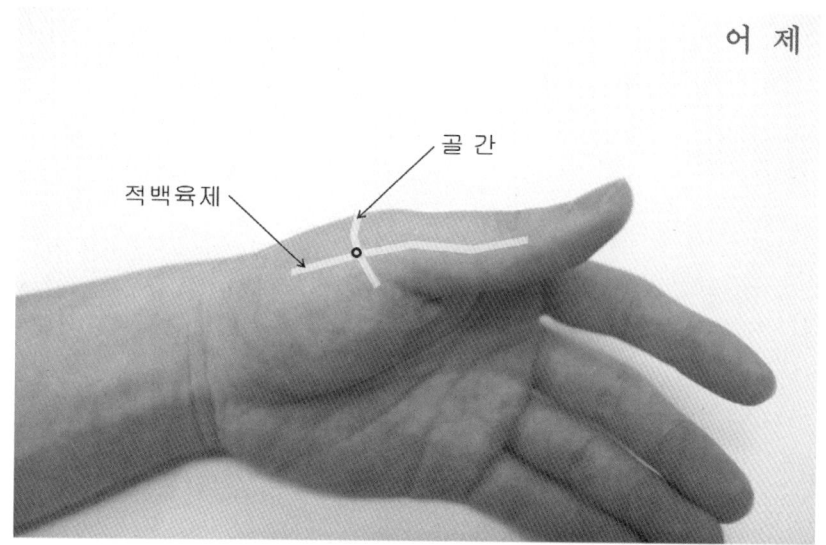

어제는 적백육제와 엄지손가락의 손허리뼈(Metacarpal bone)와 첫마디손가락뼈(Proximal phalanges)의 골간이 교차되는 곳입니다.

취혈할 때는 엄지손가락을 구부려서 손허리뼈와 첫마디손가락뼈의 위치를 확인하고, 다음으로 적백육제를 확인하여 그 교차점에 취혈하면 됩니다. 어제는 사람에 따라 적백육제의 위치가 달라서 장측에 가까운 사람도 있고 배측에 가까운 사람도 있으나, 적백육제에 기준을 두면 사람마다 찌르는 위치의 편차가 크더라도 정확한 취혈이 가능해집니다.

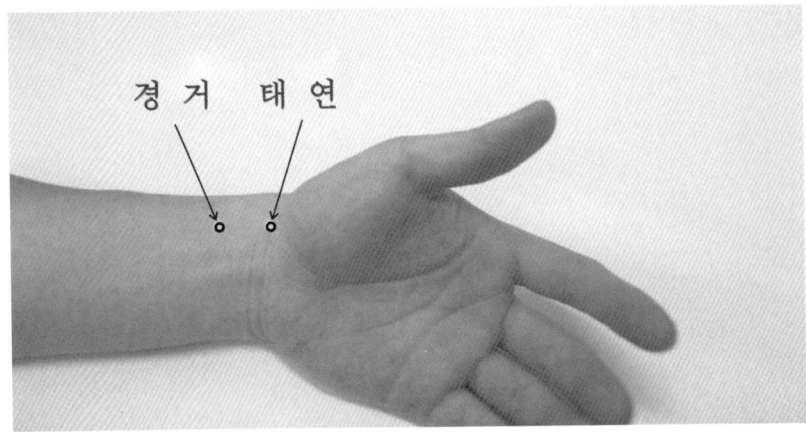

태연과 경거는 침구학 교과서에 준해서 취혈하면 됩니다. 요골동맥 선상에서 취혈하면 됩니다.

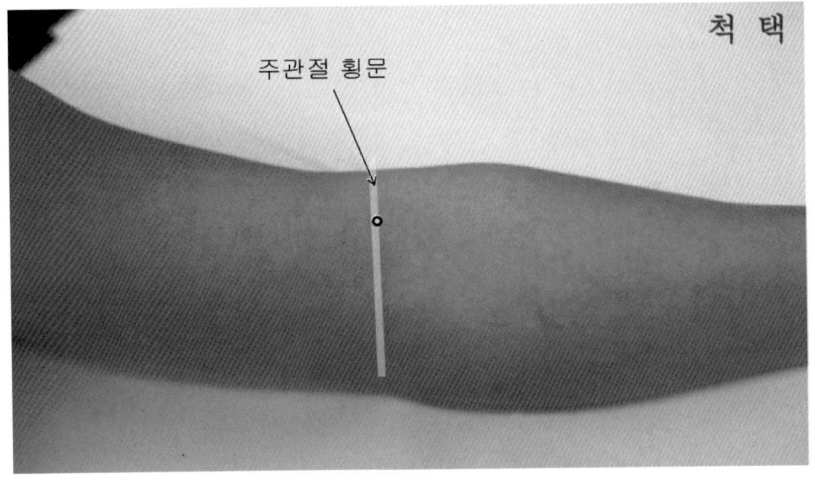

척택은 주관절의 횡문 위에서 취혈하며, 일반적인 취혈위치와 같습니다.

2. 수양명대장경

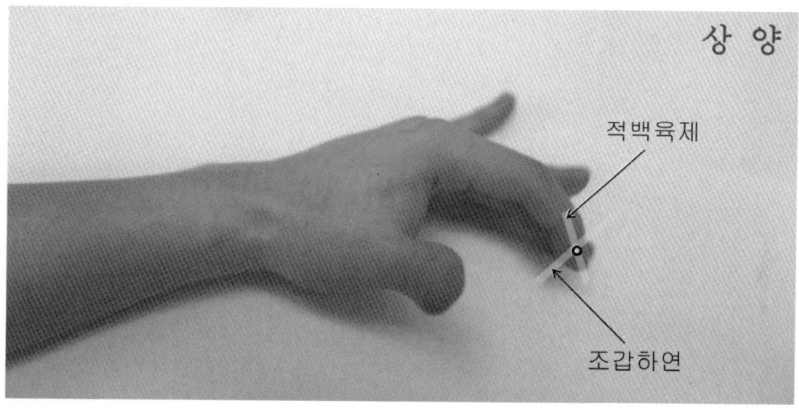

상양은 소상과 마찬가지로, 조갑하연과 적백육제의 교차점에서 취혈합니다.

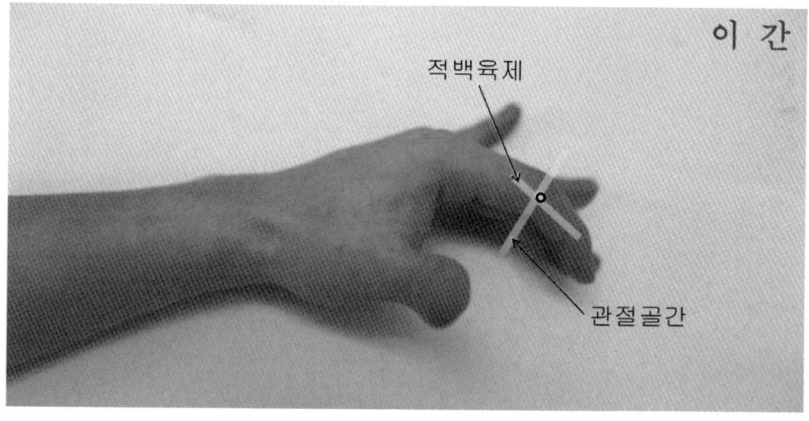

이간은 적백육제와 몸쪽 손가락뼈사이관절(Proximal interphalangeal joint)의 교차점에서 취혈합니다. 교과서적인 위치와 차이가 있으며, 이 위치에 취혈해야 오수혈간의 배선구조와 폐쇄회로가 나타납니다.

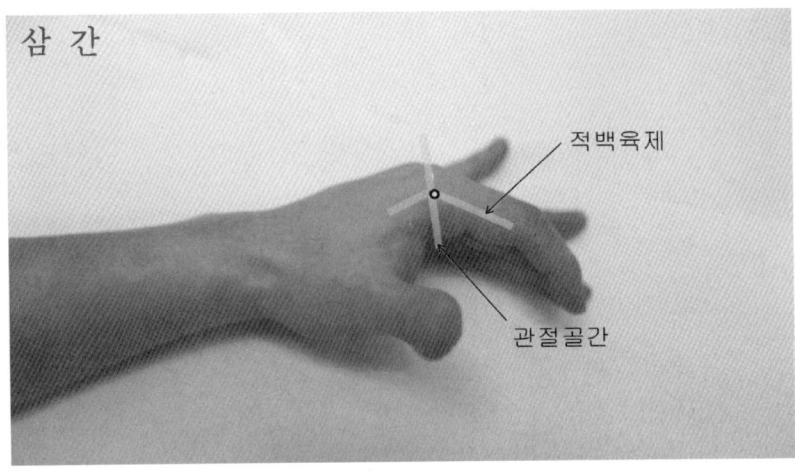

삼간은 적백육제와 집게손가락의 손허리손가락관절(Metacarpophalangeal joint)의 교차점에서 취혈합니다.

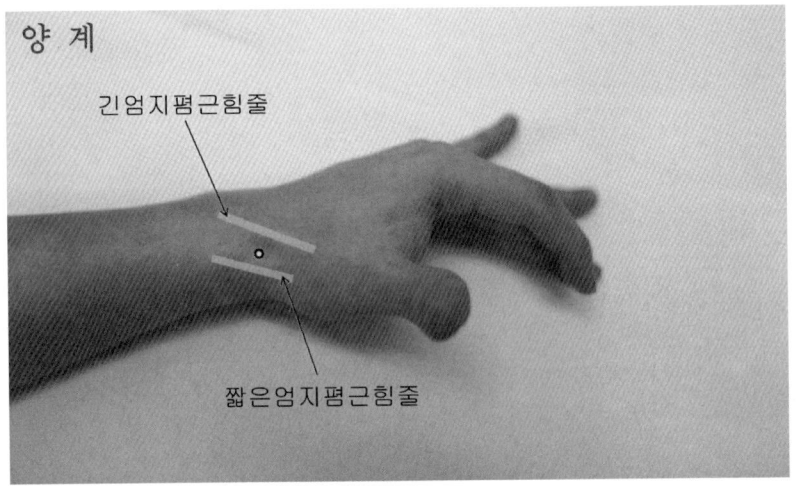

양계는 긴엄지폄근힘줄과 짧은엄지폄근힘줄 사이의 함요처에서 취혈합니다.

3. 수궐음심포경

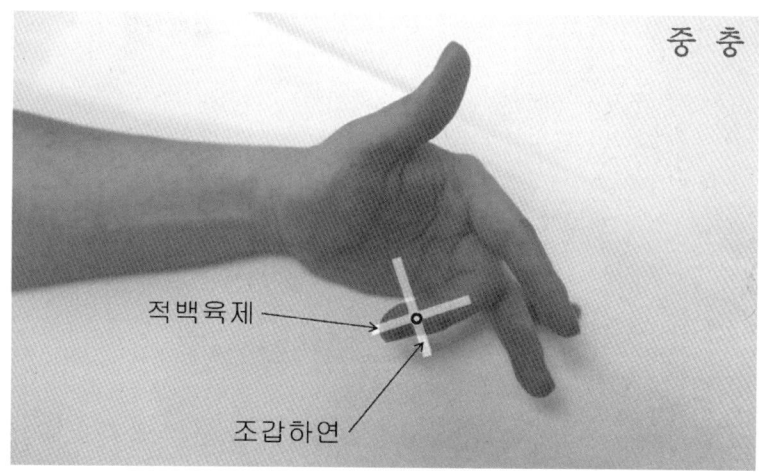

중충은 조갑하연과 적백육제의 교차점에 취혈합니다.

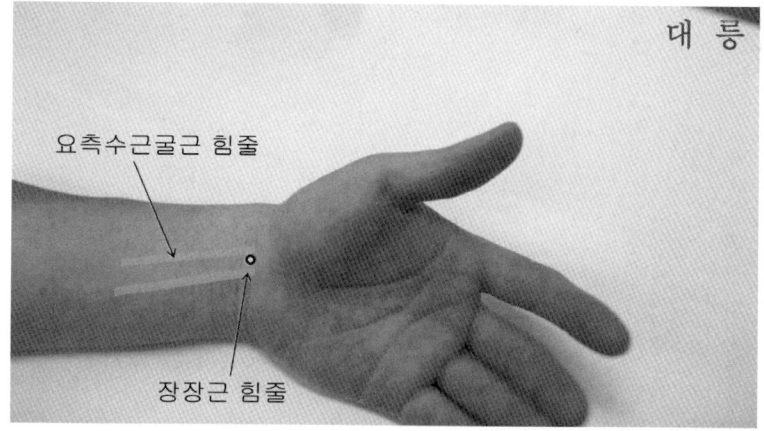

대릉은 일반적으로 통용되는 방법으로 취혈합니다. 요측수근굴근의 힘줄과 장장근의 힘줄 사이에서 취혈합니다.

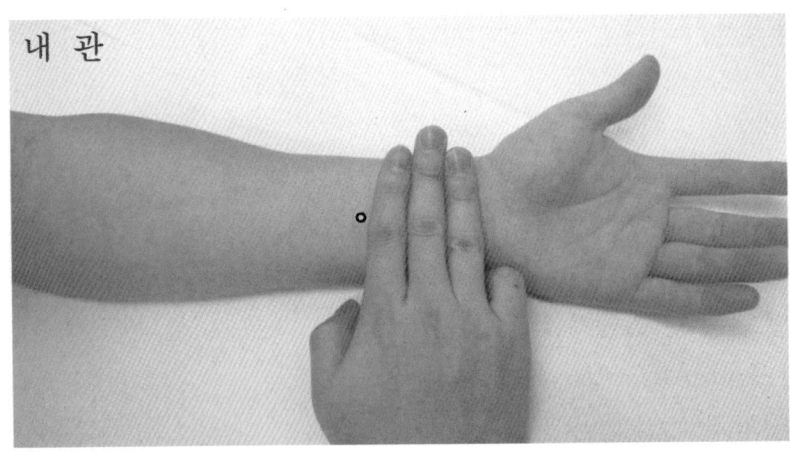

내관의 취혈법입니다. 오수혈은 아니지만, 기경팔혈과 락혈로서 중요한 혈이고, 간사와 비교를 위해 수록합니다. 내관과 같은 혈은 기준위치를 잡기 까다로워 의외로 취혈이 어렵지만, 가장 무난한 취혈법이 위 방법입니다. 물론 환자의 손을 기준으로 삼아야 합니다.

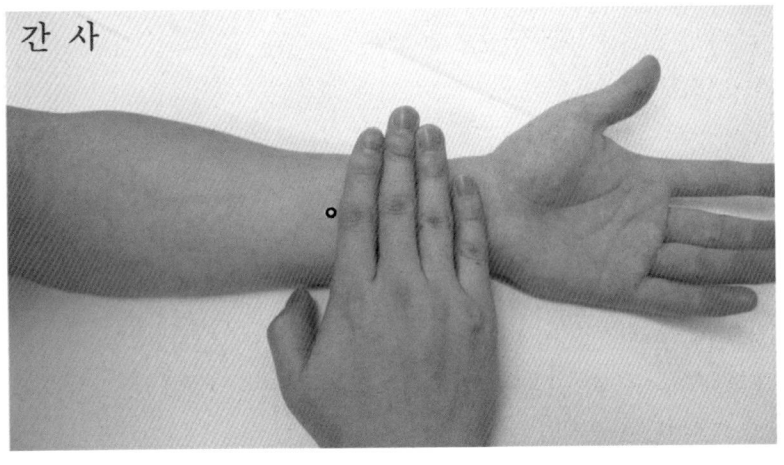

간사의 취혈법입니다.

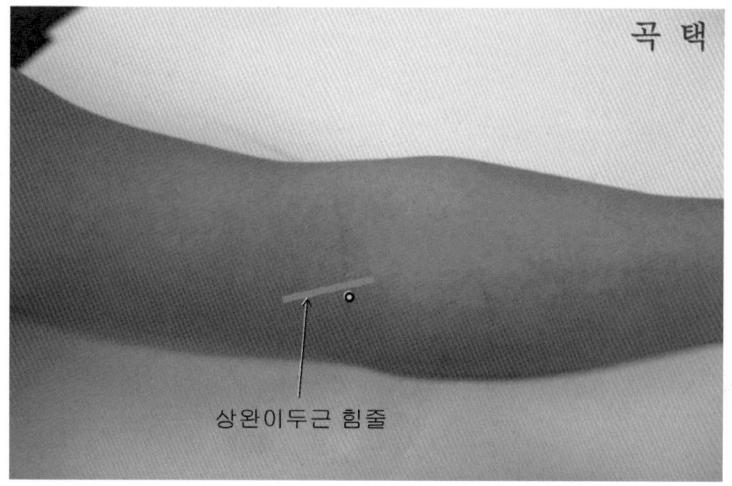

곡택은 주관절 횡문상에서, 상완이두근 힘줄 내측(medial)에서 취혈합니다. 상완이두근 힘줄 외측(lateral)에서 취혈하면 안됩니다.

4. 수소양삼초경

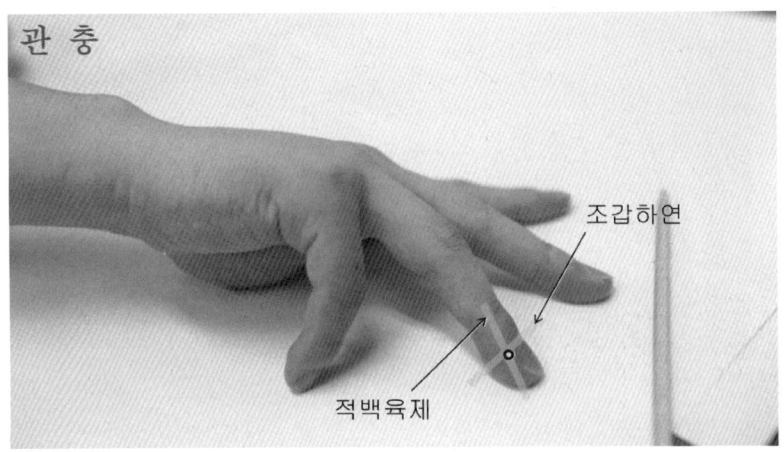

관충은 조갑하연과 적백육제가 교차되는 곳에서 취혈합니다.

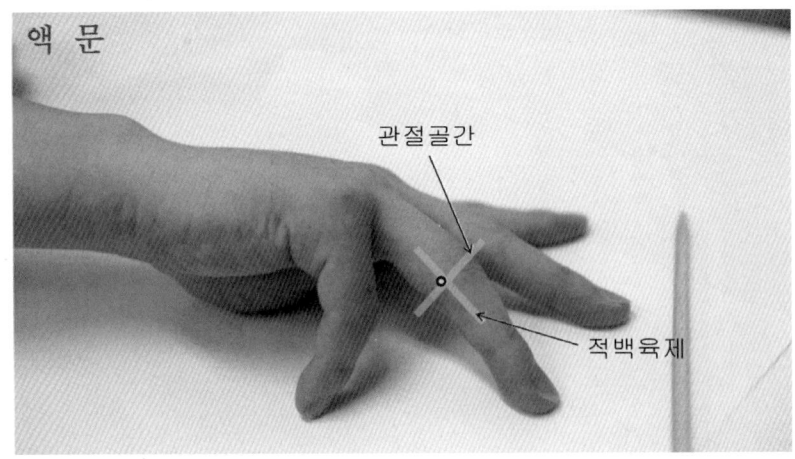

액문은 적백육제와 약지의 몸쪽손가락뼈사이관절(Proximal interphalangeal joint)의 교차점에서 취혈합니다.

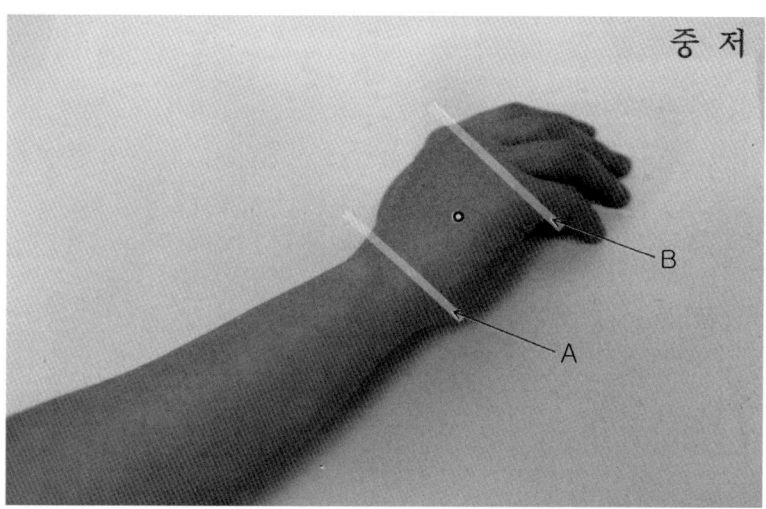

중저는 일반적인 취혈위치와 크게 다르지 않습니다. A라인과 B라인의 중간부위에 취혈합니다.

5. 수소음심경

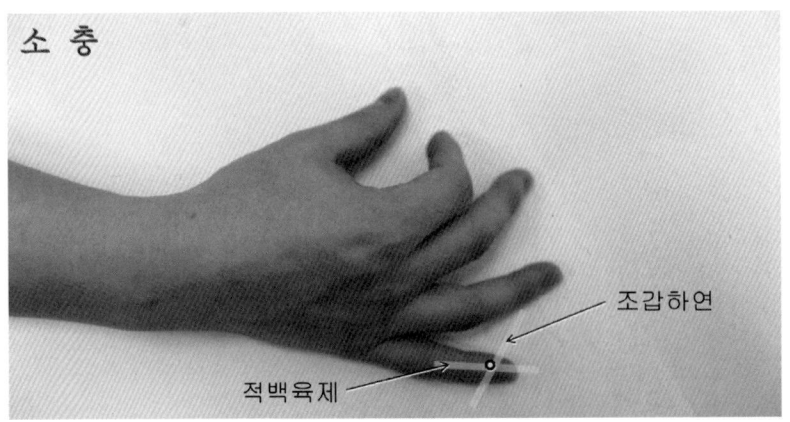

소충은 새끼손가락의 조갑하연과 적백육제의 교차점에서 취혈합니다.

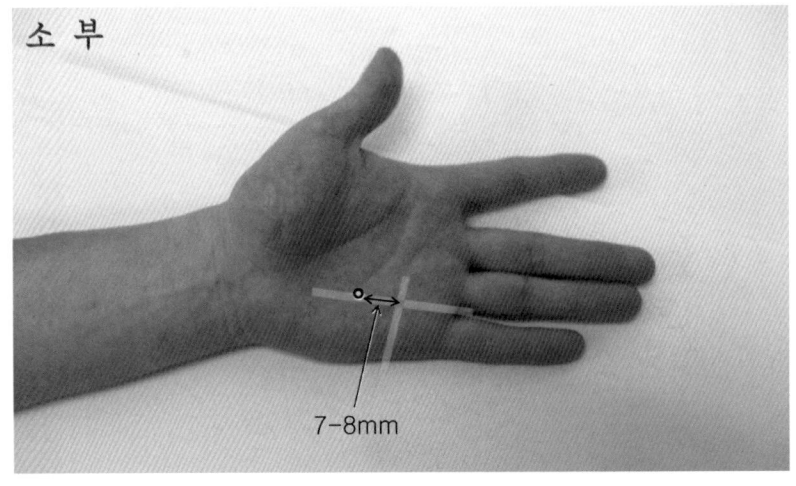

소부는 새끼손가락쪽 손금의 횡문에서 손목쪽으로 7-8mm아래쪽에서 취혈합니다.

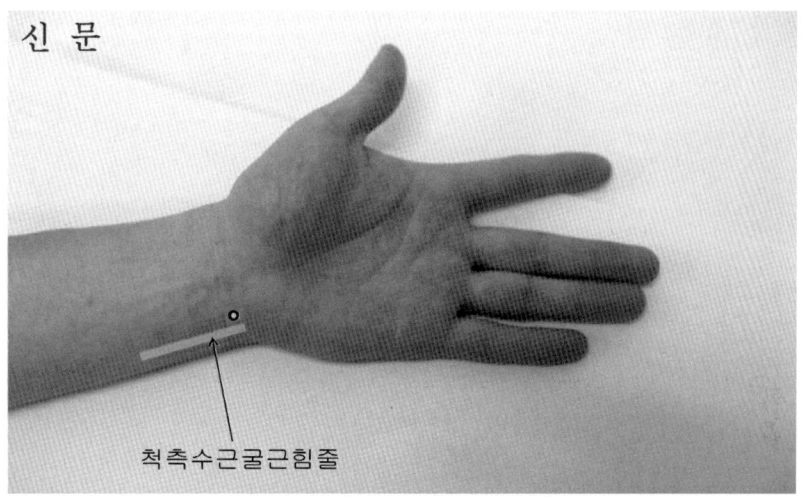

신문은 손목관절 횡문에서 취혈하며, 척측수근굴근 힘줄의 바깥쪽이 아니라 안쪽에 위치하고 있습니다.

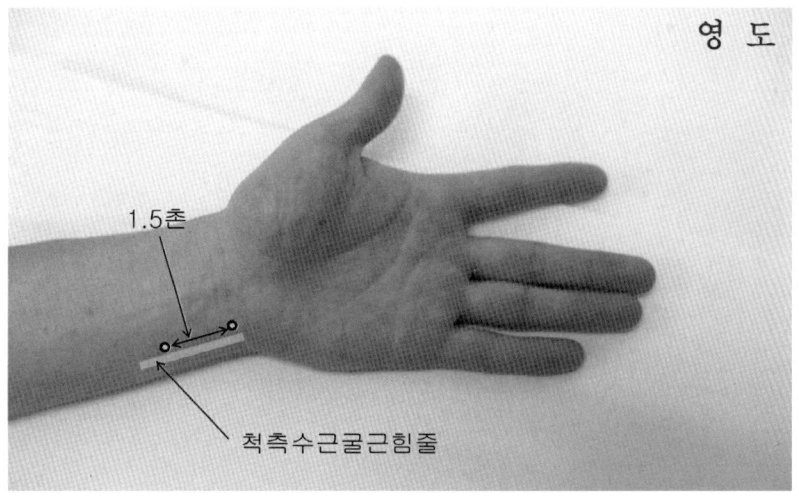

영도는 신문혈 위 1.5촌에서 취혈합니다.

6. 수태양소장경

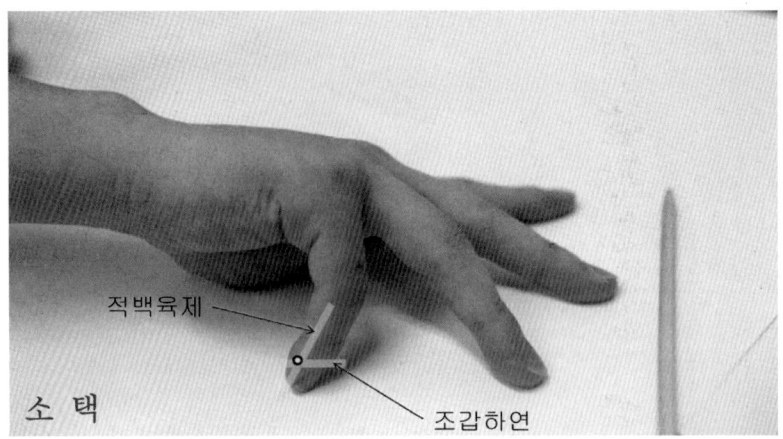

소택도 적백육제와 조갑하연의 교차점에서 취혈합니다.

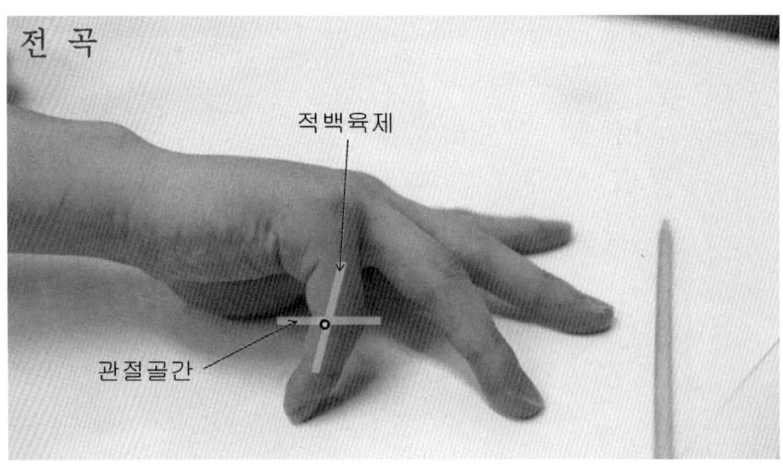

전곡은 액문이나 이간과 마찬가지로 적백육제와 몸쪽손가락뼈사이관절(Proximal interphalangeal joint)의 교차점에서 취혈합니다.

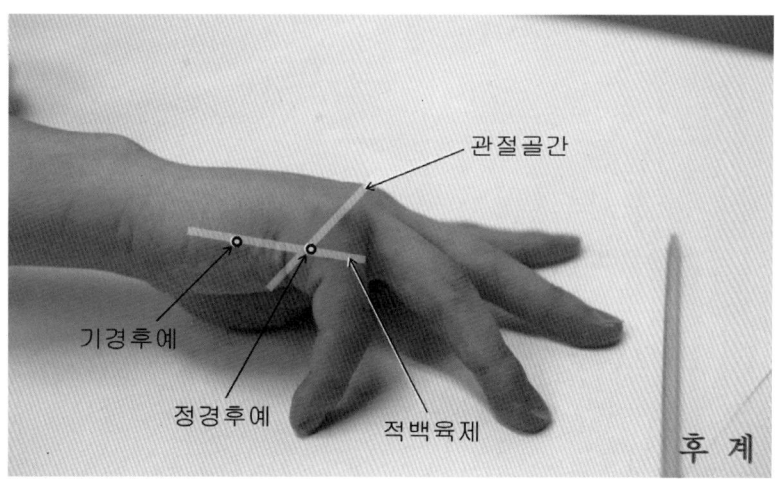

　오수혈의 후계와 기경팔혈의 후계는 그 위치가 다릅니다. 기경팔혈은 12경맥의 오수혈과는 독자적인 체계를 가지고 있고, 실제 시술하면서 관찰해보면 인체에 미치는 작용이 12경맥과는 매우 다릅니다. 또한 혈위도 오수혈과 겹치지 않습니다. 오수혈과 이름이 같은 혈은 후계와 임읍이 있는데, 기경팔혈의 후계와 임읍은 오수혈의 후계, 임읍과 이름만 같을 뿐 그 혈위와 작용은 전혀 다릅니다.
　일반적으로 통용되는 후계가 기경팔혈의 후계이고, 오수혈의 후계는 적백육제와 약지의 손허리손가락관절(Metacarpophalangeal joint)의 교차점에서 취혈합니다. 기경팔혈의 후계도 적백육제에서 취혈해야합니다.

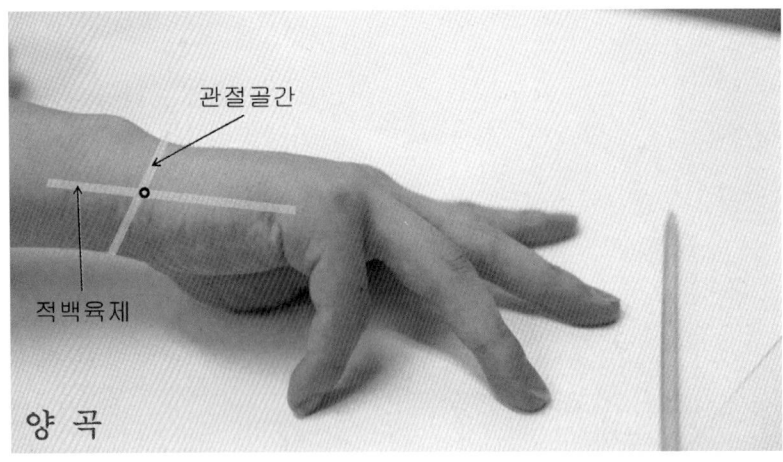

양곡은 손목관절의 골간부와 적백육제가 교차하는 부위에서 취혈합니다.

7. 족태음비경

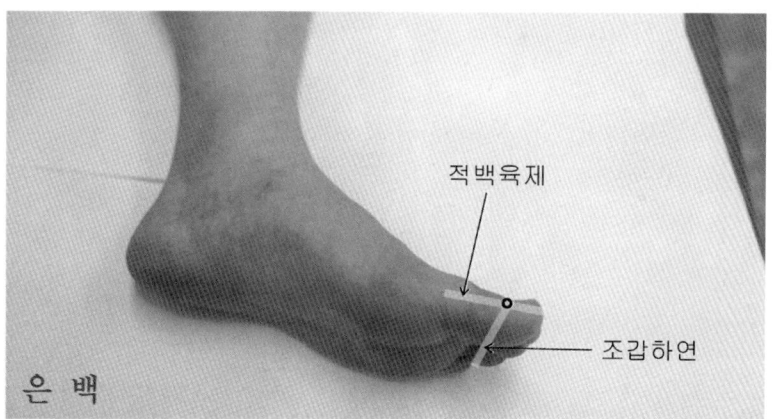

은백은 엄지발가락의 조갑하연과 적백육제의 교차점에서 취혈합니다.

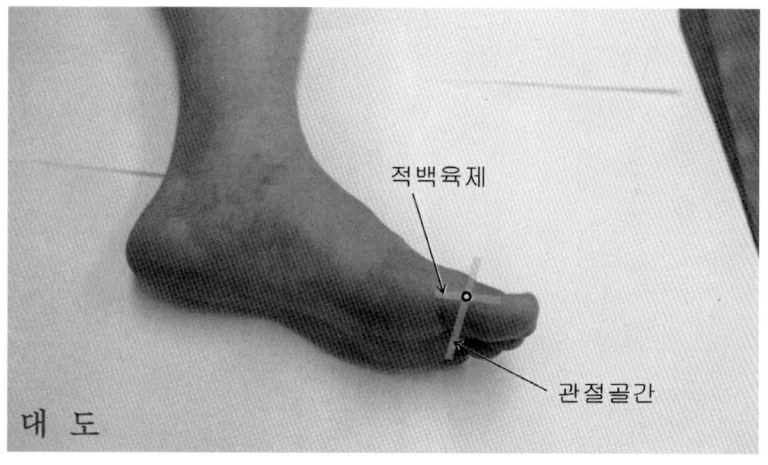

대도는 엄지발가락의 발가락뼈사이관절(Interphalangeal joint)의 골간과 적백육제의 교차점에서 취혈합니다.

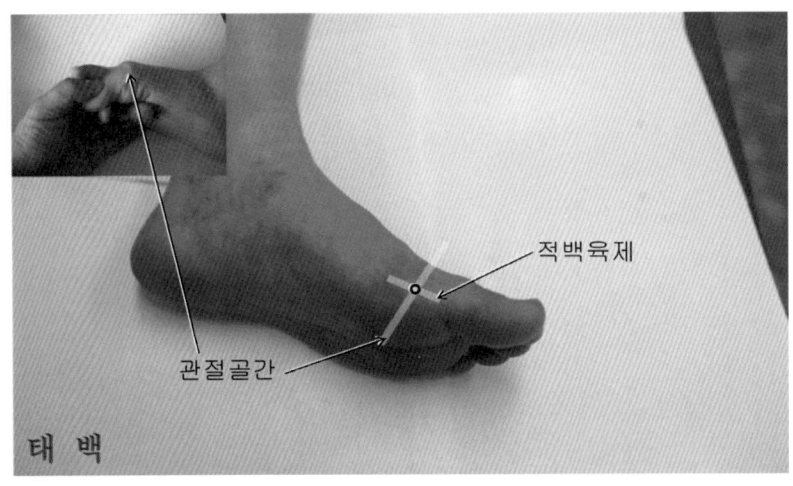

태백은 발허리발가락관절(Metatarsophalangeal joint)의 골간과 적백육제의 교차점에서 취혈합니다. 그림에서처럼 엄지발가락의 발허리발가락관절을 구부려서 골간의 위치를 확인한 후 적백육제와의 교차점을 찾으면 됩니다.

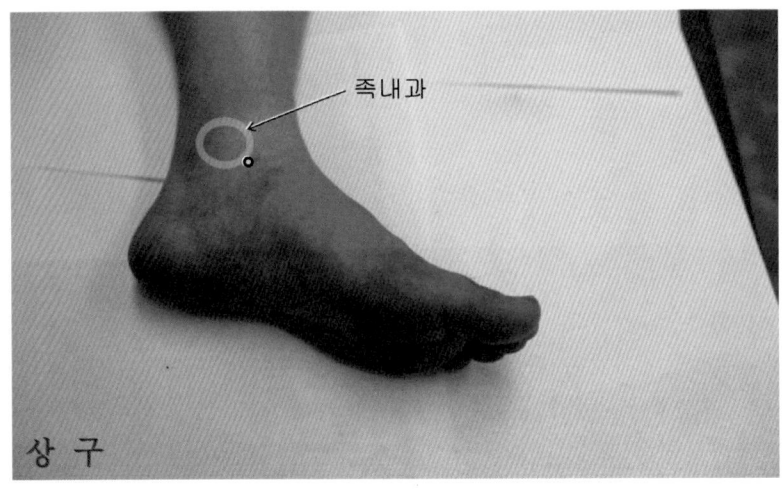

상구는 족내과의 외연에서 전하방(前下方)의 함요처(陷凹處)에 취혈합니다.

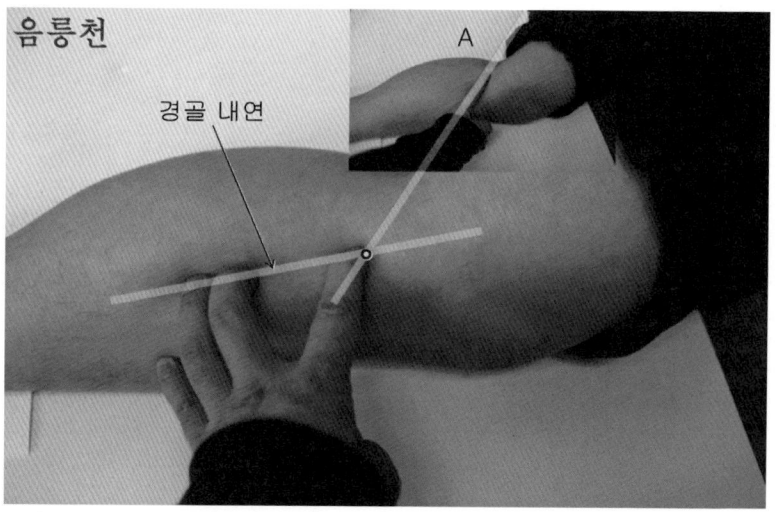

음릉천은 경골의 내연을 따라 올라가다 슬관절 근처에서 걸리는 부위(사진의 아래쪽 집게손가락 끝부분)에서 취혈합니다. 경골내연과 A라인의 교차점에서 취혈합니다.

8. 족양명위경

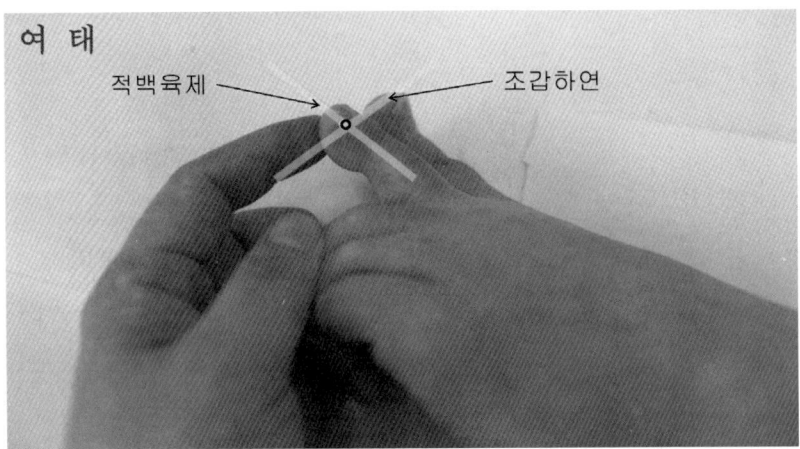

여태는 조갑하연과 적백육제의 교차점에서 취혈합니다.

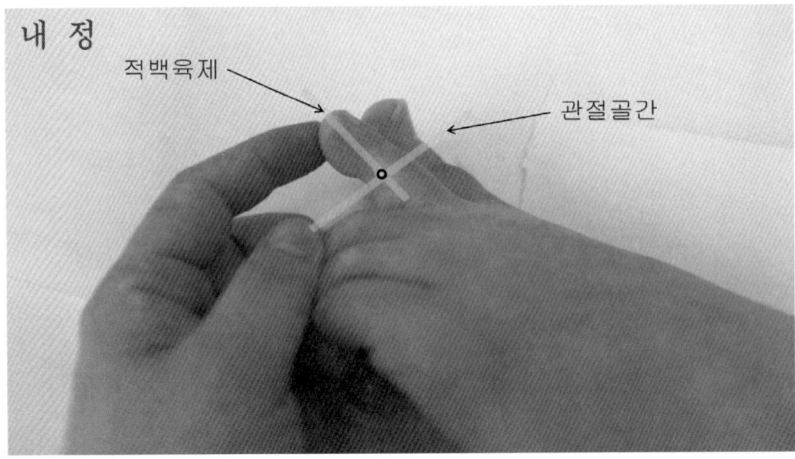

내정은 발가락뼈사이관절(Interphalangeal joint)의 골간과 적백육제의 교차점에서 취혈합니다.

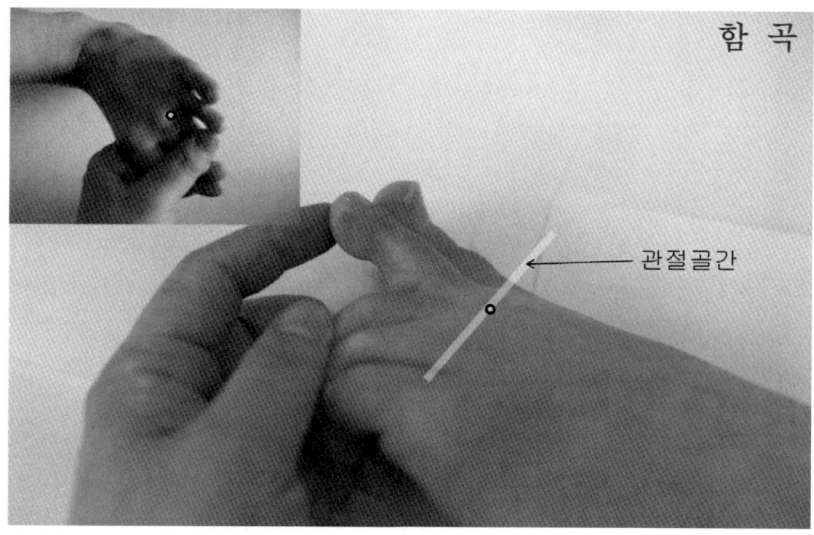

함 곡

관절골간

　함곡은 발가락을 구부려서 발허리발가락관절의 위치를 확인한 후 취혈합니다. 둘째 발가락과 셋째 발가락의 발허리발가락관절 사이에서 둘째 발가락 쪽으로 자침합니다.

9. 족소음신경

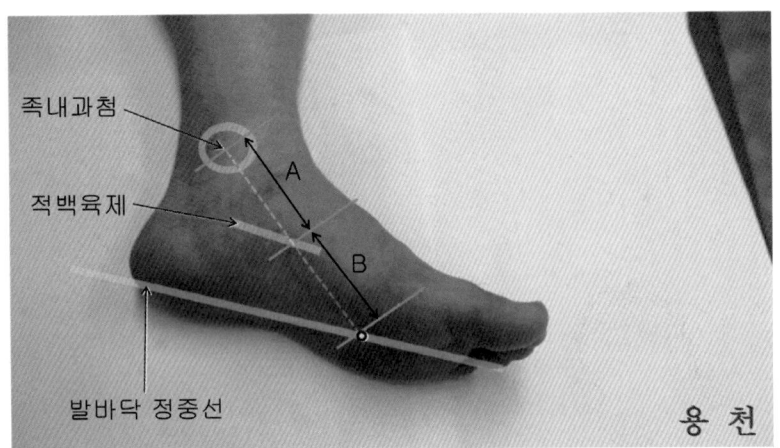

용천은 족내과첨과 적백육제간의 거리와 적백육제와 발바닥 정중선까지의 거리가 같게 되는 위치에서 취혈합니다.

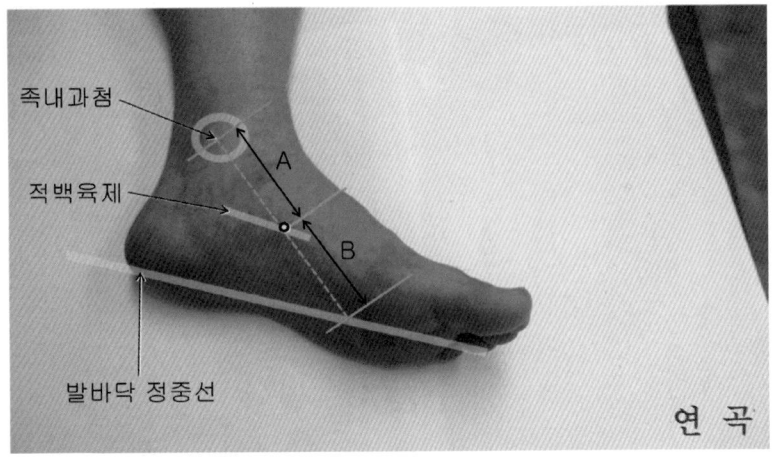

용천을 취혈한 후 용천과 족내과첨의 중간지점이 연곡입니다.

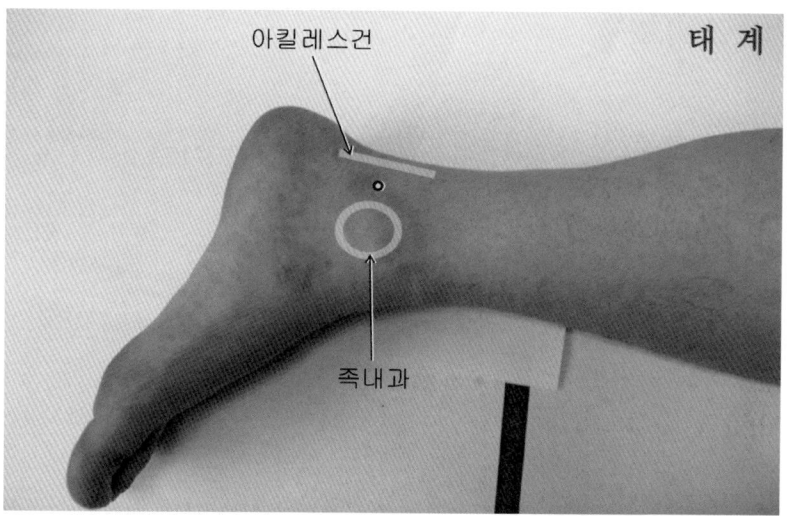

태계는 일반적으로 통용되는 취혈과 같습니다. 족내과의 외연과 아킬레스건 사이에서 취혈합니다.

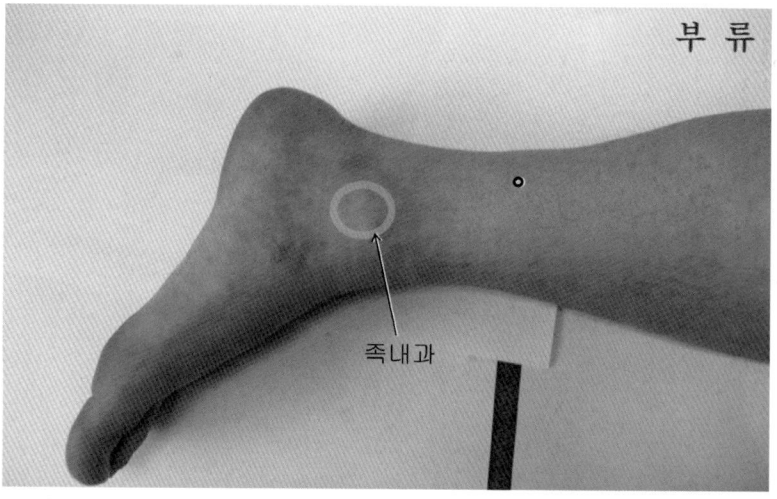

부류는 태계 위쪽 2촌 부위에서 취혈합니다.

10. 족태양방광경

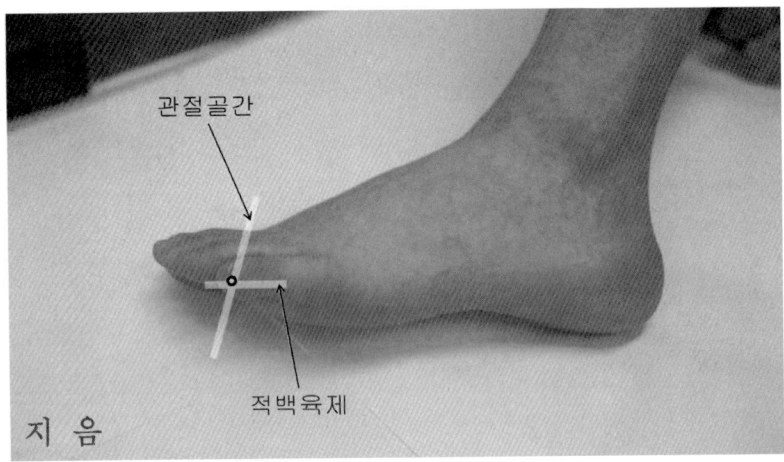

지음은 새끼발가락의 조갑하연과 적백육제의 교차점에서 취혈합니다.

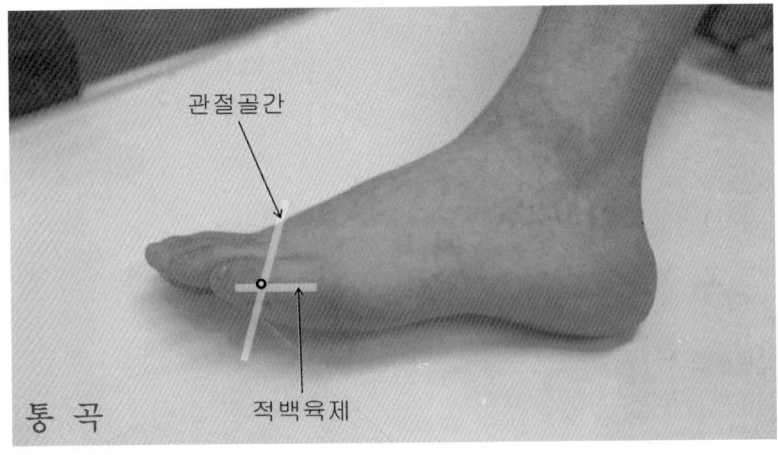

통곡은 발가락뼈사이관절(Interphalangeal joint)의 골간과 적백육제의 교차점에서 취혈합니다.

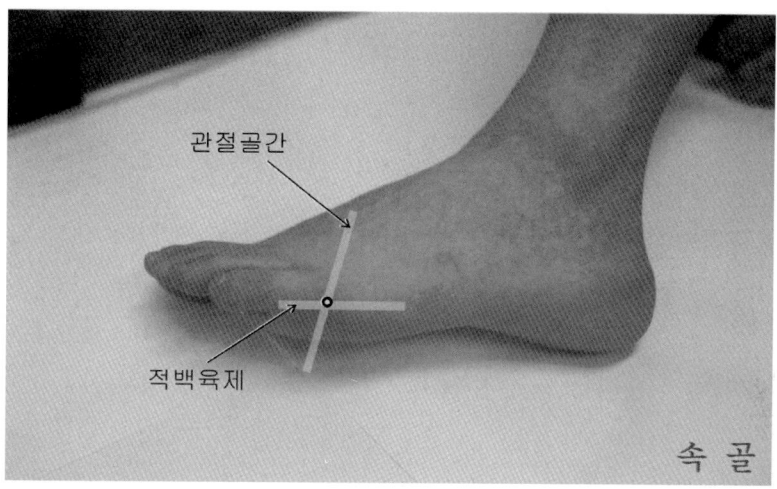

속골은 발허리발가락관절(Metatarsophalangeal joint)의 골간과 적백육제의 교차점에서 취혈합니다.

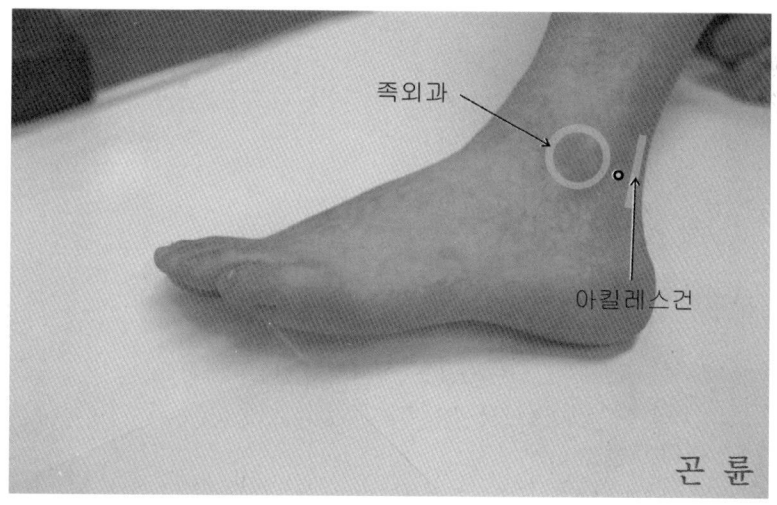

곤륜은 족외과 외연과 아킬레스건의 사이에서 취혈합니다.

11. 족궐음간경

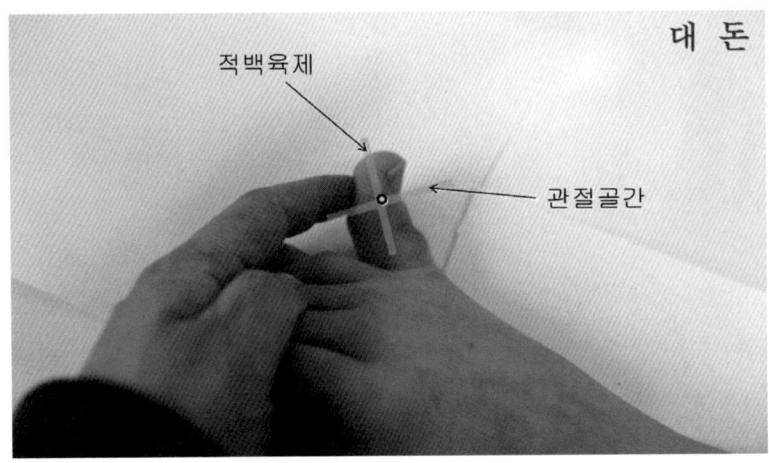

대돈은 엄지발톱의 조갑하연과 적백육제의 교차점에서 취혈합니다.

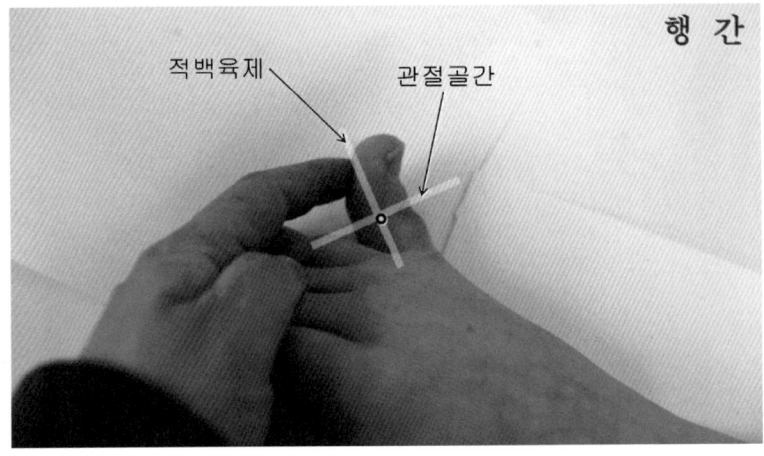

행간은 발가락뼈사이관절(Interphalangeal joint)과 적백육제의 교차점에서 취혈합니다. 대도의 반대편이 됩니다.

12. 족소양담경

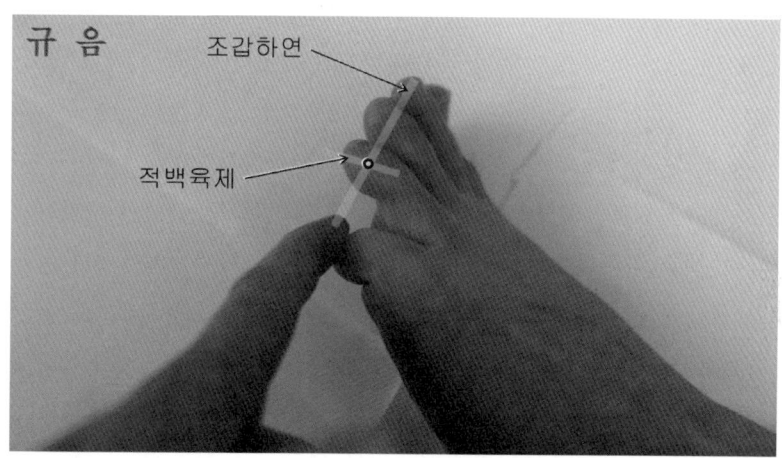

규음은 네 번째 발가락의 조갑하연과 적백육제의 교차점에서 취혈합니다.

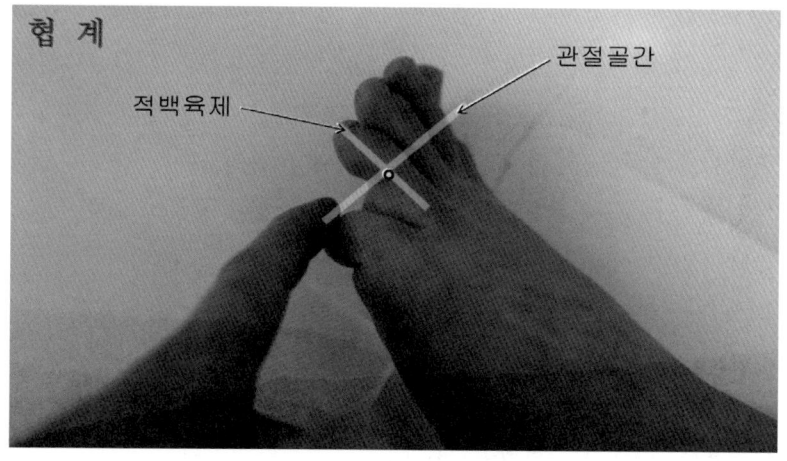

협계는 네 번째 발가락의 발가락뼈사이관절의 골간과 적백육제의 교차점에서 취혈합니다.

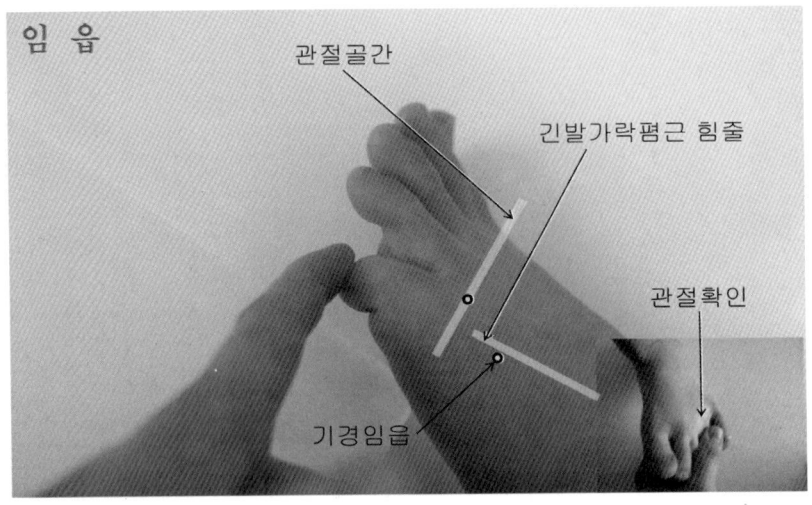

　임읍은 오수혈과 기경팔혈의 위치가 다릅니다. 오수혈의 임읍은 발허리발가락관절과 같은 선상에 있고, 기경팔혈의 임읍이 일반적으로 통용되는 임읍과 그 위치가 같습니다. 기경팔혈의 임읍은 새끼발가락으로 유주하는 긴발가락폄근의 분지 바로 위쪽에서 취혈합니다.
　우측 하단의 그림처럼 발가락을 구부려서 발허리발가락관절의 위치를 확인한 후 취혈합니다.

부록

복합체질 참고자료

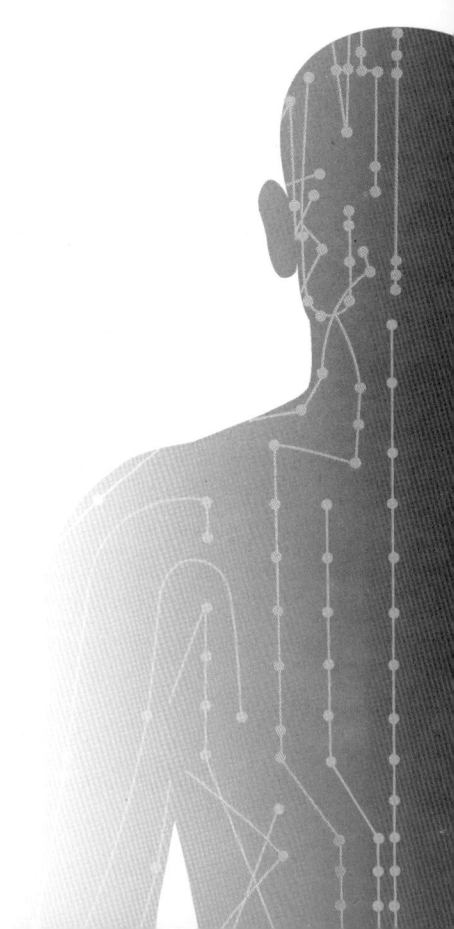

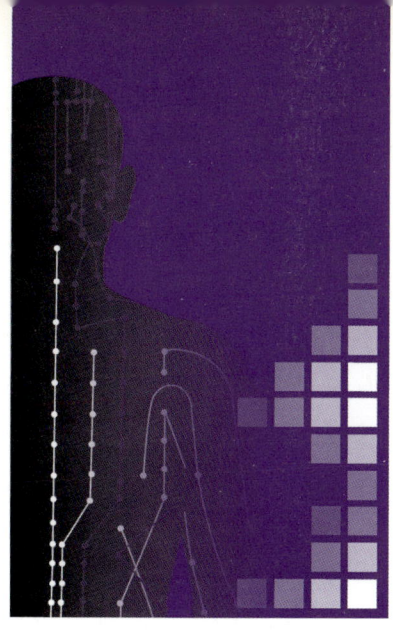

경락 기능 구조의
실제 활용

    인체의 경락은 모두 24개가 존재하지만, 체질에 따라 실제 치료에 활용되는 경락은 16개의 경락입니다.

  치료에서 활용되지 않는 8개의 경락은 타경의 송혈이라는 방식으로 기능하지만, 오수혈을 통해 허실을 가려 질병을 치료하고 인체의 기를 제어하는 측면에서는 활성을 나타내지 않습니다.

  오수혈을 통해 활용되지 않는 8개의 경락은 주체질과 객체질을 구성하는 16개의 경락과는 다른 생리적 활성을 가지고 있으며, 자경의 자혈 이외의 오수혈은 비활성 상태이지만, 원혈과 낙혈 등의 비오수혈이 활성을 가지고 있습니다.

  또한 주체질과 객체질을 구성하는 16개의 경락과 나머지 8개의 경락의 상호작용은 권도원 선생이 제시한 경락구조의 규칙을 따르기도 합니다.

  주체질과 객체질을 구성하는 16개의 경락과 나머지 8개의 경락간의 상호작용은 위 그림의 실선을 통해 표현되어 있으며,

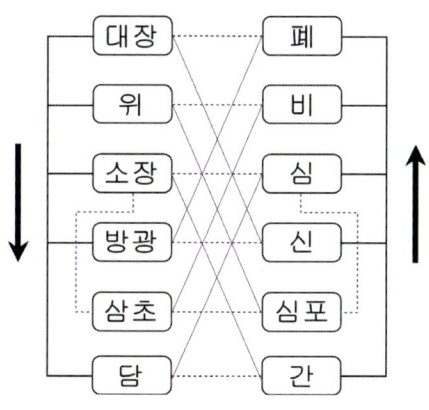

그림 44. 권도원 선생의 경락 기능 구조

권도원 선생이 체질침 부작용의 해제 방법으로 제시하였지만, 체질침 부작용의 해제는 앞서 언급했듯이 정격과 승격 혹은 보방과 사방이 더 효과적입니다.

  원혈과 낙혈과 같은 비오수혈을 통한 경락에 대한 자극은 사암침법의 정격과 승격, 권도원 선생의 보사방과는 다른 또 다른 임상적 의미를 가지고 있지만, 이 부분은 차후에 기경팔혈과 더불어 다른 책을 통해 발표할 예정입니다. 이 책에서는 오수혈에 국한하여 언급하도록 하겠습니다.

  우리가 질병 치료와 인체의 기를 제어하는데 활용하는 경락은 주체질 경락이 8개이고, 객체질 경락이 8개이며, 주체질 경락은 몸의 경락 4개와 마음의 경락 4개, 객체질 경락도 몸의 경락 4개와 마음의 경락 4개로 구성되어 있습니다.

  사람의 체질을 불문하고 마음의 경락은 모든 인체가 공통적으로 질병 치료에 활용되며, 몸의 경락은 주체질과 객체질의 종류에 따라 활용되는 경락도 있고, 활용되지 않는 경락도 있습니다.

  태음과 소양의 복합체질, 태양과 소음의 복합체질을 가진 사람은 간경, 담경, 신경, 방광경, 폐경, 대장경, 심경, 소장경의 몸의 경락이 치료에 활용됩니다.

  소음과 소양의 복합체질은 심경, 소장경, 신경, 방광경의 경락들만 활용되고, 태음과 태양의 복합체질은 폐경, 대장경, 간경, 담경의 경락들만 활용됩니다.

  복합체질의 유형에 따라 경락의 생리적 활성도에 편차가 있기 때문에 실제 질병치료에서는 같은 증상이라도 치료에 활용되는 경락은 체질에 따라 전혀 다른 경우가 많습니다.

  예를 들면 소음과 소양의 복합체질을 가진 환자가 호흡기 질환이 발생한 경우 증치의학적 관점에서는 폐경과 대장경을 통해 증상에 접근하는 것이 일반적이지만, 소음과 소양의 복합체질을 가진 사람은 폐경과 대장경이 활성이 없기 때문에 폐경과 대장경으로 호흡기 질환이 치료되지 않으며 심경과 소장경 혹은 마음의 경락인 심포경과 삼초경을 통해 호흡기 증상의 치료에 접근하게 됩니다.

요통의 경우도 마찬가지입니다.

소음과 소양의 복합체질을 가진 환자가 요통이 발생하면 신경과 방광경을 통해 증상에 접근해야 하고, 태음과 태양의 복합체질을 가진 환자는 간경과 담경을 통해 증상에 접근해야 합니다. 태양과 소음, 태음과 소양의 복합체질을 가진 환자는 신경, 방광경, 간경, 담경을 모두 살펴 증상에 접근해야 합니다.

경락을 통한 진단과 질병치료에서 흔히 범하기 쉬운 오류 중 하나는 장상과 경락을 동일시하는 것입니다. 장상과 경락의 범주는 겹치는 영역이 많은 것은 사실이지만 결코 동일시해서는 안 됩니다.

특히 체질침법에서는 더더욱 동일시해서는 안 되는데, 체질에 따라 개별 경락이 가지는 생리적 활성도나 질병치료에서의 기여도와 활용도가 다르기 때문입니다.

마음의 경락은 대소와 허실이 체질에 따라 달라질 뿐 질병치료에서의 기여도나 활용도는 같다고 볼 수 있지만, 특히 몸의 경락은 체질에 따라 차이가 나기 때문에 더욱 주의를 기울여야 합니다.

우선 환자의 증상이 나타나는 위치에 따라 대체적으로 원인 경락에 대한 유추가 가능한데, 그 기본적인 틀을 표현하면 〈그림 45〉와 같습니다.

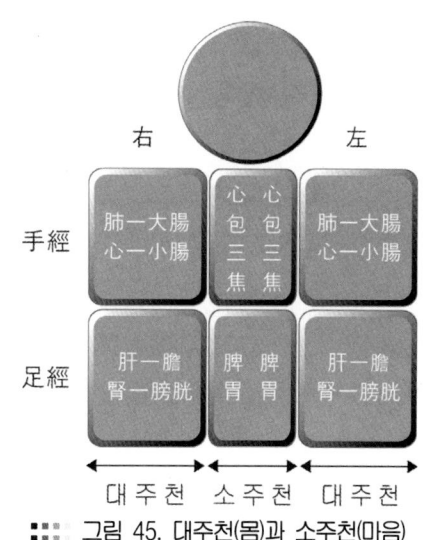

그림 45. 대주천(몸)과 소주천(마음)

횡격막을 기준으로 횡격막 위쪽의 증상은 팔의 경락에서, 횡격막 아래쪽의 증상은 다리의 경락에서 그 원인을 찾을 수 있습니다. 임독맥 선상의 가운데 영역은 마음 경락인 비위경과 심포삼초경이 문제가 되는 경우가 많습니다.

횡격막을 기준으로 상하를 구분하는 것은 유의성이 크지만, 증상이 나타난 부위의 좌우와 경락의 좌우는 일치하지 않는 경우도 많으므로 주의해야 합니다.

  보통 어깨의 통증은 횡격막 위쪽에 나타난 증상이기 때문에 팔의 경락을 통해 치료해야 되고, 요각통은 횡격막 아래쪽에 나타나므로 다리의 경락을 통해 치료해야 합니다.

  하지만 오른쪽 어깨가 아픈 경우 팔의 경락의 좌우 중 어느 경락을 치료해야 할 것인지는 상하 문제보다는 복잡한 양상을 보입니다.

  예를 들면, 체질이 태음〉소양인 사람의 팔의 경락은 마음의 경락인 양측의 심포경, 삼초경과 주체질인 태음의 몸의 경락인 우측 폐경, 좌측 대장경, 객체질인 소양의 몸의 경락인 좌측 심경과 우측 소장경으로 구성된다고 할 수 있습니다.

태음 〉 소양의 팔의 경락	
좌측 대장경(태음)	우측 폐 경(태음)
좌측 심 경(소양)	우측 소장경(소양)
좌측 삼초경(태음)	우측 심포경(태음)
좌측 심포경(소양)	우측 삼초경(소양)

표 50. 우선성 타입

태음 〉 소양의 팔의 경락	
좌측 폐 경(태음)	우측 대장경(태음)
좌측 소장경(소양)	우측 심 경(소양)
좌측 심포경(태음)	우측 삼초경(태음)
좌측 삼초경(소양)	우측 심포경(소양)

표 51. 좌선성 타입

  태음〉소양의 체질을 가진 사람이 어깨가 아픈 경우 위 8개의 경락 중에서 원인을 찾아야 합니다.

  같은 태음〉소양의 체질일 가졌다 하더라도, 우선성과 좌선성 타입에 의해 차이가 있는데, 〈표 50〉은 우선성 타입의 환자의 경우이고, 좌선성의 경우에는 경락의 주객과 좌우가 모두 뒤바뀌게 됩니다.

  사암침법 관련 서적들을 살펴보면 특정 증상과 특정 경락을 패턴화시켜 연결시키는 경우가 많지만, 증상과 경락의 상관성은 체질에 따라 큰 차이를 보이는 경우도 있습니다.

폐경을 통해 치료되는 증상들을 정리해나가면 폐경을 통해 치료 가능한 증상의 범주가 형성될거라 생각되지만, 폐경을 체질의 구성요소로 가진 태음인과 태양인에게는 타당한 생각이지만, 폐경을 체질의 구성요소로 가지지 않은 소양인과 소음인에게는 이러한 범주가 큰 의미를 갖지 못하며, 태음인이나 태양인에게는 폐경을 통해 치료되는 증상들이 소양인과 소음인에서는 오히려 심경을 통해서 치료되기도 합니다. 태음인과 태양인의 천식은 폐경을 통해 증상이 제어되지만, 소음인과 소양인은 심경을 통해 천식이 제어됩니다.

이렇듯 체질에 따라 경락의 기능과 역할, 그리고 활성에 차이가 있기 때문에 증상과 경락만으로 범주화시키는 것은 문제가 될 수 있습니다.

증상과 경락을 범주화시키는 것을 방해하는 또 하나의 요소는 경락의 기능적 구조의 특성입니다.

교과서적인 경락의 구조는 12경맥이 사지부에 순행노선을 가지고 있고, 다른 말단에는 각 장기와 연결되어 있는 구조입니다. 또한 통증질환의 경우 증상이 나타나는 부위와 경락의 순행노선의 상관성을 통해서 해당 증상의 치료에 접근하는 것이 일반적 방법입니다. 이를테면 요통이 신경(腎經)의 순행 노선상에 나타나면 신경을 통해, 간경(肝經)의 순행 노선상에 나타나면 간경을 통해 치료하는 것이 일반적 방법입니다.

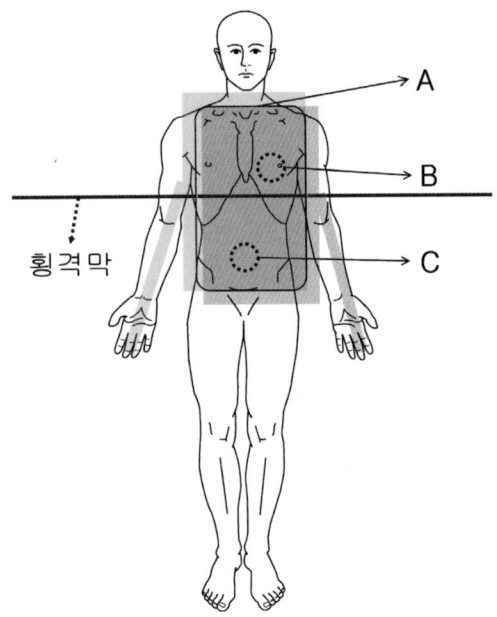

:::: 그림 46. 경락의 기능적 구조

실제 경락의 기능적 구조는 〈그림 46〉처럼 표현할 수 있습니다.

붉은색 영역은 우측의 팔의 경락을 나타내고 체간의 붉은 사각형 영역은 우측 팔의 경락의 기(氣)가 유주하는 부위입니다. 회색 영역은 좌측 팔의 경락과 그 경락이 유주하는 영역입니다.

실제 경락의 기능적 구조는 우리가 흔히 생각하듯 좌측 경락과 우측 경락의 담당 영역이 뚜렷하게 구분되어있지 않는 특성이 있습니다. 좌측 경락도 체간부 전체에 영향을 미치고, 우측 경락도 체간부 전체에 영향을 미치며, 좌측 경락과 우측 경락은 공간을 분할하는 것이 아니라 중첩되어 그 영향을 미치게 됩니다.

A의 사각형 영역은 좌측 경락과 우측 경락이 모두 영향을 미치는 영역을 나타낸 것이고 이는 음속에 양이 있고 양속에 음이 있는 것과 같고, 좌선성의 기

와 우선성의 기가 혼재되어 있는 것과 같다고 할 수 있습니다.

따라서 B부위에 통증이 있다고 할 때, B부위가 좌측에 치우쳐 있다고 해서 반드시 좌측 경락의 문제라고 할 수도 없고, 또 우측 경락의 문제라고 단정할 수도 없습니다.

실제 임상에서는 B부위의 위치를 통해 원인이 되는 경락의 좌우를 결정할 수 없는 경우가 많고, 오히려 좌측과 우측 경락을 모두 치료해야 B부위의 증상이 말끔하게 치료되는 경우가 많습니다. 예를 들면 소양〉태음의 체질을 가진 경우 B부위의 증상에 대한 치료를 위해 우측 심경과 좌측 폐경을 동시에 치료해야 B부위의 증상이 말끔하게 치료가 되는 경우도 많습니다.

인체의 장기는 체질에 따라 그 형태나 구성요소가 달라지지 않지만, 경락의 활성은 체질에 따라 변수가 크게 나타납니다.

소음인과 소양인이라해서 폐와 대장이라는 실질 장기가 없다거나 태음인과 태양인의 폐 대장과 크게 다른 점을 가진 것은 아니지만, 경락이라는 측면에서는 소음인과 소양인은 폐경과 대장경이 생리 및 병리적인 활성이 적기 때문에 장부와 경락은 큰 차이를 보입니다.

모든 인체에는 심-소장경과 폐-대장경이 존재하지만, 소양인과 소음인의 심-소장경은 장부로서의 심-소장과 폐-대장을 제어하는 역할을 모두 맡고 있다고 말할 수 있고, 태음인과 태양인의 폐-대장경도 심-소장과 폐-대장을 제어하는 역할을 모두 맡고 있다고 말할 수 있습니다. 달리 표현하면, 소양인과 소음인의 심-소장경은 횡격막 위쪽의 몸(身)의 치료와 제어를 담당하고, 태음인과 태양인의 폐-대장경은 횡격막 위쪽의 몸(身)의 치료와 제어를 담당합니다. 이러한 이유로 장상과 경락은 동일시되어서는 안 됩니다.

그렇다고 폐-대장경과 심-소장경이 아무런 차이가 없다는 의미는 아닙니다. 소음인과 소양인이 보이는 증상의 양상과 태음인과 태양인이 보이는 증상의 양상은 분명 차이가 있고, 소음인과 소양인은 심-소장경에 주로 반응이 나타나고,

태음인과 태양인은 폐-대장경에 주로 반응이 나타나는 특성이 있기 때문에 폐-대장경과 심-소장경은 분명 차이가 인식되지만, 장부에서 폐-대장과 심-소장이 나뉘는 것만큼 경락에서는 뚜렷하게 구분되지는 않습니다.

장부와 경락을 어떠한 범주로 구분할 것인지, 그 명확한 기준을 제시하는 것은 앞으로 침구학 연구에서의 과제라 할 수 있으며, 앞으로 언급될 내용이 그러한 시도 중 하나라 말할 수 있습니다.

경락의 구조라는 측면에서 인체는 4개의 경락 축으로 구분이 가능합니다.

이 4개의 경락 축은 앞서 언급했던 경락의 구조적 특성 중에서 '경락의 표리관계'와 '경락의 심신구조'에 의해 형성이 됩니다. 태음인과 태양인의 경우 폐(대장)-비(위)의 축과 간(담)-심포(삼초)의 2개의 축을 가지게 되고, 소양인과 소음인의 경우 심(소장)-비(위)의 축과 신(방광)-심포(삼초)의 2개의 축을 가지게 됩니다.

또한 인체의 경락이 보이는 체질적 특성은 주체질과 객체질 두 개의 체질을 가지기 때문에 주체질 2개의 축과 객체질 2개의 축, 합해서 4개의 축을 가지게 됩니다.

경락을 통한 질병 치료는 바로 이 4개의 축을 통해서 접근하게 됩니다.

예를 들면 소양>태음의 체질인 사람은 소양의 심(소장)-비(위), 신(방광)-심포(삼초)의 축과 태음의 폐(대장)-비(위), 간(담)-심포(삼초)의 축을 가지게 되고 이 4축을 통해 증상을 분류하고 치료에 접근하게 됩니다.

또한 증상의 부위는 앞서 언급했듯이 횡격막을 기준으로 상하로 구분하여 상체의 증상은 소양>태음의 체질인 사람은 심(소장)-비(위)의 축과 폐(대장)-비(위)의 축을 중심으로 치료에 접근하고, 하체의 증상은 신(방광)-비(위)의 축과 간(담)-비(위)의 축을 중심으로 치료에 접근합니다.

내과적 증상이든 근골격계 증상이든 증상의 부위의 상하에 따라 해당 경락 축을 중심으로 치료에 접근하게 되는데, 식체 증상도[21] 세밀하게 관찰해보면 명치부 아래쪽에 나타나는 경우도 있고, 명치부 위쪽에 나타나는 경우도 있는데, 명치부 위쪽 증상은 심(소장)-비(위)의 축과 폐(대장)-비(위)의 축을, 명치부 아래쪽 증상은 신(방광)-심포(삼초)의 축과 간(담)-심포(삼초)의 축을 중심으로 치료에 접근합니다.

증상에 따른 경락 축을 선택하는 기준은 증상의 부위 이외에도 증상의 원인의 종류에 따라 분류도 가능합니다. 위와 같이 음식상의 경우 몸의 경락을 상하의 기준으로 삼지만 복부의 답답함이라는 증상이 칠정상이 원인인 경우에는 그 증상의 발현 부위에 대한 기준은 마음의 경락을 중심으로 구분해야 합니다. 칠정상에 의해 하복부가 답답하다면 비위경을 중심으로 치료에 접근해야 하고, 칠정상으로 가슴이 답답하다면 심포삼초경을 중심으로 치료에 접근해야 합니다.

몸과 마음 즉 心身의 속성을 분류하고 증상의 발현 부위의 상하를 분류하면 치료 대상이 되는 경락이 어느 정도 윤곽을 드러냅니다.

1. 요 통

『사암침구정전』에 보면 요통을 증상에 따라 9가지로 분류하고 있습니다.

項脊尻背, 如重狀
■■ 방광경이 허해서 오는 요통은 뒷목에서 척추를 따라 꼬리뼈까지 무겁다.

項如拔, 俠脊痛, 腰似折, 髀不可以曲.
■■ 방광경이 실해서 오는 요통은 목이 빠질 것 같고, 척추가 아프고, 허리가 끊어질듯하면서 고관절을 구부릴 수 없다.

---

21) 음식상으로 속이 답답하다고 호소하는 증상

이와 같이 증상의 양상에 따라 경락의 허실을 구분하는 것은 너무나 당연한 방법이지만, 앞서 경락의 기능적 구조와 경락의 허실에 대해 살펴본 것처럼 경락의 허실은 증상에 따라 변하는 것이 아니라 체질적으로 타고나기 때문에 증상의 양상을 분별해서는 경락의 허실을 구분할 수 없습니다.

『사암침구정전』에서는 요통을 膽經虛痛, 膀胱虛痛, 膀胱實痛, 胃經虛痛, 大腸虛痛, 肝經虛痛, 腎經虛痛, 脾經實痛, 肺經虛痛의 9가지로 분류하고 있고, 그 분류 기준은 증상의 양상으로 제시되고 있습니다.

종류	증상	치료
膽經虛痛	如以針刺, 其皮中循循然, 不可俯仰. 不可以顧.	通谷 俠溪補 商陽 至陰瀉
膀胱虛痛	項脊尻背, 如重狀.	商陽 至陰補 三里 委中瀉
膀胱實痛	項如拔, 俠脊痛, 腰似折, 髀不可以曲.	三里 委中補 臨泣 束骨瀉
胃經虛痛	不可以顧, 顧如有見者善悲.	解溪補 臨泣 陷谷瀉
大腸虛痛	筋骨似折, 必以下大腸經, 有結核也.	三里 曲池補 陽谷 陽溪瀉
肝經虛痛	腰中强急, 如兼體之狀.	陰谷 曲泉補 經渠 中封瀉
腎經虛痛	痛引脊內, 屈伸刺痛.	經渠 復溜補 太白 太溪瀉
脾經實痛	熱甚生煩. 腰下如有橫木其居中. 甚則遺溲.	大敦 隱白補 經渠 商丘瀉
肺經虛痛	腰中如張弓弩弦狀.	太白 太淵補 少府 魚際瀉

표 52. 『사암침구정전』에서 요통 증상의 9가지 분류

이러한 구분은 타당성이 전혀 없는 것은 아닙니다. 예를 들어 방광허와 방광실에서는 통증의 발현 부위가 뒷목에서 천골까지 언급되어 있는데, 실제 방광경에 나타나는 증상의 범위는 머리에서 천골부까지 광범위하게 나타납니다.

하지만, 이는 방광경만 국한된 것은 아닙니다. 담경의 경우도 머리에서 천골

부까지 증상의 범위가 나타납니다.

   그리고 『사암침구정전』에서는 방광과 신경을 따로 구분하고 담경과 간경을 따로 구분했지만 경락의 기능적 구조를 통해서 밝혔듯이 방광경과 신경은 표리 관계이면서 하나의 체계로 볼 수 있기 때문에 방광경과 신경의 허실은 별도의 항목으로 나누어서는 안 됩니다. 오히려 명확하게 구분해야 할 것은 경락의 좌우입니다.

   요통을 경락과 연관 지을 때 또 하나 주의할 점은 경락과 요통을 범주화시킬 때 증상의 양상보다는 증상의 부위가 보다 중요하다는 점입니다.

   『사암침구정전』에서의 구분처럼 찌르는 듯 아픈 느낌이나 무거움 등의 증상의 속성들은 경락과 상관성이 거의 없다고 할 수 있고, 이는 앞부분에서 언급했듯이 장상과 경락을 동일시하기 때문에 우리가 갖게 되는 선입견일 뿐입니다.

   요통과 경락을 범주화하는데 가장 중요한 점은 첫째로 체질이며 둘째는 증상의 발현 부위라 할 수 있습니다.

   요통은 횡격막 아래의 증상이기 때문에 다리의 경락이 그 주된 원인으로 볼 수 있습니다. 물론 팔의 경락이 원인이 되어 나타나는 요통도 없는 것은 아니지만, 다리의 경락이 원인인 요통과 팔의 경락이 원인인 요통은 그 발생 부위를 통해 구분이 가능합니다. 하지만 체형의 변이에 따라 부위 구분 자체가 애매한 경우도 있기 때문에 이런 경우에는 기감이나 오링테스트가 많은 도움이 되기도 합니다.

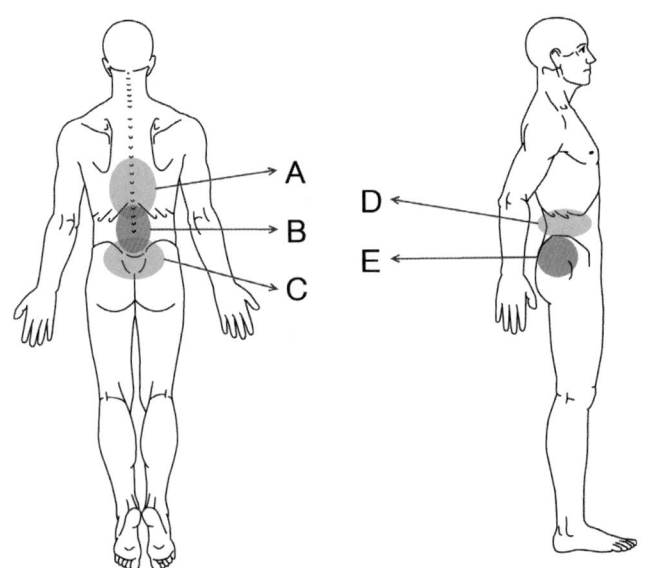

::: 그림 47. 환자가 허리가 아프다고 호소하는 부위

위 그림은 환자가 허리가 아프다고 호소하는 부위들을 표시한 것입니다. 위 그림에서 A부위는 팔의 경락이 원인이 되어 요통을 유발하기도 합니다. 나머지 B~E의 부위들은 다리 경락이 원인이 되지만, 부위에 의해 절대적으로 경락이 결정되지는 않습니다.

일반적으로 B와 C의 부위에 통증이 있는 경우 신경과 방광경을, D와 E의 부위에 통증이 있는 경우 간경과 담경을 통해 치료하는 경우가 많지만, D와 E의 부위에 통증이 있더라도 소음인과 소양인은 간경 담경보다는 신경과 방광경으로 치료해야 하고, B와 C부위의 통증은 태음인과 태양인은 신경, 방광경이 아닌 간경과 담경으로 치료해야 합니다. 또한 경락의 허실은 체질에 의해 자연스럽게 결정이 됩니다.

체질을 고려하지 않는 경우 12개의 다리 경락이 모두 요통의 원인이 될 수 있게 되고, 허실까지 감안하면 요통의 원인 경락을 정확하게 찾을 확률은 1/24

이 됩니다. 그러나 체질이 결정되면 주체질과 객체질에 따라 다리의 경락은 8개가 되고, 허실도 체질에 따라 결정이 되기 때문에 원인 경락을 정확하게 찾을 확률은 1/8이 됩니다.

소양>태음의 체질을 가진 경우 이 환자의 활성을 가진 다리의 경락은 다음과 같습니다.

우선성		좌선성	
소양(주)	태음(객)	소양(주)	태음(객)
좌신경-우방광경(허)	우간경-좌담경(실)	우신경-좌방광경(허)	좌간경-우담경(실)
좌비경-우위경(실)	우비경-좌위경(허)	우비경-좌위경(실)	좌비경-우위경(허)

표 53.

소양>태음의 체질을 가진 사람은 좌선성과 우선성의 타입에 따라 좌우의 경락이 대칭적으로 활성을 가지게 됩니다.

어느 경우든 요통이 발생할 경우 8경락 중에서 선택하여 치료하게 됩니다.

요통의 경우 비경과 위경이 원인이 되는 경우보다는 간담경이나 신방광경이 원인인 경우가 압도적으로 많고, 경락의 기능적 구조의 표리관계에서 말했듯이 신경과 방광경, 간경과 담경은 동일 체계이기 때문에 선택지는 두 가지가 됩니다. 신경을 치료하면 표리관계에 의해 방광경도 같이 치료되고, 담경을 치료하면 간경도 같이 치료되기 때문입니다.

또한 경락의 허실은 체질에 의해 자동적으로 결정됩니다.

변증론치에 익숙해진 경우 이러한 접근이 다양한 환자의 증상에 대해 모두 대응이 가능한지에 대해 의구심이 들 수 있으나, 여러 차례 언급했듯이 경장상이나 기타 팔강변증의 다양한 증상 유형에 대해 경락은 허실만으로 모두 대응이 가능합니다.

2. 호흡기질환

호흡기질환은 일반적으로 폐경을 통해 접근하는 경우가 많습니다.『사암침구정전』에서의 호흡기질환은 상한 부분에도 일부 내용이 있고, 후열(喉熱)이나 후비(喉痺) 등과 같이 따로 증상을 분리해서 다루고 있습니다.

하지만 증상의 양상이나 증상의 속성 등으로 변증하여 원인 경락을 찾는다는 것이, 실제 임상에서는 쉽지만은 않습니다.

외형적으로 같아 보이는 호흡기 증상이더라도, 체질에 따라 치료에 활용되는 경락은 전혀 달라집니다. 소음과 소양이 복합된 체질에서는 호흡기 증상이더라도 주로 심-소장경과 심포-삼초경을 통해서 치료에 접근하고, 태음과 태양이 복합된 체질에서는 폐-대장경과 심포-삼초경을 통해서 치료에 접근합니다. 태음과 소양, 태양과 소음이 복합된 체질에서는 심-소장경과 폐-대장경을 모두 활용하게 됩니다.

변증을 통한 오행침 운용이 어려울 수밖에 없는 이유가 여기에 있습니다.

장상학설이라는 관점에서 호흡기 질환은 폐를 주로 염두에 둘 수밖에 없지만, 소양과 소음이 복합된 체질에서는 폐경이 활성이 없기 때문에 폐경을 치료하면 전혀 효과를 볼 수가 없게 됩니다.

한편 태음과 태양이 복합된 체질의 경우 폐경이 원인이 되어 나타난 호흡기 증상이더라도 좌측 폐경과 우측 폐경의 허실을 정확하게 알아야 치료효과가 제대로 나타납니다.

만성 비염이나 알러지성 비염은 호흡기 증상이지만, 감기와는 다른 차원의 증상입니다.

경락의 심신 구조라는 관점에서 본다면, 마음의 경락이 망가지면 자율신경계통의 이상 증상이나 신경정신과적 증상들이 발생하게 되고, 몸의 경락이 망가지면 면역기능 실조로 인한 다양한 증상들이 나타나게 됩니다.

만성 비염이나 알러지성 비염은 면역기능 실조로 인한 경우가 많기 때문에 장상학설이라는 관점에서 접근하기보다는 몸의 경락이라는 차원에서 접근하는 것이 보다 효과적입니다.

실제 소음〉소양의 체질을 가진 비염환자들은 심-소장경만으로 치료하는 것보다 신-방광경을 같이 치료하는 것이 훨씬 효과적이며, 어떤 경우에는 신-방광경의 치료만으로 비염 증상이 소실되기도 합니다. 태음과 태양의 체질을 가진 사람은 간-담경을 같이 치료해주어야 합니다.

『사암침구정전』의 후열(喉熱)방과 후비(喉痺)방에 보면 특징적으로 삼초경의 액문과 중저를 공통으로 사용하였는데, 목이 붓고 열이 나는 증상은 심-소장경이나 폐-대장경의 이상으로 발생하는 경우도 많지만, 심포-삼초경의 이상으로 증상이 발생하는 경우가 아주 많습니다.

문진을 통해 칠정상이 확인되면 심포-삼초경을 당연히 살펴야겠지만, 문진으로 확인이 되지 않더라도 심포-삼초경을 살펴보는 것이 좋은데, 스트레스가 현재 진행형이 아닌 과거형이더라도 심포-삼초경의 불균형이 유지되어 증상의 원인이 되는 경우가 많기 때문입니다.

효천의 경우『사암침구정전』에서는 삼초의 열(熱)과 위(胃)의 습(濕)을 원인으로 제시하고 있고, 처방으로는 삼초경의 액문 중저와 위경의 해계 함곡과 천돌을 사용하고 있습니다.

증상의 분별에서는 열이나 습의 개념이 의미가 있지만, 경락에서는 열과 습의 개념은 의미가 없고, 허실이 보다 중요합니다.

실제 효천의 범주에 속하는 증상을 가진 사람들은 체질에 따라 치료 경락이 달라집니다.

소양 소음의 경우 심-소장경을, 태음 태양의 경우 폐-대장경을 위주로 치료해야 되고, 체질이 정확하게 구분되면, 경락의 좌우와 허실이 자연스럽게 결정되므로(십이경맥개합표 참조) 이에 맞추어 치료하면 됩니다.

천식도 효천의 범주에 포함시킬 수 있는데, 천식의 치료에서 중요한 점은 심-소장경과 폐-대장경보다 심포-삼초경의 비중이 더 큰 경우가 많다는 것입니다.

3. 신경정신과 질환

사암침법이나 팔체질침법에서 정신과적 증상에는 주로 심경과 심포경을 활용하지만, 실제 경락의 기능 구조를 통해 본다면, 정신과적 증상에는 심포-삼초경과 비-위경을 주로 활용해야 합니다.

심-소장경은 흉부의 증상에는 일정정도 효과가 있지만, 정신과적 증상을 치료하는 효과는 미미합니다.

공황장애, 우울증, 정신분열증 등의 증상들은 심포-삼초경을 잘 활용하면 좋은 효과를 보입니다.

심포-삼초경은 체질에 따라 대소 또는 허실이 결정됩니다.

```
:: 심포-삼초경의 허실 ::

 태양 : 심포-삼초 허
 태음 : 심포-삼초 실
 소양 : 심포-삼초 실
 소음 : 심포-삼초 허
```

경락은 복합체질로 드러나기 때문에 심포-삼초경은 좌우의 허실이 다른 경우도 있고 같은 경우도 있습니다. 소양과 소음, 태음과 태양이 복합된 체질은 좌우 심포-삼초경의 허실이 같고, 소양과 태음, 태양과 소음이 복합된 체질은 좌우 심포-삼초경의 허실이 다릅니다.

좌우 허실이 같은 경우보다 다른 경우가 신경정신과 질환을 가진 경우가 많습니다.

정신과적 증상들을 치료하는 경우 심포-삼초경의 허실이 정확하지 않으면 증상이 빠르게 악화됩니다. 건강한 사람의 경우에도 심포-삼초경의 허실이 잘못되면 심리상태가 나빠지거나, 사고력이나 집중력의 변화를 호소하게 됩니다.

전광(癲狂)『사암침구정전』의 화열에서 언급되고 있고, 심, 간신, 소장을 그 원인으로 보고 있지만[22], 경락의 기능 구조편에서 밝혔듯이 신경정신과적 증상들은 심포-삼초경과 비-위경을 중심으로 치료해야 보다 효과적입니다. 심-소장경과 간신경을 치료하는 것이 전혀 의미가 없지는 않지만, 일부 증상의 호전에는 도움이 될 수 있지만, 근본적인 치료에는 심포-삼초경을 중심으로 활용해야 합니다.

불면증은『사암침구정전』에서는 다음과 같이 분류하여 접근하고 있습니다.

〈표 54〉와 같은 분류와 접근은 경락의 기능 구조라는 측면에서 본다면 근본적인 해결책이 되지 못합니다. 불면증은 심포-삼초경의 이상으로 나타나는 경우가 압도적으로 많으며, 비-위경이 그 다음입니다. 물론 몸의 경락의 이상으로도 발생할 수 있지만, 자연적으로 발생하는 경우는 드물고, 오치로 인해 발생하는 경우가 많습니다.

不眠症	
煩熱不睡	絶骨 間使瀉
心熱不寢	湧泉瀉 解溪補
昏困不睡	曲池 陰陵泉

표 54.『사암침구정전』에서 불면증의 분류

---

22) 素問註云, 火甚則癲狂. 多喜爲癲, 多怒爲狂. 心熱甚則多喜, 火旺制金, 不得平木, 肝實而多怒也. 舍岩惟獨, 人身火有三也. 君火(心火)大狂. 相火(肝腎)陽狂. 壯熱(小腸)平狂. 以此, 激狂水而制離, 引古木而平熱.

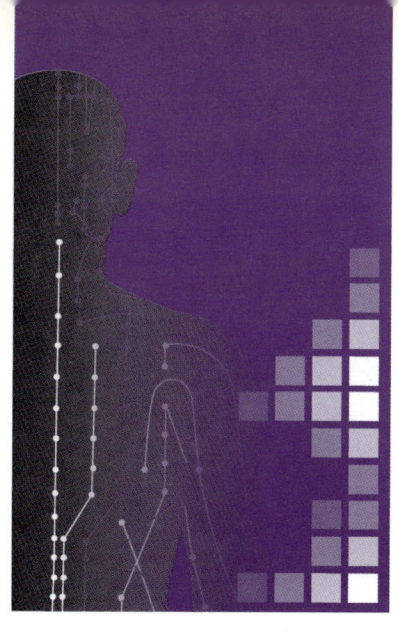

복합체질과 방제

방제와 본초를 연구하다보면 늘 겪는 어려움 중 하나는, 비슷한 효능의 처방과 약재가 여러 가지가 존재한다는 점입니다.

본초강목이나 중약사해와 같은 대형 본초서적들을 이리저리 정리해도 늘 맞닥뜨리는 문제점은 동일 효능의 약재가 많아서 환자에게 어떠한 약물을 선택해야 가장 좋을 것인지 결정하기가 매우 어렵다는 점입니다.

약재의 기미와 귀경을 분류하여 접근하면 된다고 말하는 이도 있지만, 실제 임상에서는 환자가 보이는 증상의 변증내용과 약재의 분류가 일치해도, 실제 치료에서는 증상이 호전되지 않거나, 오히려 부작용이 나는 경우도 많습니다.

방제의 경우도 상황은 마찬가지입니다. 동의보감에는 5천 수 정도의 처방이 실려 있고, 보제방에는 6만수의 처방이 실려 있다고 합니다. 중국에서 출판된 중의방제대사전은 총 11만 수의 처방을 싣고 있는데, 이러한 방서들을 분석 해 봐도 결국 처방 선택의 벽에 가로막히곤 합니다.

이러한 한계점을 사상의학이 해결했다고 말하여지기도 하지만, 사상의학은 이제마의 원래 의도가 어떠하든지, 사상의학을 받아들이는 사람들의 방제와 본초에 대한 시각은 매우 경직되어 있는 것이 사실입니다. 특히 체질 분류가 상이한 약재는 혼용이 불가하기 때문에, 몇 십 수의 처방이 십만 수의 처방을 묶

살해버리는 사태가 발생합니다. 100년의 역사를 가진 사상의학이 2000년이 넘는 처방의 역사를 외면하는 상황까지 다다르게 된 것입니다.

四象醫學을 몇 년 운용해보면, 四象醫學의 처방들도 한계점을 가진 경우가 많다는 것을 알게 됩니다.

경락 현상의 법칙성을 토대로 새롭게 제시된 복합체질 개념은 방제 분야에 있어 새로운 패러다임을 제공해주게 되는데, 이로 인해 한편으로는 證治醫學(四象醫學 이전의 의학체계)과 四象醫學의 한계점을 극복하고, 한편으로는 證治醫學의 장점과 四象醫學의 장점을 모두 수용할 수 있게 됩니다.

우선 복합체질은 모두 8타입이 존재합니다.

복합체질의 표기는 '太陽>少陰' 형식으로 하게 되고, 앞의 '太陽'이 主體質이고, 뒤의 '少陰'이 客體質입니다. '>'로 표기한 것은 主體質과 客體質의 비중이 다르기 때문입니다. 통상 침이든 약이든 산술적으로 비유하자면, 주체질:객체질=3:1의 비율로 봅니다. 이 비율은 침에서의 자극량에서도 중요하며, 방제 운용에서도 각 主客體質 타입에 따른 본초의 비율을 정할 때 중요한 비율입니다. 이는 절대적 비율은 아니며 병에 따라 달라지기도 합니다.

복합체질은 太陽>少陰, 太陽>太陰, 少陽>太陰, 少陽>少陰, 太陰>太陽, 太陰>少陽, 少陰>太陽, 少陰>少陽의 8가지가 존재합니다.

복합체질 개념이 방제 분야에서 새로운 패러다임을 제공하는 가장 큰 이유 중 하나는 主體質과 客體質간에는 본초의 혼용을 인정하기 때문입니다. 이는 단순히 인정하는 차원이 아니라 치료에서 필수적이라고 말할 수 있습니다.

四象醫學 체계에서는 少陽人과 少陰人의 본초는 혼용이 불가하지만, 복합체질에서는 이러한 혼용이 필수적이며, 치료율에서도 확연한 차이를 보입니다. 또한 만성적이고 고질적인 증상일수록 이러한 혼용만이 근본적으로 증상을 치료할 수 있는 방법이 됩니다.

두 체질 본초가 혼용된 가장 대표적인 예가 八味입니다.

六味는 少陽人의 대표적인 처방으로 인식되고, 八味는 六味에 附子 肉桂를 가한 처방이고, 附子 肉桂는 少陰人의 대표적인 본초이기 때문에 四象醫學에 입문하면 八味는 잊어야 하는 처방이 되어버립니다.

하지만 임상에서는 여전히 八味는 매우 뛰어난 효과를 보이는 처방이기에, 오히려 八味의 뛰어난 효과를 본 한의사의 입장에서는 四象醫學의 이러한 편협한 시각이 四象醫學을 편견 없이 바라보지 못하게 만드는 요인이 되기도 합니다.

복합체질의 관점에서 少陽人은 客體質이 太陰인 사람과 少陰인 사람 두 타입이 존재하는데, 八味는 '少陽>少陰'의 대표적 처방이고, 실제 효과도 사상처방보다 오히려 더 좋은 경우가 많습니다.

滋陰降火湯[23]의 경우 四物湯에 知母 黃柏을 가하면 知柏四物湯이 되고, 여기에 또 몇 가지의 약재를 가하여 滋陰降火湯으로 불리는데, 四象醫學의 시각에서 滋陰降火湯은 少陰人 약도 아니고 少陽人 약도 아닌 이상한 처방으로 분류되지만, 陰虛로 인한 嗽血이나 發熱, 潮熱, 盜汗 등의 증상에 실제 임상에서 좋은 효과를 보이는 처방입니다. 복합체질의 관점에서 滋陰降火湯은 '少陰>少陽'에게 매우 효과가 좋은 처방입니다. 少陰人이 陰虛로 發熱, 潮熱, 盜汗이 나타

---

23)【滋陰降火湯】
  (1) 『明醫雜著』卷一方. 生地黃(酒洗) 炙甘草 炮薑各五分, 川芎 熟地黃 知母(蜜炙) 天門冬各一錢, 炒白芍藥 當歸 白朮各一錢三分, 陳皮 黃柏(蜜炙)各七分. 加生薑三片, 水煎, 空腹服. 治勞瘵, 色慾過度, 損傷精血, 陰虛火動, 午后發熱, 睡中盜汗, 咳嗽倦怠, 飮食少進, 甚則痰涎帶血, 或咯血, 吐血, 衄血, 肌肉消瘦, 身熱脈沉數者.
  (2) 『增補萬病回春』卷四方. 酒當歸一錢二分, 酒白芍藥二錢三分, 生地黃八分, 熟地黃(薑汁炒) 天門冬 麥門冬 白朮各一錢, 陳皮七分, 黃柏(蜜水炒) 知母 炙甘草各五分. 爲粗末, 加生薑三片, 大棗一枚, 水煎, 入竹瀝 童便 薑汁少許同服. 治陰虛火動, 發熱咳嗽, 吐痰喘急, 盜汗口乾.
  (3) 『壽世保元』卷六方. 當歸 川芎 黃柏 知母 天花粉 甘草各一錢. 芍藥一錢二分, 熟地黃一錢五分, 玄參二錢, 桔梗三錢. 加煎, 加竹瀝一盞服. 治虛火上升, 喉內生瘡, 喉閉熱毒.
  (4) 『審視瑤函』卷五方. 當歸一錢, 川芎五分, 生地黃(薑汁炒) 熟地黃 黃柏(蜜水炒) 知母(蜜炙) 麥門冬各八分, 白芍藥(薄荷汁炒) 黃芩 柴胡各七分, 甘草梢四分. 水煎服. 治滿目螢星.
  (5) 『雜病源流犀燭 六淫門』卷十六方. 白芍藥一錢三分, 當歸一錢二分, 熟地黃 麥門冬 白朮各一錢, 酒生地八分, 陳皮七分, 鹽知母 鹽黃柏各五分, 生薑三片, 大棗二枚. 水煎服. 治陰虛火旺, 唾血鮮紅.
  (6) 『雜病源流犀燭 面部門』卷二十三方. 生地黃 當歸 黃柏 知母 川芎 赤芍藥 薄荷 菖蒲. 加生薑, 水煎服. 治右耳聾. 風盛加防風 ; 痰盛加膽南星 ; 火盛加玄參.

날 때, 이제마의 신정방보다 滋陰降火湯이 훨씬 좋은 효과를 보입니다. 또한 少陰人이 陰虛 증상을 보이는 경우는 '少陰>少陽'인 경우가 많습니다.

이처럼 도암 선생이 제시한 복합체질의 패러다임은 기존의 수많은 처방의 임상적 경험을 체질의학에 적극적으로 수용할 수 있는 체계이며, 사상의학의 장점도 그대로 담겨 있는 새로운 패러다임입니다.

1. 복합체질과 본초

동무공이 사상인에 따라 약재를 분류해놓았지만, 복합체질은 약물 반응보다는 경락 현상에서 먼저 발견되어 그 체계가 정립된 이후에 본초나 방제를 연구했기 때문에, 복합체질과 본초를 접목할 때 몇 가지 기본적인 문제가 대두됩니다.

복합체질은 동무공이 분류한 각 체질을 다시 두 타입으로 구분하는 것인데, 본초를 복합체질에 연결할 때 과연 어떤 방식이 적절한 방식인지가 문제시됩니다. 예를 들어 소양인은 소양>태음과 소양>소음이 구분이 되는데, 동무공의 소양인 병증약리를 통해 분류되고 구성된 본초와 방제에서 소양>태음과 소양>소음의 본초와 방제를 어떻게 정립할 것인가라는 것입니다.

사상인 병증약리의 구분은 대개 표리와 한열을 구분하는데, 소양>태음과 소양>소음이 표리 한열로 구분하여 접근하는 방법도 있을 수 있고, 아니면 본초 자체를 소양>태음에 맞는 본초, 소양>소음에 맞는 본초를 구분하여 처방을 새로 구성하는 방식도 있을 수 있습니다.

현재 도암한의원에서 활용중인 체질감별시스템으로 여러 본초를 분류해보면, 소양>태음과 소양>소음에 따라 본초도 어느 정도 분류가 가능합니다. 다만, 이러한 분류가 소양>태음에 분류된 본초를 소양>소음에 사용해서는 안 된다는 의미는 아닙니다. 임상적으로 확인해보면, 소양>태음에 분류된 본초를 소양>소음에 활용하거나, 소양>소음에 분류된 본초를 소양>태음에 활용해도 효과가 있습니다. 그러나 병증약리라는 측면에서 소양>태음에 분류된 약재는 대체로 소양>태음에 사용해야 효율적입니다.

하지만 이보다 더 중요한 사실은 소양>태음의 경우 소양인의 약재와는 별도로 태음인의 약재를 활용하는게 효과가 더 좋다는 것입니다. 소양>태음의 경우 소양인 약재로만 구성된 처방을 사용하면, 여러 가지 증상을 가진 환자의 경우 대부분의 증상이 호전되어도 일부 증상은 전혀 차도를 보이지 않는 경우가 발생합니다. 이 경우 태음인에 분류된 본초를 가미하면 차도가 없던 증상이 호전되는 경우가 많습니다.

방제와 본초를 연구할 때 늘 제기되는 문제 중 하나는 '본초의 효능+본초의 효능=방제의 효능'이 성립하는가라는 것입니다. 이 문제는 쉽게 답할 수 있는 문제는 아니지만, 개별 본초의 효능과 체질 적합성을 분별하는 것도 중요하지만, 임상적으로는 약대나 효율적인 방제구성 비율이나 방제구성 조합을 찾아내는 것도 중요하며, 이는 개별 본초의 용량과 조합을 바꾸어가면서 환자에게 투여해보면, 적절한 조합과 구성 비율을 찾는게 얼마나 어렵고 중요한 것인지 절감하게 됩니다.

따라서 본초들의 조합 방식이나 비율은 기존의 증치의학의 경험을 십분 활용하는 것이 타당하다고 생각됩니다. 기존 사상의학의 관점에서는 체질 처방의 조합이 엄격하게 제한되었기 때문에 이러한 작업이 배제 혹은 등한시되었지만, 복합체질의 관점에서는 기존 처방의 본초 조합 비율과 조합 방식을 연구하는 것이 필수적인 작업이 됩니다.

2. 복합체질과 조방 및 약대

 사상의학은 주로 상한에 관련된 내용이 주를 이루고 있기 때문에 태생적으로 한계를 가지고 있다는 견해도 많습니다. 이는 어느 정도는 사실입니다.
 동무공은 동의수세보원을 통해 질병을 체질이라는 관점에서 바라볼 수 있는 새로운 패러다임을 제시해주었지만, 그 패러다임에 의한 임상적 내용들이 상한의 범주에 국한되어, 실제 임상에서의 복잡다단한 증상에 대처하기에는 어려움이 따릅니다.
 이러한 어려움을 극복하기 위해 동무공이 언급하지 않은 증상들에 대해서는, 표리와 한열을 구분하여 관련 처방을 운용하는 것이 현재까지의 주된 대처방식이었습니다. 최근에는 부장기이론에 의해 '태'의 약재와 '소'의 약재를 혼합하는 시도도 이루어지고 있습니다.

 톨레미가 천동설을 주장한지 1500년만에 코페르니쿠스가 지동설을 주장하여, 천체이론에 관해 혁명적인 패러다임을 제공해주었지만, 코페르니쿠스가 자신의 이론을 세운 토대가 되는 것은 1500년간의 천문관측 자료였으며, 지동설로 패러다임은 바뀌었지만, 여전히 천동설하에서의 천문관측 결과는 메타정보로서의 가치를 가지고 있습니다.
 장중경이 상한론을 저술한 지 1800년만에 동무공이 동의수세보원을 저술하여 사상의학이라는 새로운 패러다임을 제공해주었고, 동무공 역시 자신의 이론적 토대는 1800년간의 임상적 경험들이었습니다. 사상의학이라는 새로운 패러다임으로 바뀐다고 1800년간의 임상적 경험들이 모조리 무지한 과거 사람들의 '실수'가 되는 것은 아닙니다.
 근래의 사상의학은 동무공의 격물치지의 정신보다는 그 결과에 너무 치중하여 교조적으로 변모된 것이 사실입니다. 우리가 동무공에게 배워야 할 점은 격물치지의 정신이지 그 결과물에 대한 충성은 아닙니다.

　대부분의 방제 이론은 가장 기본적인 형태의 조방을 중심으로 연구되고 정리되는 것이 상례입니다.
　장로의 『장씨의통』 말미의 권16이 36개의 기본처방인 조방을 제시하고, 이 조방에 약재가 가해진 처방들을 나열하면서 처방을 분류하였고, 왕앙의 『의방집해』는 효능별로 분류하고 효능에 따른 처방을 분류하고 설명하는 방식을 취했습니다. 처방이 발전해온 역사 자체가 소수의 약물로 구성된 처방에 새로운 약물들이 추가되면서 발전해왔기 때문에 『장씨의통』의 방법은 타당한 방법이라 할 수 있습니다.
　복합체질에 따른 방제에 대한 설명도 이러한 체계를 취하는 것이 필연적일 수밖에 없다고 생각됩니다.
　따라서 각 복합체질 타입에 따른 조방과 대표처방, 그리고 증치의학에서 다용되면서 복합체질에 적합한 처방을 찾아내고, 마지막으로 약대를 연구하는 것이 가장 좋은 방식이라 여겨집니다.
　특히 약대는 증치의학에서도 처방의 가감에서 중요한 개념이지만, 복합체질에서도 매우 중요한 개념이라 할 수 있습니다. 소양〉태음의 경우 소양인의 주된 처방에 증상에 따라 태음인의 약재를 가미해야하기 때문에 기존의 약대를 체질별로 구분하여 정리하는 것은 복합체질 체계에서는 매우 중요한 작업이 됩니다.

3. 소음〉소양과 소양〉소음의 병증약리
: 장경악張景岳의 숙지황熟地黃과 당귀當歸

소음〉소양의 병증약리에서 가장 기본이 되는 처방은 사물탕입니다.

증치의학에서 사군자탕은 보기, 사물탕은 보혈로 구분되지만, 복합체질의 관점에서는 사군자탕은 소음〉태양의 기본 처방이 되고, 사물탕은 소음〉소양의 기본처방이 됩니다. 소양〉소음의 기본처방은 육미지황탕이기 때문에, 소음〉소양에게는 사물탕의 기본 처방에 육미지황탕을 가미하는 것이 매우 좋은 치료처방이 됩니다.

사물탕과 육미지황탕을 혼합할 때에 소음〉소양은 사물:육미의 비율을 3:1로, 소양〉소음은 육미:사물의 비율을 3:1로 하는 것이 기본적인 조합방식입니다.

소음〉소양과 소양〉소음의 병증약리를 가장 자세하고 풍부하게 밝힌 대표적 의가는 장경악입니다.

장경악은 "形質所在, 無非精血之用"이라 하여 인체에서 精과 血을 가장 중요시 하였고, 병을 치료함에 있어서 形을 위주로 해야 하는데, 形을 치료하려면 반드시 精血을 먼저 치료해야 한다[24]고 주장하였고, 숙지황을 보정, 당귀를 보혈로 삼아 모든 약물 중에서 가장 중요시 하였습니다.

경악이 스스로 만든 185개의 新方 가운데 가장 많이 사용되는 약재가 숙지황과 당귀이고, 신방보진의 29방 중 숙지황을 포함한 처방이 22개이고, 숙지황을 사용하지 않은 처방은 단지 7개뿐입니다. 신방의 전체 처방 중에서 숙지황이 운용된 처방이 49수이고, 당귀는 59수에 이릅니다. 신방의 내복약이 161개라는 점을 감안하면 매우 높은 비율입니다.

---

24) 故凡欲治病者, 必以形體爲主 ; 欲治形者, 必以精血爲先, 此實醫家之大門路也. -『傳忠錄』求本論 十六

:: 장경악의 대표적 처방들 ::

■ 左歸飮
『景岳全書 新方八陣』卷五十一方

熟地黃二錢至二兩, 山藥 枸杞子各二錢, 山茱萸一至二錢(畏酸者少用),
茯苓一錢半, 炙甘草一錢

水煎, 食遠服. 功能補益腎陰. 治眞陰腎水不足, 腰酸遺泄, 眩暈耳鳴, 口燥盜汗等症.

■ 大營煎
『景岳全書 新方八陣』卷五十一方

當歸二至五錢, 熟地黃三至七錢, 枸杞子 杜仲各二錢, 牛膝一錢半, 炙甘草
肉桂各一至二錢

水煎, 食遠服. 治眞陰精血虧損, 及婦人經遲血少, 腰膝筋骨疼痛, 或氣血虛寒,
心腹疼痛等症.

■ 一陰煎
『景岳全書 新方八陣』卷五十一方

生地黃 芍藥 麥門冬 丹參各二錢, 熟地黃三至五錢, 牛膝一錢半, 甘草一錢

水煎, 食遠服. 治腎水眞陰虛損, 而脈證多陽, 虛火發動, 及陰虛動血等症

■ 加減一陰煎
『景岳全書 新方八陣』卷五十一方

生地黃 芍藥 麥門冬各二錢, 熟地黃三至五錢, 炙甘草五至七分, 知母 地骨皮各一錢

治水虧火勝而致的發熱 動血等症, 或熱病屢散之后, 取汗旣多, 脈虛氣弱, 而煩渴不止, 潮熱不退者.

▦ 理陰煎

『景岳全書 新方八陣』卷五十一方

生地黃 麥門冬各二至三錢, 酸棗仁二錢, 生甘草一錢, 黃連一至二錢, 玄參 茯苓 木通各一錢半. 加燈心二十根(或用竹葉)

水煎, 食遠服. 治心經有熱, 水不制火, 驚狂失志, 多言多笑; 或痘疹煩熱, 失血等症.

▦ 金水六君煎

『景岳全書 新方八陣』卷五十一方

當歸 茯苓 半夏各二錢, 熟地黃三至五錢, 陳皮一錢半, 炙甘草一錢. 加生薑三至五片

水煎, 食遠服. 治肺腎陰虛, 水泛成痰, 症見咳嗽嘔惡, 喘逆多痰, 痰帶咸味等症.

▦ 貞元飲

『景岳全書 新方八陣』卷五十一方

熟地黃七錢至二兩, 炙甘草一至三錢, 當歸二至三錢

水煎服. 治氣短似喘, 呼吸促急, 提不能升, 咽不能降, 氣道噎塞, 勢劇垂危者.

▦ 右歸飲

『景岳全書 新方八陣』卷五十一方

熟地黃二錢至二兩, 山茱萸一錢, 炒山藥 枸杞子 杜仲(薑制)各二錢, 炙甘草 肉桂一至二錢, 制附子一至三錢

水煎, 食遠服. 功能溫補腎陽. 治腎陽不足, 氣怯神疲, 腹痛腰痠, 肢冷, 舌淡, 脈沉細等症.

■ 六味回陽飲

『景岳全書 新方八陣』卷五十一方

人參數錢至二兩, 制附子 炮薑各二至三錢, 炙甘草一錢, 熟地黃五錢至一兩, 當歸身(泄瀉或血動者用白朮易之)三錢

水煎服. 治陰陽將脫證.

    위 처방들을 살펴보면, 金水六君煎은 당귀 숙지황에 이진탕을 가미한 처방으로 볼 수 있는데, 이진탕은 소음>소양의 기본처방 중 하나입니다. 동무공은 이진탕에서 복령을 소양인 약재로 보아 贅材로 인식했지만, 복합체질 관점에서 半夏 陳皮는 少陰>少陽의 대표적 藥對이며, 茯苓을 가한 것은 오히려 少陰>少陽에게는 좋은 조합이 됩니다.

    장경악은 처방에서 구기자와 산수유도 다용하였는데, 구기자, 산수유는 소양>소음의 약대입니다.

    이외에도 자주 사용되는 우슬, 두충, 토사자는 소음>소양의 약재이고, 육종용은 소양>소음의 약재입니다.

    장경악은 소양>소음의 병증약리를 풍부하게 밝혔지만, 苦寒한 약물의 사용은 적극적으로 반대하였는데, 劉河間은 暑火로 이론을 세워 寒凉한 약물을 사용하여 陽氣를 손상시키기 시작하였고, 이동원은 비위의 화를 온양하여야 한다고 논하였지만, 한량한 약물을 사용하는 폐단을 완전히 몰아내지는 못하였고, 주단계가 陰虛火動으로 이론을 세우고, 지모 황백을 군약으로 사용하면서 다시 한

량한 약물을 사용하는 풍조가 성행하게 되었다고 비판하였습니다[25].

　주단계의 대보음환(지모 황백 숙지 귀판)과 정기탕(지모 황백 감초)은 소양〉태음의 대표적 처방입니다.

　소양인인 음허화동이나 조열이 나타날 경우 소양〉소음은 육미지황탕과 사물탕을 활용하는 것이 효과적이고, 소양〉태음은 육미지황탕에서 숙지황을 생지황으로 바꾸고, 지모 황백을 가하거나 지모 황백을 군약으로 중용하는 것이 효과적입니다.

　주단계는 소양인의 약재인 지모 황백을 중용하였고, 장경악도 숙지황을 중용하고 육미지재와 소양인 약물을 다용하였음에도 불구하고 소양인의 대표적인 약재인 지모 황백의 사용을 적극적으로 비판한 것은 소양〉소음과 소양〉태음의 차이가 드러난 사례로 볼 수 있습니다.

　소양〉태음은 숙지황과 육미지황탕을 다용했을 경우 변비나 몸이 무거워짐을 호소하는 경우가 많으며, 소양〉소음은 지모 황백을 다용하면 위장이 불편함을 호소하는 경우가 많습니다. 이는 소양〉태음과 소양〉소음으로 분류되는 약재에 대해 혼용이 불가하다는 주장을 하는 것은 아닙니다. 소양〉태음이라도 육미지황탕이나 숙지황을 증상에 맞게 투여하면 효과가 좋습니다. 그러나 임상적으로 같은 소양인 약재라도 소양〉태음과 소양〉소음에 다발하는 증상에 차이가 있고, 다용하는 약재에 차이가 납니다.

　무엇보다 중요한 것은 소양〉태음은 태음인 약재를, 소양〉소음은 소음인 약재를 혼용해야 한다는 점입니다. 특히 병정이 오래된 경우와 난치병일수록 주체질과 객체질 약물의 혼용은 필수적입니다.

---

25) 蓋自劉河間出, 以暑火立論, 崇用寒凉, 伐此陽氣, 其害已甚, 賴東垣先生論脾胃之火必須溫養, 然尚未能盡斥一偏之謬, 而丹溪復出, 又立陰虛火動之論, 製補陰·大補等丸, 俱以黃蘗·知母爲君, 寒凉之弊又復盛行. 夫先受其害者, 旣去而不返, 後習而用者, 猶迷而不悟. 嗟乎! 法高一尺, 魔高一丈, 若二子者, 謂非軒歧之魔乎? 余深悼之, 故直削於此, 實冀夫盡洗積陋, 以蘇生命之厄, 誠不得不然也. 觀者其諒之察之, 勿以誹謗先輩爲責也幸甚.

4. 소음〉소양의 병증약리 : 왕청임 王淸任과 도인 桃仁 홍화 紅花

　王淸任은 淸代의 醫家로 직접 해부를 하여 장부에 대한 기존의 학설을 비판하였고, 桃仁 紅花를 중용하여 독특한 임상적 의미를 가집니다. 王淸任은 逐瘀湯으로 유명한데, "立通竅活血湯, 治頭面四肢, 周身血管, 血瘀之症. 立血府逐瘀湯, 治胸中血府血瘀之症. 立膈下逐瘀湯, 治肚腹血瘀之症."이라 하여 通竅活血湯과 血府逐瘀湯, 膈下逐瘀湯을 만들어 頭面四肢, 胸中, 肚腹의 瘀血을 치료하도록 하였고, 처방구성은 아래와 같습니다.

:: 왕청임의 처방구성 ::

■ 通竅活血湯
『醫林改錯』 卷上方

赤芍藥 川芎各一錢, 桃仁二錢, 紅花 生薑各三錢, 老蔥三根, 大棗七枚, 麝香五釐. 前七味, 用黃酒八兩

煎至一盅, 去渣, 入麝香微煎, 臨臥服. 功能活血通竅, 行瘀通經.
治上部血瘀而致的久聾, 酒糟鼻, 目赤疼痛, 頭髮脫落, 牙疳, 及白癜風, 紫癜, 乾血癆等症.

■ 血府逐瘀湯
『醫林改錯』 卷上方

當歸 牛膝 紅花 生地黃各三錢, 桃仁四錢, 枳殼 赤芍藥各二錢, 柴胡 甘草各一錢, 桔梗 川芎各一錢半

水煎服. 功能活血祛瘀, 行氣止痛. 治瘀血凝滯而致的經閉不行, 或行經腹痛, 或頭痛胸痛日久不愈, 或呃逆日久不止, 或內熱煩悶, 心悸失眠, 日晡潮熱等.

膈下逐瘀湯

『醫林改錯』卷上方

> 炒五靈脂 川芎 牡丹皮 赤芍藥 烏藥各二錢, 延胡索一錢, 甘草 當歸 桃仁 紅花各三錢, 香附 枳殼各一錢半
>
> 水煎服. 本方功能活血祛瘀, 行氣止痛, 主治瘀在膈下, 形成積塊, 或是小兒痞塊, 痛處不移, 臥則腹墜者.

王淸任은 瘀血의 제거에 위 처방을 활용하였고, 表症과 裏症이 없으면서 나타나는 증상은 모두 瘀血에 의한 것[26]이라고 주장하였습니다. 이러한 주장은 한편으로는 매우 편협한 시각이지만, 少陰>少陽에 있어서는 참고할만한 가치가 매우 크다고 할 수 있습니다.

少陰>少陽은 少陰>太陽에 비해 思慮過多의 경향이 강하며, 이로 인해 원형탈모증이 발생하는 경우가 많은데, 이런 경우 通竅活血湯을 활용하거나, 기본처방에 桃仁 紅花를 중용하는 것이 하나의 치료법이 될 수 있습니다.

『醫林改錯』의 血府逐瘀湯所治症目에는 胸不任物[27]이 언급되어 있는데, 이 증상은 밤에 가슴을 드러내어야 잠을 잘 수 있고, 이불이나 옷이 가슴을 눌러도 잠을 못자는 증상이며, 少陰人 중에는 少陰>少陽에 잘 나타나는 증상입니다. 또한 소음>소양은 스스로 열감을 호소하고, 열증이 나타나는 경우가 많아서 소양인으로 오진하는 경우가 많습니다. 또한 이런 증상을 가진 소음>소양의 환자에게 소양인 처방을 투여해도 일정정도 효과가 있습니다.

---

26) 査外無表症, 內無裏症, 所見之症, 皆是血瘀之症.『醫林改錯』
27) 胸不任物 江西巡撫阿霖公, 年七十四, 夜露臥胸可睡, 蓋一層布壓則不能睡, 已經七年, 召余診之, 此方五付全愈.

5. 태음〉소양과 소양〉태음의 병증약리
: 상국음桑菊飮[28]과 은교산銀翹散[29]

　상한의 기본 체계는 한사가 육경을 따라 표에서 리로 점차 병이 진행된다는 얼개를 가지고 있고, 치료면에서도 한사를 발산시키는 치료법이 기본적으로 사용됩니다. 명대 이전까지는 온병에 대해 주로 겨울의 한사가 잠복해 있다가 봄이 되면 온병으로 발생한다는 인식이 주류였기 때문에 그 치법에 있어서도 발산시키는 치료법이 위주였습니다.
　하지만, 송대의 방안상이나 명대의 무희옹을 거쳐 청대에 들어오면서 온병은 한사가 잠복해 있다가 발생하는 것이 아니라, 한사와는 다른 온사에 의해서 발생하는 병이며, 온사는 한사와 달리 표에서 리로 전변되는 것이 아니고, 口鼻를 통해 상초에서부터(특히 폐) 병이 시작되는 관점이 주류를 형성하게 되었습니다.
　치료에서도 "上焦를 다스림은 마치 깃털과 같아, 가볍지 않으면 들 수 없다. (治上焦如羽, 非輕不擧.)"는 용약 원칙 아래 辛凉淸宣시키는 방제를 창안하게 되고, 이들 처방은 風溫, 溫燥의 초기 치료에 응용하게 됩니다.
　예를 들면 太陰溫病에 但咳, 身不甚熱, 微渴할 경우 熱傷肺絡에 속하는 비교적 輕症으로 보아 桑菊飮으로 치료하고, 但熱, 不惡寒, 渴症이 있을 경우에는 邪熱이 비교적 중한 증상으로 보아 銀翹散을 운용하였습니다.
　상국음은 태음〉소양에 적합한 처방이고, 은교산은 소양〉태음에 적합한 처방입니다. 실제 감기 초기의 증상 측면에서도 상국음의 주치증과 은교산의 주치증은

---

28) 【桑菊飮】『溫病條辨』卷一方. 桑葉二錢五分, 菊花一錢, 杏仁 桔梗 蘆根各二錢, 連翹一錢五分, 薄荷 甘草各八分. 水煎, 日二服. 功能疏風淸熱, 宣肺止咳. 治風溫初起, 症見咳嗽, 身熱不甚, 口微渴, 舌苔薄自, 脈浮數.

29) 【銀翹散】『溫病條辨』卷一方. 金銀花 連翹各一兩, 桔梗 薄荷 牛蒡子各六錢, 竹葉 荊芥穗各四錢, 豆豉 甘草各五錢. 爲末, 每服六錢, 鮮葦根湯煎, 香氣大出卽取服. 病重者, 約二時一服, 日三服, 夜一服 ; 病輕者, 三時一服, 日二服, 夜一服 ; 病不解者, 作再服. 功能辛凉透表, 淸熱解毒. 治溫病初起, 發熱微惡風寒, 無汗或有汗不多, 頭痛口渴, 咳嗽咽痛, 舌尖紅, 苔薄白或薄黃, 脈浮數

태음>소양의 감기 초기 증상과 소양>태음의 감기 초기 증상과 일치합니다.

사상의학적 관점에서는 상국음에 태음인 약재와 소양인 약재가 혼재되어 있어 태음인의 처방으로 활용하기 위해서는 소양인 약재를 제거해야 한다고 생각할 수 있지만, 복합체질의 관점에서는 오히려 이러한 약재의 혼용을 적극적으로 활용해야 합니다.

6. 무희옹繆希雍과 소양>태음, 태음>소양의 병증약리

무희옹은 명대(明代)의 의가로, 『신농본초경소神農本草經疏』를 저술하였고, 그의 의학사상은 『선성재의학광필기先醒齋醫學廣筆記』에 잘 나타나 있습니다. 무희옹은 잘 알려지지 않은 『본초단방本草單方』이란 저서를 저술하였는데, 그의 용약이 당시의 경향과는 많이 다른 이유가 이처럼 본초에 조예가 깊기 때문이라고 평가되고 있습니다.

무희옹은 사상의학적 관점에서는 소양인과 태음인과 관련한 병증약리를 많이 밝힌 의가로 평가할 수 있고, 복합체질 관점에서는 소양>태음의 병증약리를 많이 밝혔다고 볼 수 있습니다.

온보(溫補)학파의 이론적 중심에는 비(脾)와 신(腎)이 있고, 특히 비위에 대한 치료는 온보(溫補)가 위주였지만, 무희옹은 사람들이 온보로 비허(脾虛)를 치료할 줄만 알지, 감한자윤익음(甘寒滋潤益陰)의 치료법이 비(脾)에 도움이 된다는 것은 잘 모른다고 비판하였습니다[30].

비위의 치료에 있어서 沙參 麥門冬 石斛 芍藥을 주로 사용하고, 蓮子肉 山藥으로 건비(健脾)시키고, 脾陰을 보하는데 石斛 木瓜 牛膝 白芍藥 酸棗仁 生地黃 枸杞子 白茯苓 黃柏 車前子 등을 주로 사용하여 소양인과 태음인과 관련된

---

30) 世人徒知香燥溫補爲治脾虛之法, 而不知甘寒滋潤益陰之有益于脾也.

병증약리를 많이 밝혔다고 볼 수 있습니다.

무희옹은 傷寒과 溫病의 치료에 있어서도, 麻黃湯과 桂枝湯으로 發散하면 津液이 손상되기 때문에 자신이 만든 羌活湯을 사용할 것을 주장하였습니다. 羌活湯은 羌活 前胡 葛根 杏仁으로 구성된 처방이며, 傷寒의 太陽病에 기본방으로 사용하였습니다.

傷寒 太陽陽明證에 羌活湯에 石膏 知母 麥門冬을 사용하였고, 陽明病에서는 竹葉石膏湯과 葛根湯을 주로 활용하였고, 陽明病의 가감법에서도 주로 葛根 桔梗 麥門冬 梔子 白茅根 生地黃 黃連 栝樓根 등을 활용하였고, 承氣湯의 사용에는 매우 신중한 태도를 취하였습니다.

무희옹은 특히 石膏를 즐겨 사용하였는데, 이는 그가 石膏를 辛平發散의 解表藥으로 인식하였기 때문입니다. 이 때문에 무희옹은 溫病과 溫疫에는 白虎湯을 解表藥으로 사용하였고, 暑病에도 白虎湯을 기본방으로 사용하였습니다. 이렇듯 石膏를 중용하는 경향은 明末 淸初에 광범위하게 사용되게 되는데, 紀曉嵐은 『閱微草堂筆記』에 기술하기를 乾隆 癸丑년 봄·여름에 역병이 크게 돌았는데, 張景岳의 치법을 사용한 사람은 십중팔구가 죽고, 吳又可의 치법을 사용한 사람은 그 효과가 크지 않았는데, 徐霖은 石膏를 많이 사용하였고, 그가 치료하여 나은 사람은 수 없이 많다고 기술하였습니다. 徐霖이 疫疹을 치료하고자 창안한 淸瘟敗毒飮[31]은 특히 石膏가 대량으로 사용되는 처방이며 소양〉태음의 처방으로 볼 수 있습니다.

무희옹은 傷寒과 溫病의 치료에서 진액이 손상되지 않도록 하는 것을 매우 중요시하여, 太陽證에도 麻黃湯과 桂枝湯 대신에 羌活湯을 만들어 사용하였고,

---

31) 【淸瘟敗毒飮】『疫疹一得』卷下方. 生石膏大劑六兩至八兩, 中劑二兩至四兩, 小劑八錢至一兩二錢；生地黃大劑六錢至一兩, 中劑三錢至五錢, 小劑二錢至四錢 ； 犀角大劑六錢至八錢, 中劑三錢至四錢, 小劑二錢至四錢(磨沖) ； 黃連大劑四錢至六錢, 中劑二錢至四錢, 小劑一錢至一錢五分；梔子 桔梗 黃芩 知母 赤芍藥 玄參 連翹 竹葉 甘草 牡丹皮各適量. 水煎服. 功能清熱解毒, 涼血救陰. 治火熱證表裏俱盛, 症見大熱煩躁, 渴飮乾嘔, 頭痛如劈, 昏狂譫語, 或發斑吐衄.

陽明發狂에서 瀉下시키지 않고, 石膏 知母 麥門冬 大靑葉 甘草를 사용하였는데, 이는 淸代 온병학에 많은 영향을 미치게 됩니다.

청대 온병학에 사용되는 처방들은 소양인과 태음인의 약재들의 비중이 높은데, 사상의학적 관점에서 이러한 처방들은 두 체질의 약물이 혼용되어 그 의미가 모호하겠지만, 복합체질 관점에서는 소양>태음과 태음>소양의 병증약리라는 측면에서 온병학에 대한 연구는 매우 중요하며, 그 이론적 내용들과 처방들은 소양>태음과 태음>소양의 임상치료와 병증약리 연구에 많은 도움이 될 수 있습니다.

무희옹 이전에도 소양>태음과 태음>소양의 병증약리는 존재했는데, 李東垣의 升陽散火湯[32]이 대표적인 소양>태음과 태음>소양의 처방이지만, 그의 脾胃論과 補中益氣의 치료법에 가려 크게 빛을 보지는 못한 처방이라고 할 수 있으며, 明代의 秦景明의 『症因脈治』의 淸胃湯[33] 계열의 처방들도 소양>태음과 태음>소양에게 잘 듣는 처방이지만, 의사학적으로는 크게 주목받지 못한 처방들입니다.

무희옹의 경우에는 脾陰학설을 이론적으로 주창하면서 새로운 처방과 치료법을 제시하였고, 후대의 섭천사(葉天士)나 오국통(吳鞠通)에게 영향을 미치고, 이들을 통해 온벽학이 크게 발전하면서 다양한 처방과 병증약리가 밝혀지게 된 것입니다. 그리고 온병학의 병증약리는 복합체질의 관점에서는 매우 귀중한 내용들이라고 할 수 있고, 실제로 온병학의 처방들은 소양>태음, 태음>소양에게 그대로 활용해도 효과가 좋습니다.

---

32) 【升陽散火湯】 『脾胃論』卷下方. 生甘草二錢, 防風二錢五分, 炙甘草三錢, 升麻 葛根 獨活 白芍藥 羌活 人參各五錢, 柴胡八錢. 爲粗末, 每服五錢, 水煎服. 治胃虛過食生冷物, 抑遏陽氣, 火鬱脾土而致發熱倦怠, 或骨蒸勞熱, 們之烙手者.

33) 【淸胃湯】
　(1) 『症因脈治』卷二方.
　　① 升麻 黃連 生地黃 梔子 甘草 葛根 石膏 犀角. 水煎服. 治脾胃積熱而致的內傷衄血.
　　② 升麻 黃連 生地黃 梔子 甘草 葛根 石膏. 水煎服. 治胃火上冲而致的內傷嗽血.
　(2) 『症因脈治』卷四方. 升麻 黃連 梔子 甘草. 水煎服. 治積熱泄瀉, 右關脈數者.

7. 오국통吳鞠通과 소양>태음, 태음>소양의 병증약리

오국통은 外感熱病을 병증의 성질에 따라 傷寒과 溫病으로 구분하였고, 溫病을 다시 溫熱과 濕熱로 구분하여, 온열을 습열로 치료하거나 습열을 온열로 치료하면 부작용이 생기기 때문에 이에 대한 구분을 매우 중요시하였습니다.

오국통은 『온병조변(溫病條辨)』에서 상한과 온병, 그리고 溫熱과 濕熱을 구분할 것을 항상 강조하고 있는데, 風溫, 溫熱, 溫疫, 溫毒, 秋燥, 冬溫 등과 같이 濕邪를 겸하지 않은 경우를 溫熱의 溫病으로 인식하였고, 伏暑, 暑溫, 濕溫과 같이 濕邪를 겸한 경우를 濕熱의 溫病으로 인식하였습니다.

溫熱과 濕熱을 구분하기 위해서는 舌診을 중시하였는데, 舌苔의 마르고 젖은 상태(燥滑)로 溫熱과 濕熱을 감별하는 관건으로 삼았습니다.

溫熱과 濕熱의 치료 약재는 剛燥와 柔潤으로 구분하여, 剛燥한 약재는 黃芩 黃連 枳實 厚朴 木通 滑石 등이 해당되고, 柔潤한 약재는 生地黃 麥門冬 玄參 牡蠣 鱉甲 龜板 白芍藥 등이 해당되며, 이들 약재를 濕의 유무에 따라 잘 구분하여 사용할 것을 강조하고 있습니다.

濕熱의 邪氣는 진액을 손상시키는데, 이 경우 苦寒한 약물을 많이 사용하면 진액을 더욱 손상시켜 병증이 심해지기 때문에 剛燥한 약재의 사용에 신중을 기해야 한다고 하였고, 溫熱의 사기로 진액이 소진되어 나타나는 소변불리에는 五苓散이나 八正散과 같은 처방을 사용해서는 안된다고 하였습니다.

당시 의사들이 苦寒한 약재를 남용하는 것을 비판하고, 黃芩 黃連과 같은 약재를 사용할 때에는 반드시 甘寒 鹹寒한 약재를 같이 사용하여야 한다고 주장하여, 冬地三黃湯[34]과 같은 처방을 만들어 사용하였습니다.

溫熱을 치료하는 대표적 처방은 淸營湯[35]이고, 濕熱을 치료하는 대표적 처방

---

34)【冬地三黃湯】『溫病條辨』卷二方. 麥門冬八錢, 生地黃 玄參各四錢, 黃連 黃柏 黃芩各一錢, 葦根汁 銀花露各半酒杯(冲), 甘草三錢. 水煎, 分三次服. 以小便得利爲度. 治陽明溫病, 熱鬱津少, 無汗, 小便不利者.

은 三仁湯³⁶⁾이라고 할 수 있는데, 이 두 처방은 사상의학적 관점에서 여러 체질의 약재들이 혼합되어 있지만, 복합체질 관점에서 淸營湯은 원 처방 그대로 소양〉태음에 사용해도 무방하다고 할 수 있고, 三仁湯의 경우 薏苡仁이 군약이며, 소음인 약재인 半夏와 厚朴을 빼고 상황에 따라 약재를 첨가하면 태음〉소양에 활용할 수 있는 처방입니다.

오국통은 濕邪를 치료함에 있어서 특히 薏苡仁을 다용하였는데, 薏苡仁은 태음인의 대표적 약재이고, 三仁湯 宣痺湯 二加減正氣散 加減木防己湯 淸絡飮加杏仁苡仁滑石湯 茯苓皮湯 薏苡竹葉散 香附旋覆花湯 등의 濕을 치료하는 처방들에 사용되고 있습니다. 오국통의 溫熱과 濕熱의 구분은 소양〉태음과 태음〉소양의 병증약리의 한 단면을 보여준다고 할 수 있습니다.

8. 사물탕과 복합체질

하늘의 달은 수많은 강과 호수에 비칩니다. 달은 천 개의 강에 떠 있습니다. 이태백은 그 달을 건지려다 죽었다고 합니다. 하늘에 달은 하나인데, 천 개의 강과 만 개의 호수에 달이 떠 있습니다. 그렇게 수많은 달들은 모두 하늘에 있는 하나의 달에서 나온 것입니다. 반대로 산에서 발원한 물들은 수많은 지류를 형성하다가 결국은 하나인 바다로 돌아옵니다.

복합체질이 인체가 가진 理를 담고 있다면, 하나의 달이 천 개의 강에 비추듯이 2천년의 임상 경험 속에 그 理가 드러나 있을 것입니다.

---

35) 【淸營湯】『溫病條辨』卷一方. 犀角三錢, 生地黃五錢, 玄參 麥門冬 金銀花各三錢, 丹參 連翹各二飮, 黃連一錢五分, 竹葉心一錢. 水煎, 分三次服. 功能淸營解毒, 透熱養陰. 治溫邪傳營, 身熱煩渴, 或反不渴, 時有譫語, 煩躁不眠, 舌絳而乾, 脈細數, 或斑疹隱隱.

36) 【三仁湯】『溫病條辨』卷一方. 杏仁 半夏各五錢, 滑石 薏苡仁各六錢, 通草 白蔲仁 竹葉 厚朴各二錢. 水煎服, 日三次. 功能疏利氣機, 宣暢三焦, 上下分消濕熱. 治濕溫初起, 邪在氣分, 或暑溫挾濕, 頭痛身重, 面色淡黃, 胸悶不飢, 午后身熱, 舌白不渴, 脈弦細而濡者.

2천년의 임상 경험 속에서 그 理를 찾는 방법은 여러 가지가 있겠지만, 기본 처방의 변화 과정을 살펴보는 것이 그 한 방법이 될 것이며, 사물탕을 통해서 한 예를 찾을 수 있습니다.

　사물탕(四物湯)은 『화제국방(和劑局方)』의 처방으로 血病을 통치하는 처방이며, 동무공은 『四象醫學草本卷』에서 사물탕은 脾元損傷을 치료하고, 사군자탕(四君子湯)은 脾元虛弱을 치료한다고 하였습니다.

　『동의수세보원』에서는 사물탕을 단독으로 다루지 않고, 사물탕이 포함된 십전대보탕의 경우에도 사군자탕을 중심으로 발전했으며, 『동의수세보원』의 이론 구조가 表裏와 寒熱의 구조로 발전 정립되면서 사물탕의 의미는 감소하게 됩니다.

　도암 선생의 복합체질 관점에서는 소음인을 둘로 구분하며, 객체질이 태양인 소음>태양과 객체질이 소양인 소음>소양으로 나뉩니다.

　이 두 타입은 性情이라는 측면에서도 차이가 있지만, 소증(素證[37])에서도 차이가 납니다.

　소음인 하면 가장 많이 떠올리는 소증이 소화불량인데, 소화불량을 소증으로 가진 타입은 소음>태양입니다. 소음>소양도 소화불량이 나타나지 않는 것은 아니지만, 소음>태양이 음식상(飮食傷)이 많은 것에 비해, 소음>소양의 소화불량은 칠정상(七情傷)이 주된 원인이 됩니다. 이 때문에 소음>태양의 기본 처방은 사군자탕이 됩니다.

　소음>소양은 소음인이면서도 소음>태양에 비해 소화불량이 나타나는 빈도가 훨씬 적으며, 소양>소양에게 많이 나타나는 증상은 오히려 열상(熱象)을 나타내며, 이로 인해 소양인으로 오인받거나, 병증도 열증(熱證)으로 오진되는 경우가 많습니다. 병증은 열증이지만 치료법은 淸熱法을 사용하면 안 됩니다. 이동

---

37) 소증(素證) : 평소 증상

원(李東垣)이 말한 당귀보혈탕(當歸補血湯)의 내용이 가장 대표적인 예라 할 수 있습니다[38].

이동원이 말한 것처럼 소음>소양의 병증은 열증으로 오진되는 경우가 많고, 열증으로 치료하면 패증이 나타나는 경우가 많습니다. 앞서 말했듯이 왕청임이 『의림개착』에서 말한 胸不任物과 같은 증상이 나타나 가슴이 답답하여 옷을 벗어젖히고, 문을 열어 가슴이 서늘해야 잠이 온다는 사람이 많아 소양인 또는 열증으로 진단받기도 하지만, 이런 경우 사물탕을 기본 처방으로 활용해야 증상이 잘 호전됩니다.

역대 의가 중 사물탕을 가장 자세하게 다룬 사람은 왕호고(王好古)입니다. 왕호고는 『의루원융(醫壘元戎)』의 궐음증편에서 사물탕에 대한 가감법을 60여 가지 언급하고 있으며, 사물탕에 두 가지 약물을 더하여 육합탕(六合湯)이라 이름하였는데, 27개의 육합탕이 언급되어 있습니다.

왕호고의 60여 가지의 사물탕 가감에 사용된 약물을 분류해보면, 소음인 약재보다 소양인 약재가 가미된 경우가 더 많으며, 태음인 약재의 가감은 매우 드물게 나타나고 있습니다.

대표적인 소음인 처방인 사물탕의 가감법에 소음인 약재보다 소양인 약재가 더 많이 사용되었다는 것은 소음>소양과 소양>소음의 복합체질의 이치가 현상적으로 드러난 예로 볼 수 있습니다.

또한 역대 의가들의 처방들 중 사물탕을 포함하고 있는 처방들을 분석해보면, 이들 처방들의 구성에서도 소양인 약재가 가미된 처방이 소음인 약재가 가미된 처방들보다 더 많으며 태음인 약재가 가미된 처방은 드물게 나타납니다.

---

38) 因飢困勞役 致面紅目赤 身熱引飮 其脈洪大 而虛重按全無 此血虛發熱證 似白虎 惟脈不長 實爲辨耳 誤服白虎湯 必死 宜服此藥

處方名	四物湯에 加味된 藥物	主 治
雙和湯	黃芪 肉桂 甘草	治虛勞, 心腎俱虛, 精血氣少, 百骸枯瘁, 四肢倦怠, 寒熱往來, 咳嗽咽乾, 行動喘乏, 面色痿黃, 或傷于冷, 則宿食不消, 脾疼腹痛, 瀉痢吐逆 ; 或傷于熱, 則頭旋眼暈, 痰涎氣促, 五心煩熱 ; 或虛脹而不思食, 或多食而不生肌肉, 心煩則虛汗盜汗等. 『太平惠民和劑局方』
聖愈湯	人參 黃芪	治諸惡瘡出血多, 而心煩不安, 不得睡眠. 『蘭室秘藏 瘡瘍門』
附子六合湯	附子 桂枝	治妊娠傷寒, 四肢拘急, 身涼微汗, 腹中痛, 脈沉而遲. 『醫壘元戎』
六合湯	肉桂 莪朮	治室女經事不行, 腹中結塊疼痛, 腰疼腿痛. 『濟生方』
安胎四物飮	肉桂 厚朴 檳榔 枳殼	治妊娠諸痛. 『婦科玉尺』
香桂六合湯	肉桂 香附子	治妊娠赤白帶下. 『醫壘元戎』
表虛六合湯	桂枝 地骨皮	治妊娠傷寒中風, 表虛自汗, 發熱惡寒, 頭痛項強, 脈浮而弱. 『醫壘元戎』
寒六合湯	乾薑 附子	治虛寒脈微自汗, 氣難布息, 清便自調. 『醫壘元戎』
四烏湯	烏藥 香附子 甘草	治血中氣滯, 小腹急痛. 『張氏醫通』
氣六合湯	厚朴 陳皮	治氣虛弱, 起則無力, 眶然而倒. 『醫壘元戎』
厚朴六合湯	厚朴 枳實	治虛勞氣弱, 咳嗽喘滿. 『醫壘元戎』
氣六合湯	木香 檳榔	治血氣上冲心腹, 脇下滿悶. 『醫壘元戎』
四物延胡湯	延胡索 桃仁 紅花 牛膝	治瘀血腸癰, 小腹硬痛. 『雜病源流犀燭 臟腑門』
化瘀湯	桃仁 紅花 肉桂	治血瘀成形, 在臍腹之下, 作痛喜按而虛者. 『羅氏會約醫鏡』卷四
芎歸膠艾湯	阿膠 艾葉 甘草	治崩漏不止, 月經過多, 或妊娠下血, 腹中疼痛, 胎動不安, 或産后下血, 淋漓不斷. 『金匱要略』
膠艾六合湯	阿膠 艾葉	治妊娠傷寒, 汗 下之后, 而血漏不止, 胎氣損者. 『醫壘元戎』
養血平肝散	香附子 靑皮 柴胡 甘草	治婦人大怒血崩. 『婦科玉尺』

方名	構成	主治·出典
淸熱調血湯	黃連 香附子 莪朮 桃仁 紅花 牧丹皮 玄胡索	治氣血俱實, 經水將來, 腹痛陣作. 苦有熱, 加柴胡 黃芩. 『古今醫鑑』
過期飮	香附子 莪朮 桃仁 紅花 肉桂 甘草	治血虛氣滯, 月經過期不行. 『證治准繩 女科』
壯筋養血湯	牛膝 杜冲 續斷 紅花 牧丹皮	外傷筋絡. 『傷科補要』
大黃六合湯	桃仁 大黃	治妊娠傷寒, 大便硬, 小便赤, 氣滿而脈沉數者. 『醫壘元戎』
血府逐瘀湯	牛膝 桃仁 紅花 桔梗 枳殼 柴胡 甘草	治瘀血凝滯而致的經閉不行, 或行經腹痛, 或頭痛胸痛日久不愈, 或呃逆日久不止, 或內熱煩悶, 心悸失眠, 日晡潮熱等. 『醫林改錯』
玄胡六合湯	玄胡索 苦楝子	治臍下虛冷, 腹痛及腰脊間悶痛. 『醫壘元戎』
活血四物湯	桃仁 紅花 蘇木 連翹 黃連 防風 甘草	治疥瘡經久不愈者. 『醫學入門』
桃紅四物湯	桃仁 紅花	治婦女月經不調, 痛經, 經前腹痛, 或經行不暢而有血塊, 色紫暗, 或血瘀而致的月經過多, 及淋漓不淨等. 『醫宗金鑒 婦科心法要訣』
大秦艽湯	羌活 獨活 防風 秦艽 白朮 茯苓 石膏 細辛	治中風外無六經之形證, 內無便溺之阻隔, 手足不能運動, 舌強不語, 屬血弱不能養筋者. 如遇陰天, 加生薑七至八片; 心下痞, 加枳實一錢. 『醫學發明』卷九
疏風滋血湯	桃仁 紅花 牛膝 防風 羌活 獨活 柴胡 升麻 葛根 白芷 甘草	治頭項疼, 血虛火盛筋燥者. 『醫碥』
滋燥養榮湯	秦艽 荊芥 牧丹皮 犀角 黃芩 甘草	治燥傷陰血而致的手足痿軟症. 『症因脈治』
當歸活血飮	蒼朮 黃芪 防風 羌活 薄荷	治目胞振跳. 『審視瑤函』
風濕六合湯	防風 蒼朮	治妊娠傷寒, 中風濕之氣, 肢節煩疼, 脈浮而熱, 頭痛. 『醫壘元戎』
風六合湯	防風 羌活	治婦人筋骨 肢節痛, 及頭痛, 脈弦, 憎寒如瘧. 『醫壘元戎』

養肝丸	防風 羌活	治久行傷筋.『雜病源流犀燭 身形門』
羌活四物湯	防風 羌活	治風中于左, 邪入厥陰, 口眼歪斜.『症因脈治』卷一
補肝散	防風 羌活	治酒色過度, 脇痛不止.『雜病源流犀燭 臟腑門』
當歸養榮湯	防風 羌活 白芷	治睛珠痛甚不可忍者.『證治准繩 類方』
風六合湯	秦艽 羌活	治產后血虛受風發痙, 或血虛生風, 頭目眩暈.『醫壘元戎』
滋燥養榮湯	秦艽 防風	治皮膚破裂, 筋燥爪乾.『證治准繩 類方』
防風秦艽湯	秦艽 防風 連翹 梔子 地楡 槐角 蒼朮 檳榔 枳殼 甘草	治腸風便血.『醫宗金鑒 外科心法要訣』
養眞丹	羌活 天麻	治肝虛爲四氣所襲, 手足頑麻, 脚膝無力, 及癱瘓痰涎, 半身不遂, 言語蹇澁, 頭目昏眩, 遍身疼痛, 兼治產后中風, 墜墮瘀血等症.『醫學入門』
秦艽地黃湯	秦艽 荊芥 防風 羌活 蔓荊子 牛蒡子 白芷 升麻 甘草	治皮痺, 邪在皮毛, 搔如隔帛, 或癮疹風瘡.『類證治裁』
通血丸	荊芥 防風	治血灌瞳仁, 疼痛如刺, 視物不明.『醫學入門』
四物消風湯	荊芥 防風 白蘚皮 薏苡仁	治慢性濕疹, 神經性皮炎, 蕁麻疹等. 經驗方. 見『外傷科學』(廣東中醫學院)
生料四物湯	防風 黃芩	治血熱生瘡, 遍身腫瘍.『證治准繩 幼科』
當歸蒺藜煎	白蒺藜 何首烏 荊芥 防風 白芷 甘草	治癰疽瘡疹, 血氣不足, 邪毒不化, 內無實熱而腫痛淋漓者.『景岳全書 新方八陣』
荊芥蓮翹湯	防風 荊芥 薄荷 柴胡 連翹 梔子 白芷 桔梗 黃芩	治鼻淵.『增補萬病回春』
愈風四物湯	荊芥 防風 細辛 麻黃 甘草	治產后頭風.『婦科玉尺』
表實六合湯	細辛 麻黃	治妊娠傷寒, 頭痛身熱, 無汗, 脈浮緊.『醫壘元戎』
四物二連湯	黃連 胡黃蓮	治血虛, 五心煩熱, 晝則明了, 夜則發熱.『證治准繩 類方』

方名	構成	主治/出典
三黃四物湯	黃連 黃芩 大黃	治熱盛經前吐衄『醫宗金鑒 婦科心法要訣』卷四十四方
生地黃黃連湯	黃連 黃芩 梔子 防風	治失血后燥熱瘀瘢, 脈數盛者.『張氏醫通』卷十六
芩連四物湯	黃芩 黃連 麥門冬	治血虛火盛而致的喘咳聲嘶者.『雜病源流犀燭 臟腑門』
宣明丸	大黃 黃芩 黃連 薄荷	治眼內血灌瞳神, 赤脈澁痛, 大熱上壅者.『證治准繩 類方』
淸臟湯	梔子 黃連 黃芩 黃柏 地楡 槐角 側柏葉	治腸風便血.『雜病源流犀燭 六淫門』
膠艾四物湯	蒲黃 黃芩 黃連 梔子 地楡 白朮 甘草	治血崩.『古今醫鑒』
梔子六合湯	梔子 黃芩	治妊娠傷寒汗下后, 不得眠者.『醫壘元戎』
熱六合湯	黃連 梔子	治發熱而煩, 不能睡臥者.『醫壘元戎』
解毒四物湯	梔子 黃連 黃柏 黃芩	治崩漏, 面黃, 腹痛.『婦科玉尺』
升麻六合湯	升麻 連翹	治妊娠傷寒, 下后過經不愈, 溫毒發斑如錦紋者.『醫壘元戎』
生地黃湯	天花粉 甘草	治小兒感受胎熱, 眼閉不開.『醫宗金鑒 幼科心法要訣』卷五十
生津養血湯	黃連 天花粉 知母 黃柏 蓮子肉 烏梅肉 薄荷 甘草	治上消.『雜病源流犀燭 六淫門』
加味補肝散	陳皮 甘草 柴胡 梔子 黃芩	治肝血不足而致的內傷嗽血.『症因脈治』
加味四物湯	側柏葉 荊芥 槐花 枳殼 甘草	治血虛或失血, 面自不澤.『雜病源流犀燭 六淫門』
淸肝滲濕湯	柴胡 天花粉 龍膽草 澤瀉 木通 甘草	治腎囊癰腫痛, 小水淋漓.『醫宗金鑒 外科心法要訣』
茯苓六合湯	茯苓 澤瀉	治妊娠傷寒, 小便不利.『醫壘元戎』
養肝丸	防風 車前子 楮實子 蕤仁	治肝血不足, 眼目昏花, 或生眵淚, 久視無力.『濟生方』
石膏六合湯	知母 石膏	治婦人妊娠傷寒, 身熱大渴, 蒸蒸而煩, 脈長而大者.『醫壘元戎』

先期湯	知母 黃柏 黃芩 黃連 阿膠珠 艾葉 香附子 甘草	治月經先期, 色紫量多, 心煩口渴.『證治准繩 女科』
知柏四物湯	知母 黃柏	治肝經血熱筋攣.『症因脈治』
濕六合湯	茯苓 白朮	治中濕, 身沉重無力, 身涼微汗.『醫壘元戎』
滋陰八物湯	牧丹皮 澤瀉 天花粉 燈心 甘草	治懸癰初起, 狀如蓮子, 紅赤腫痛.『外科正宗』
滋陰九寶飲	天花粉 知母 黃柏 黃連 大黃	治懸癰蘊熱結腫, 小便澀滯, 大便秘結, 內熱口乾, 煩渴飲冷, 六脈沉實有力者.『外科正宗』
滋陰地黃湯	六味 遠志 菖蒲 知母 黃柏	治色欲傷及病后耳聾.『增補萬病回春』
滋陰抑火湯	知母 黃柏 肉桂 甘草	治陰火上冲, 怔忡不已.『證治准繩 類方』
滋陰降火湯	知母 黃柏 天門冬 白朮 陳皮 生薑	治勞瘵, 色欲過度, 損傷精血, 陰虛火動, 午后發熱, 睡中盜汗, 咳嗽倦怠, 飲食少進, 甚則痰涎帶血, 或咯血, 吐血, 衄血, 肌肉消瘦, 身熱脈沉數者.『明醫雜著』
滋陰降火湯	知母 黃柏 天門冬 麥門冬 白朮 陳皮	治陰虛火動, 發熱咳嗽, 吐痰喘急, 盜汗口乾.『增補萬病回春』
滋陰降火湯	知母 黃柏 玄參 桔梗 天花粉 甘草	治虛火上升, 喉內生瘡, 喉閉熱毒.『壽世保元』
滋陰降火湯	知母 黃柏 麥門冬 柴胡 黃芩 甘草	治滿目螢星.『審視瑤函』
滋陰降火湯	知母 黃柏 麥門冬 白朮 陳皮	治陰虛火旺, 唾血鮮紅.『雜病源流犀燭 六淫門』
滋陰降火湯	知母 黃柏 生薑 薄荷 菖蒲	治右耳聾.『雜病源流犀燭 面部門』

표 55. 중의대사전 방제분책에서 사물탕을 포함하고 있는 처방

위 표는 중의대사전 방제분책에서 사물탕을 포함하고 있는 처방을 정리한 것입니다.

사물탕에 소음인 약재가 가미된 경우보다 소양인 약재가 가미된 처방이 압도

적으로 많으며, 동무공은 사물탕은 소음인 허로(虛勞)의 대표적인 처방으로 인식하였고, 사물탕의 숙지황은 불필요한 약재이며, 사물탕의 효능을 방해한다고 말한 것에 비추어보면 매우 대조적인 현상입니다.

동무공은 사상인의 병증약리를 분별하는 과정에 치중하였기 때문에 사물탕의 숙지황을 불필요한 약재로 인식했던 것은 매우 당연합니다. 특히 소화력이 약한 소음>태양에게는 숙지황이 부작용이 나는 경우가 많습니다. 같은 소음인이라도 소음>소양은 숙지황에 대한 부작용이 없고, 오히려 적극적으로 사용해야 합니다. 동무공의 입장에서는 소음인에게서 부작용이 발생하면 소음인 약물에서 해당 약재를 배제하였고, 뿐만 아니라 소음인에게 그 약재의 사용을 금지하는 방식으로 약물을 분류했던 것으로 생각됩니다.

하지만 증치의학적인 임상 경험들을 살펴보면 소양인 약재와 소음인 약재의 혼용이 매우 광범위하게 나타나고 있으며, 이는 복합체질의 理가 현상적으로 드러난 것으로 볼 수 있습니다.

9. 갈근 승마와 태음>소양과 소양>태음

갈근과 승마는 태음인의 약재이지만, 동무공의 초기 저작인 『동무유고(東武遺稿)』에는 승마와 갈근을 소양인의 발표약으로 인식하고 있습니다[39].

이러한 인식이 『동의수세보원』에서는 갈근과 승마를 태음인의 약재로 확정하게 되고, 소양인에게는 사용하지 않게 됩니다.

동무공이 초기에 승마와 갈근을 소양인 약재로 인식했던 이유는 여러 가지가 있을 수 있지만, 가장 큰 이유는 승마와 갈근이 포함된 처방을 조사해보면, 소양인 약재와 같이 쓰이는 경우가 매우 많다는 점일 것입니다.

---

39) 太陰發表 輕則麻黃 杏仁 重則熊膽 牛黃 少陰發表 輕則藿香 川芎 蘇葉 蔥白 重則桂枝湯 少陽發表 輕則升麻 葛根 防風 重則羌活 柴胡 荊芥 牛蒡子

동무공은 기존 의가의 처방들을 사상인에게 적용하면서 시행착오를 통해 신정방(新定方)을 확립해 가는데, 이 과정에서 승마와 갈근이 소양인에게 효과가 있었기 때문에 초기에는 소양인의 발표약(發表藥)으로 분류했다가, 좋지 않은 반응이 새롭게 발견되어 태음인 약재로 확정했을 가능성이 높습니다.

승마와 갈근은 소양〉소음에 사용하면 부작용이 나는 경우가 있고, 소양〉태음에 적합한 약재입니다. 같은 소양인이라도 객체질에 따라 승마와 갈근에 대한 반응이 크게 다르며, 이 때문에 동무공도 초기에는 승마와 갈근을 소양인 약재로 인식했다가, 후에는 태음인 약재로 확정한 것으로 생각됩니다.

처방명	출 전	승마 갈근 이외의 약재
十味香薷飮	『症因脈治』	香薷 厚朴 扁豆 陳皮 茯苓 蒼朮 黃柏 桑白皮 地骨皮 甘草
乾葛淸胃湯	『症因脈治』	黃連 梔子 牡丹皮 生地黃 甘草
天保荣薇湯	『幼科鐵鏡』	羌活 前胡 半夏 陳皮 柴胡 赤芍藥 茯苓 川芎 枳殼 厚朴 桔梗 蒼朮 藿香 獨活 甘草
五蒸湯	『外台秘要』	炙甘草 茯苓 乾地黃 人參 知母 竹葉 石膏五兩 粳米
升陽補胃湯	『醫學入門』	黃芪 人參 甘草 當歸 白朮 柴胡 桂枝 芍藥 羌活 防風 獨活 生地黃 牡丹皮
升陽散火湯	『脾胃論』	生甘草 防風 炙甘草 獨活 白芍藥 羌活 人參 柴胡
升麻補胃湯	『蘭室秘藏』	白芍藥 羌活 黃芪 生地黃 熟地黃 獨活 牡丹皮 炙甘草 柴胡 防風 當歸身 肉桂
升麻芷葛湯	『審視瑤函』	白芷 薄荷 石膏 陳皮 川芎 炒半夏 甘草
升麻和氣飮	『太平惠民和劑局方』	乾薑 炒枳殼 制蒼朮 桔梗 當歸 制半夏 茯苓 白芷 陳皮 甘草 芍藥 熟大黃 薑 燈心
升麻胃風湯	『醫學入門』	白芷 當歸 蒼朮 甘草 柴胡 藁本 羌活 黃柏 草豆蔻 麻黃 蔓荊子
升麻順氣湯	『醫學入門』	防風 白芷 黃芪 人參 白芍藥 甘草 蒼朮

方名	出典	構成
升麻黃連湯	『壽世保元』	白芍藥 川芎 荊芥 薄荷 蒼朮 甘草 黃連 犀角 白芷
升麻散	『濟生方』	赤芍藥 人參 桔梗 生甘草
升麻散	『證治准繩』	黃芩 炒大黃 朴硝 麥門冬
升麻葛根湯	『閻氏小兒方論』	芍藥 炙甘草
升麻葛根湯	『醫宗金鑒』	梔子 白芍藥 柴胡 黃連 木通 甘草
升麻散毒湯	『外科活人定本』	白芷 芍藥 桂枝 連翹 羌活 桔梗 當歸 荊芥
升麻解毒湯	『證治准繩』	荊芥穗 人參 柴胡 前胡 牛蒡子 桔梗 防風 羌活 赤芍藥 淡竹葉 連翹 甘草
火鬱湯	『蘭室秘藏』	柴胡 白芍藥 防風 甘草
平胃地楡湯	『衛生寶鑒』	蒼朮 炮附子 地楡 陳皮 厚朴 白朮 乾薑 茯苓 炙甘草 益智仁 人參 當歸 炒神曲 白芍藥
生津葛根湯	『張氏醫通』	天花粉 麥門冬 生地黃 甘草
加味淸胃湯	『症因脈治』	黃連 甘草 石膏 桑白皮 枳殼 地骨皮
加味淸胃湯	『症因脈治』	黃連 牡丹皮 梔子 甘草
加味淸胃散	『證治准繩』	白芷 防風 白芍藥 甘草 當歸 川芎 羌活 麻黃 紫背浮萍 木賊
加減升麻葛根湯	『喉痧症治槪要』	甘草 赤芍藥 連翹 炙僵蠶 金銀花 萊菔子 荷葉 薄荷葉 蟬蛻
托裏溫經湯	『衛生寶鑒』	人參 蒼朮 麻黃 白芷 當歸身 防風 炙甘草 白芍藥
當歸紅花飮	『麻科活人全書』	當歸(酒炒) 紅花 連翹 牛蒡子 甘草
當歸散	『秘傳外科方』	當歸尾 川芎 荊芥穗 烏藥 獨活 赤芍藥 白芷 羌活 甘草 防風 枳殼 紅花 蘇木 燈草
竹瀝泄熱湯	『備急千金要方』	竹瀝 生薑 芍藥 大靑葉 梔子仁 茯苓 麻黃 玄參 知母 石膏
防風散	『太平聖惠方』	防風 木通 麥門冬 虎杖 石膏 炙甘草
麗澤通氣湯	『張氏醫通』	羌活 獨活 防風 蒼朮 麻黃 川椒 白芷 黃芪 炙甘草
補肝湯	『蘭室秘藏』	黃芪 炙甘草 猪苓 茯苓 人參 柴胡 羌活 陳皮 連翹 當歸身 炒黃柏 澤瀉 蒼朮 神曲末 知母 防風

방제명	출전	구성
驅邪湯	『醫碥』	麻黃 桂枝 杏仁 甘草 防風 羌活 獨活 川芎 藁本 柴胡 白芷 生薑 薄荷
拈痛湯	『蘭室秘藏』	白朮 人參 苦參 蒼朮 防風 知母 澤瀉 黃芩 猪苓 當歸 炙甘草 茵陳 羌活
拔云湯	『蘭室秘藏』	黃芪 細辛 生薑 川芎 柴胡 荊芥穗 藁本 生甘草 當歸身 知母 羌活 防風 黃柏
腎疸湯	『蘭室秘藏』	羌活 白朮 防風 藁本 獨活 柴胡 黃柏 茯苓 人參 澤瀉 猪苓 蒼朮 神曲 甘草
治風豁痰湯	『雜病源流犀燭』	黃芩 紅花 茯苓 獨活 半夏 羌活 陳皮 甘草 防風 白芷 柴胡 生薑
獨活散	『證治准繩』	羌活 防風 川芎 獨活 石膏 荊芥 生地黃 細辛 白芷 赤芍藥 黃芩 甘草
宣毒發表湯	『醫宗金鑒』	前胡 桔梗 枳殼 荊芥 防風 薄荷葉 木通 連翹 炒牛蒡子 淡竹葉 生甘草
神仙百解散	『太平惠民和劑局方』	茵陳 柴胡 前胡 人參 羌活 獨活 甘草 炒蒼朮 白芍藥 防風 藁本 藿香 白朮 薑半夏
秦艽升麻湯	『衛生寶鑒』	炙甘草 芍藥 人參 秦艽 白芷 防風 桂枝
秦艽散	『校注婦人良方』	秦艽 柴胡 石膏 犀角 赤茯苓 前胡 甘草 黃芩
柴胡升麻湯	『雜病源流犀燭』	柴胡 前胡 赤芍藥 桑白皮 黃芩 荊芥 石膏
柴胡葛根湯	『外科正宗』	柴胡 天花粉 黃芩 桔梗 連翹 牛蒡子 石膏 甘草
消風割痰湯	『醫碥』	黃芩 羌活 紅花 薑半夏 陳皮 茯苓 甘草 獨活 防風 白芷 柴胡
消毒化斑湯	『證治准繩』	羌活 防風 麻黃 黃連 當歸 酒黃柏 連翹 藁本 酒黃芩 生黃芩 生地黃 炒蒼朮 川芎 柴胡 細辛 白朮 陳皮 生甘草 蘇木 吳茱萸 紅花
益氣疏風湯	『瘡瘍經驗全書』	甘草 當歸 川芎 生地黃 白芍藥 桔梗 黃芩 麥門冬 前胡 青皮 紫蘇 連翹 防風 白蒺藜
家秘淸胃湯	『症因脈治』	生地黃 黃連 梔子 甘草 石膏
黃連救苦湯	『外科正宗』	黃連 柴胡 赤芍藥 川芎 當歸尾 連翹 桔梗 黃芩 羌活 防風 金銀花 甘草

淸胃湯	『症因脈治』	黃連 生地黃 梔子 甘草 石膏
淸熱解毒湯	『張氏醫通』	生石膏 知母 炙甘草 人參 羌活 白芍藥 黃芩 黃連 生地黃 生薑
淸解透表湯	『兒科學』(上海)	西河柳 蟬蛻 連翹 金銀花 紫草根 桑葉 甘草 菊花 牛蒡子
淸解散	『醫宗金鑒』	防風 荊芥 炒牛蒡子 甘草 桔梗 黃連 黃芩 蟬蛻 紫草茸 川芎 前胡 山楂 木通 連翹
淸震湯	『審視瑤函』	赤芍藥 甘草 荊芥穗 薄荷 黃芩 荷葉 蒼朮
羚羊角湯	『聖濟總錄』	羚羊角 百合 川芎 木通 黃芩 石膏 龍齒 防風
粘子解毒湯	『喉症全科紫珍集』	牛蒡子 天花粉 白朮 炒梔子 甘草 生地黃 連翹 黃芩 靑皮 防風 黃連 桔梗 玄參
續命湯	『聖濟總錄』	麻黃 獨活 防風 羚羊角 桂 炙甘草
葛根淸胃湯	『症因脈治』	黃連 甘草 生地黃 梔子 牡丹皮
葶藶散	『濟生方』	炒葶藶子 桔梗 栝蔞仁 薏苡仁 桑白皮 炙甘草
散血葛根湯	『外科正宗』	半夏 川芎 防風 羌活 桔梗各 白芷 甘草 細辛 蘇葉 香附 紅花
滋陰淸胃丸	『增補萬病回春』	酒當歸 生地黃 牡丹皮 梔子 煅石膏二兩, 酒黃連 知母 防風 白芷 甘草
溫肺湯	『證治准繩』	黃芪 丁香 羌活 炙甘草 防風各 麻黃
疏風滋血湯	『醫碥』	當歸 川芎 白芍藥 熟地黃 羌活 獨活 紅花 牛膝 防風 白芷 甘草 柴胡 桃仁

표 56. 중의대사전 방제분책에서 갈근과 승마를 포함하고 있는 처방

위 표는 중의대사전 방제분책에서 갈근과 승마를 포함하고 있는 처방을 발췌하여 승마와 갈근을 제외한 나머지 약물을 정리한 것입니다. 위 표를 살펴보면 태음인의 대표적인 약재인 갈근과 승마에 소음인 약재보다는 소양인 약재가 같이 사용되는 비중이 매우 높게 나타납니다.

동무공이 『동무유고』에서 갈근과 승마를 소양인 약재로 인색했던 점이나 중의대사전의 처방들에서 승마와 갈근과 소양인 약재가 같이 사용되는 양상은 오

랜 세월 누적된 한의학적 경험 속에서 복합체질 현상이 드러난 예로 볼 수 있습니다.

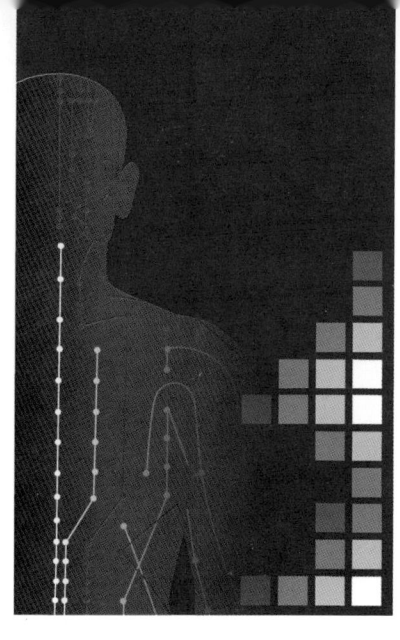

체질론의 오행적 병인과 장부론의 변증적 증후의 분석 종합

1. 태양인

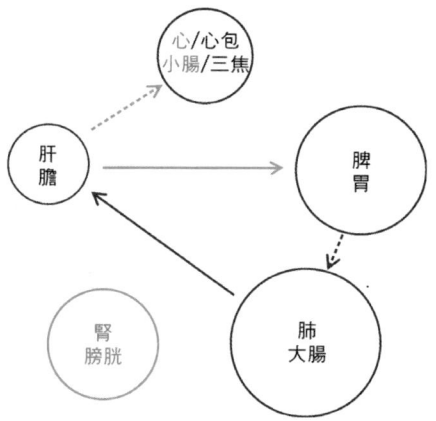

그림 48. 태양인 오행 장부도

    태양인의 기본적인 장부 대소는 肺大肝小가 되고, 肝木이 적어 心包火를 생하지 못해 心包小의 생리적 특성이 형성되고, 肝木이 脾土를 극하지 못해 脾大의 생리적 특성이 형성된다.
    생리적 특성으로 인해 병리적 특성도 肝의 木氣의 부족함과 肺의 金氣의 유여, 心包의 火氣의 부족함과 脾胃 土氣의 유여함으로 나타난다.

1) 간肝의 목기木氣 부족

肺金의 과다로 肝木이 허해진다. 증치의학의 간혈허(肝血虛)에 해당.

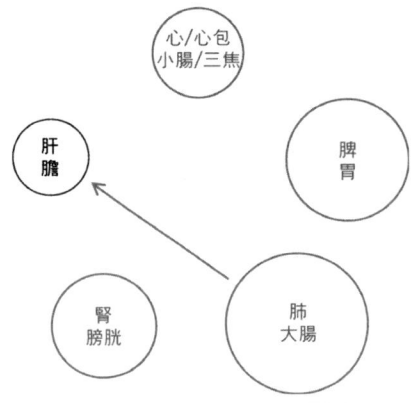

그림 49. 태양인 - 간의 대기 부족

■ 증 상

❶ 머리 부분의 혈액 순환이 어려워지기 때문에, 안면의 혈색이 파리해지며, 두뇌의 혈 공급부족으로 인한 현기증을 일으키게 하며, 또 이명(耳鳴)을 유발하기도 한다. 눈에 물기가 없고, 눈동자가 불투명하게 보이며, 해질녘의 시력 부족현상을 나타나게도 한다.

❷ 간(血海)에 혈(血)을 장(藏)하지 못함으로 생리량이 적거나 아주 없거나 한다.

❸ 마음을 안정시킬 수가 없다. 잠을 설치게 되는 경우가 많고, 그렇지 않으면 꿈을 많이 꾸게 된다.

❹ 힘줄이나 근육의 섭생이 어려워진다. 사지가 저리고, 근육이 수축되고 근육덩어리가 꿈틀거리는 현상이 일어난다.

■ 질 환

- 빈혈
- 노이로제
- 비타민 A 결핍으로 인한 안병
- 고혈압
- 만성 간염
- 간편변증(肝便變症)
- 월경불순
- 갱년기 장애

■ 침술치료
❶ 중의변증침법
　肝血을 滋養함
　치료혈 : 三陰交 陰陵泉 血海 足三里 膈兪 肝兪 脾兪 胃兪 章門 至陽 印堂
❷ 체질오행침법
　오행 원리에 의하여 肝木을 補함
　曲泉+ 陰谷+ 中封- 經渠-

2) 폐肺의 금기金氣 과다

　폐의 음기(陰氣)가 과도한 상태를 말하는 것이니, 즉 폐의 양기(陽氣) 결핍을 가리킨 것이다. 증치의학에서 말하는 폐기(肺氣)의 양허음성(陽虛陰盛)증이다.

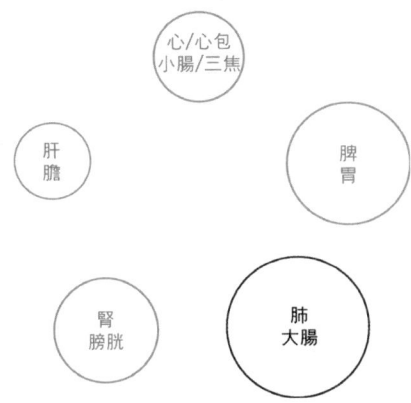

그림 50. 태양인 - 폐의 금기과다

증상

폐의 양기가 부족하면 체표를 보호하는 기, 즉 위기(衛氣)가 피부에 골고루 산포(散布)되는 일이 힘들게 된다. 땀구멍이 열려진 상태로 있게 되어서 저도 모르게 땀이 나며, 한기를 실어하게 되며 콧물감기에 걸리기 쉽다.

폐의 양기가 결핍되면, 호흡이 짧아지며, 체력이 감소되며, 얼굴에 윤기가 없어지고 말소리가 가늘어지게 된다. 만사에 의욕이 없어지게 되고, 기운이 없고, 천식성 기침이 나며, 심한 경우에는 무기력 상태로도 되며, 조금만 움직여도 호흡이 곤란하여진다.

들이쉬는 흡기가 짧아지고 힘들며 내쉬는 호기가 길어진다.

질환

- 만성 기관지염
- 심장성 천식
- 재발성 폐렴
- 모세기관지염
- 급성 폐수종

■ 침술치료
❶ 中醫 辨證 針法
   肺의 陽氣를 보하고, 陰液을 宣降함
   치료혈 : 肺兪 中府 列缺 太淵 氣海 膻中 合曲 扶突 足三里
❷ 체질오행침법
   오행원리에 의하여 肺金을 瀉함
   尺澤- 陰谷- 魚際+ 少府+

2. 소양인

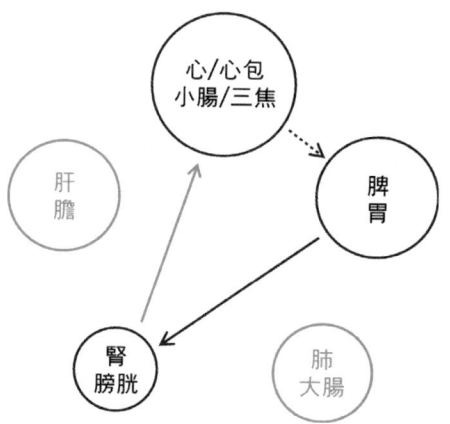

::: 그림 51. 소양인 오행 장부도

　소양인의 기본적인 장부 대소는 心大腎小가 되고, 腎水가 적어 心包火를 극하지 못해 心包大의 생리적 특성이 형성되고, 心火가 脾土를 생함이 유여하여 脾大의 생리적 특성이 형성된다.
　생리적 특성으로 인해 병리적 특성도 腎의 水氣 부족함과 心의 火氣의 유여, 心包의 火氣와 脾胃 土氣의 유여함으로 나타난다.

1) 신腎의 수기水氣 부족

腎의 陰氣의 결핍상태를 말하는 것이니, 즉 증치의학에서 말하는 腎陰虛이다.

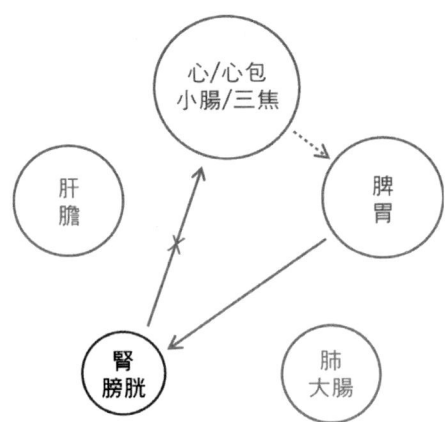

그림 52. 소양인 - 신의 수기 부족

신음허腎陰虛의 증상

❶ 腎의 陰氣가 부족하게 되면, 골수, 뇌, 입 및 신체의 양생이 고르지 못하게 되므로 눈이 침침해지고, 현기증, 귀울림이나 빈혈증이 일어나기도 하고, 몸이 여위는 일도 있다.

❷ 腎陰이 血을 보존하지 못하면 血의 순환량이 적어지게 되며, 월경과소나 무월경이 일어나기도 하고, 그런 반면에 虛火로 혈이 역류하여 자궁출혈이 일어나게 된다.

❸ 虛火는 체내를 격동시키므로, 초저녁에 열이 나기도 하고 안면이 벌겋게 되고, 밤에 식은땀을 많이 나게 하고(盜汗), 손바닥이나 발바닥이 뜨거워지거나, 심장 전면 앞가슴이 뜨겁게 느껴지게 된다.

❹ 火는 심장의 神을 번접하게 하여 불면증을 일으킨다.

❺ 火는 精囊을 혼란시켜 遺精을 촉진시킨다.

■ 신음허腎陰虛로 발생하는 질환
- 폐결핵
- 당뇨병
- 기능부조성 열병
- 노이로제
- 요통, 관절통
- 자율신경 실조증
- 갱년기 장애

■ 침술치료
❶ 중의 변증 침법
   腎陰을 補養함
   치료혈 : 膈兪 腎兪 浮郄 湧泉 然谷 太谿 照海 復溜 隱白 三陰交 地機 大敦
           曲泉 氣海 內關 曲池
❷ 체질오행침법
   치료혈 : 復溜+ 經渠+ 太白- 太谿-

2) 심心의 화기火氣 과다
   心의 陰虛 陽實인 상태를 뜻하며 心陽이 盛하여 心火로 되는 것을 포함한다.
   (증치의학의 心陰虛, 心火上炎, 心火化熱痰 등)

300 부록 - 복합체질 참고자료

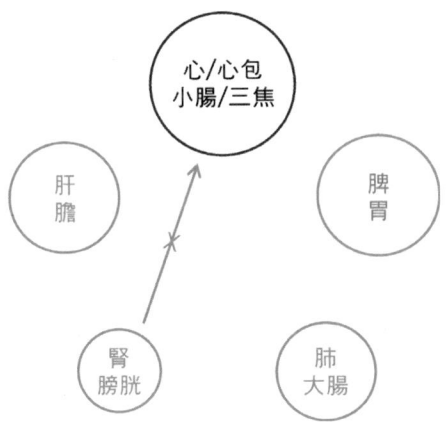

::: 그림 53. 소양인 - 심의 수기 과다

증 상

❶ 心의 陰血이 부족하면 심장이 양생되지 않으므로 가슴이 두근거린다.(心悸) 心의 神이 자기 거처에 머물지 못하고 동하므로 불면증 및 꿈을 많이 꾸게 된다.

❷ 心의 陰氣가 부족하여 陽氣를 견제하지 못하므로 밤에 식은 땀이 나며, 입이나 목이 마르고, 안색과 혀가 붉게 되고 침이 마르며, (특히 밤에)손바닥이나 발바닥이 달아 오르고 앞가슴이(심장부위가) 뜨거워지며, 맥이 가늘고 빠르게 뛴다.

❸ 心陰虛로 인해 陽實이 지나쳐서 心火로 변한다.

❹ 七情중 하나라도 지나쳐 울결되면 心火의 원인이 된다.

❺ 외부의 지나친 邪熱, 매운음식, 열성약 등으로 心火를 동요시킨다.

❻ 心火가 동요하면 神이 心에 머물지 못하고 동요하므로 불면증, 꿈이 많아 자주 깨고 놀라며 잠을 설치고, 조급하고, 躁症이나 狂症이 올 수도 있다.

❼ 心火의 과다함으로 혀나 입안이 헐고 안색이 붉게 된다.

❽ 心火는 진액을 소모하므로 입안이 마르고 갈증이 나게 하고 또 진액을 농축시켜서 熱痰으로 변하게 한다. 이 熱痰이 心神을 동요시켜서 心의 기능이상

및 정신신경장애를 일으킨다.
❾ 심장과 표리관계에 있는 소장으로 심화가 전이되면 小腸熱이 되어 膀胱水를 熱하게하여 소변이 진하게 농축되고, 배뇨시에 통증이 따르게 되며, 혈뇨를 볼 수도 있다.
❿ 心의 熱痰이 심장동정맥 순환을 어렵게 하여 심부전증이나 협심증 등을 유발시킨다.

▪ 질환
- 빈혈증, 신경성 빈맥증
- 갑상선 기능 항진증
- 설염(舌炎), 기능부조성 발열
- 히스테리, 급성 방광요도염
- 심장 신경증, 신경쇠약, 협심증, 심부전증

▪ 침술치료
❶ 중의 변증 침법
  血과 心陰을 養攝하고 心을 식힘
  치료혈 : 少府 間使 陰陵泉 心兪 大椎
❷ 체질오행침법
  오행원리에 의하여 心火를 瀉하고 腎水를 補함
  치료혈 : 復溜+ 經渠+ 陰少海+ 陰谷+ 太白- 太谿- 神門-

3) 위胃의 토기土氣 과다
胃의 陽이 과다한 상태를 말한다(상대적으로 胃陰이 부족). 胃陰虛陽實로 볼 수 있다.

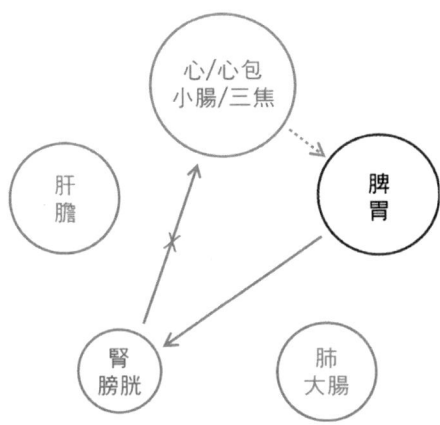

그림 54. 소양인 - 위의 토기 과다

■ 증 상

❶ 胃陰이란 음식물이 위에서 전화되는 과정에서 생기는 진액을 뜻한다.
❷ 火나 熱이 胃陰의 역할을 하는 진액을 말려 없앤다.
❸ 胃의 진액의 결핍은 하강시키는 胃의 소화기능을 약화시킨다.
❹ 구역질이나 구토가 나고 胃가 가득 찬 듯 무겁게 느껴지며 배가 고파도 식욕이 없어지기도 한다.
❺ 진액이 부족하면 입과 장을 습윤하게 하지 못하므로 입과 혀가 마르고 설태가 엷어지고 붉게 된다.
❻ 胃 부위를 압박하거나 뜨겁게 하면 불편한 감이 증가한다.
❼ 심리상태가 초조불안해지고 안정감이 적어진다. 소변량이 줄고, 입이 자주 마르고, 맥은 가늘고 빠르다.

■ 질 환

- 만성위염, 신경성위염, 소화불량
- 당뇨병

■ 침술치료
❶ 중의 변증 침법
　胃陰을 滋養하고 胃를 조화롭게 한다.
　치료혈 : 내관 중완 비수 위수 삼음교 내정
❷ 체질오행침법
　치료혈 : 여태- 상양- 함곡+ 임읍+

4) 비위脾胃의 토기土氣가 과다가 신腎의 수기水氣를 억제
　脾胃의 陰虛陽實로 胃陽이 熱로 化하여 胃火가 되고 腎의 陽實陰虛로 腎水의 부족함이 胃火의 극을 받아서 腎水가 더욱 약해진다.

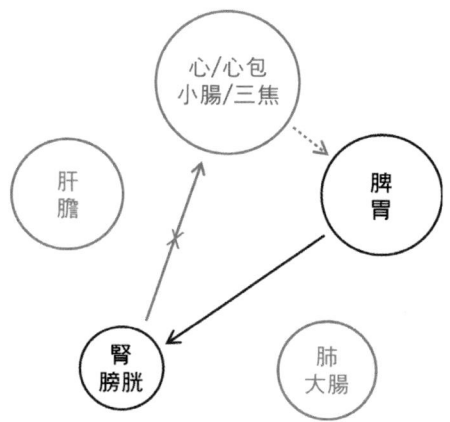

그림 55. 소양인 - 비위의 토기 과다가 신의 수기를 억제

증상
❶ 熱이 胃에 머무르게 되므로 위가 쓰리고, 작열통이 느껴짐.
❷ 소화불량 상태이면서도 火가 음식물을 태워 없애버림으로 몸이 수척하게 됨.
❸ 火는 저절로 뜨거워지는 경향이 있으므로 입에서 악취가 나고 잇몸이 붓고 피가 나게 됨.
❹ 陽明에 熱이 과하게 되어서 진액을 태워서, 저항성 변비를 일으키며, 갈증이 일어나며 자주 물을 마시게 함.

질환
- 당뇨병
- 치은염
- 치통
- 전염성 질환의 장기간의 열
- 신경성 위염
- 만성 위산과다증
- 신경성 소화불량
- 신경성 위궤양

침술치료
❶ 중의 변증 침법
   胃陰을 養攝
   치료혈 : 내관 공손 건리 중완 천추 족삼리 내정 비수 위수
❷ 체질오행침법
   오행원리에 의하여 胃土를 瀉하고 心火를 瀉하고, 腎水를 補함
   치료혈 : 여태- 상양- 함곡+ 임읍+ 신문- 태백- 부류+

5) 신腎이 심心을 제어하지 못함.

心과 腎의 陰氣가 결핍된 상태를 일컬으며, 心腎不交에 해당한다.

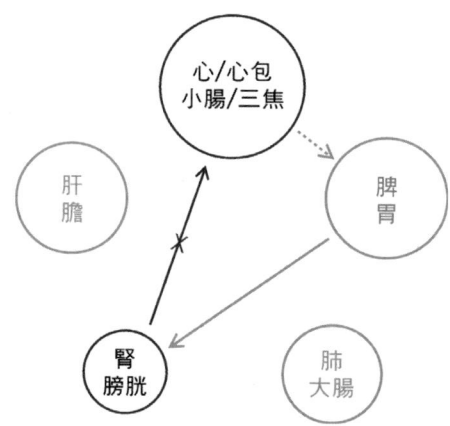

그림 56. 소양인 - 신이 심을 제어하지 못함

증상

❶ 心과 腎은 상호작용하여서, 水氣와 火氣가 서로 돕게 되어 和하게 되는데, 腎陰이 부족할 경우에는 心火가 상대적으로 너무 강해지게 된다.

❷ 心火가 너무 강해지면, 腎水와 相交하지 못하여 心腎不調의 상태가 된다. 腎의 水氣가 위로 올라가지 못하게 되어 心火를 견제할 수 없으므로, 心腎이 안정될 수 없게 되고, 결국 불면증이나 動悸를 곁들인 공포증이나 정신불안증을 일으키게 한다.

❸ 陰精이 虛하게되어, 두뇌와 눈이 양생하지 못하게 되고, 골수가 부족하게 되므로, 기억력 감퇴, 현기증, 귀울림 등을 일으키게 하고, 목구멍에 갈증이 느껴지며 허리근육이 늘어지고 무릎에 힘이 빠지게 한다. 요통과 슬각통이 온다.

❹ 陰이 虛하게 되고 陽이 너무 實하게 되어서, 虛火증을 일으키게 되므로, 저녁무렵에 열이 일어나게 하고, 밤에 땀이 많이 나며 혹은 몽정을 일으키게

한다.

■ 침술치료

❶ 중의 변증 침법
陰을 養하고 火를 내려준다.
치료혈 : 百會 神門 勞宮 間使 心兪 腎兪 太谿 巨闕

❷ 체질오행침법
오행원리에 의하여 腎을 補하고 心을 瀉함
치료혈 : 復溜+ 經渠+ 陰少海+ 陰谷+ 神門- 太谿- 太白-

6) 신기腎氣의 부족함과 심기心氣의 과다함이 폐기肺氣의 부족현상을 일으킴

肺와 腎의 陰氣가 결핍된 상태를 말하며, 재래한방의 장부론에 따르면 肺腎의 陰虛에 해당한다.

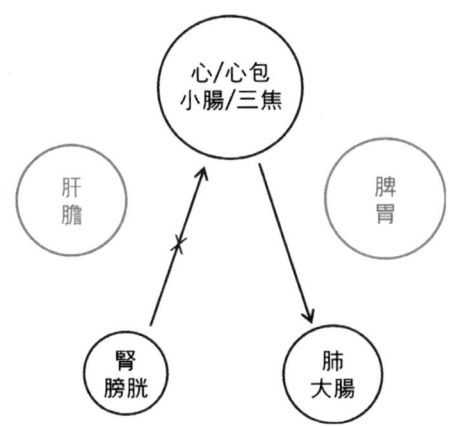

::: 그림 57. 소양인 - 심대신소로 인한 폐기 부족

■ 증상

❶ 肺腎의 陰虛는 음액이 상초로 올라오지 못하거나 또는 虛火가 肺를 태우게 되기 때문이다.

❷ 陰虛가 되면 肺가 마르게 되어 적셔주거나 깨끗하게 씻어내리는 역할을 못하게 되므로, 마른 기침이나 실성증(失聲症)을 일으키게 한다.

❸ 陰虛한 상태에서는 虛熱이 오르게 되고, 또 肺를 태우게 되므로, 咯血을 일으키게 하기도 하고, 가래에 피가 섞여 나오게 하는 증세를 일으킨다.

❹ 陰이 虛한 상태가 되면, 얼굴의 양볼이 붉어지고, 주기적인 허열을 일으키게 하고, 밤에 식은 땀을 내게 한다.

❺ 火가 정신을 흩트리게 하므로 초조하게 만들고 또는 불면증을 일으키게 한다.

❻ 陰液이 부족하면 火가 체내에 동하게 되어, 남자의 경우에는 유정을 일으키게 하고, 여자에게는 생리작용을 혼란시켜서 月經過少나 無月經症을 일으킨다.

■ 침술치료

❶ 중의변증침법
肺와 腎을 적셔주고 補해줌.
치료혈 : 太谿 陰谷 神封 中極 氣海 太淵 列缺 尺澤

❷ 체질오행침법
오행원리에 의하여 腎과 肺를 보해주고 心을 사함.
復溜+ 經渠+ 太淵+ 陰少海+ 陰谷+ 太白- 太谿- 神門- 少府- 魚際-

3. 태음인

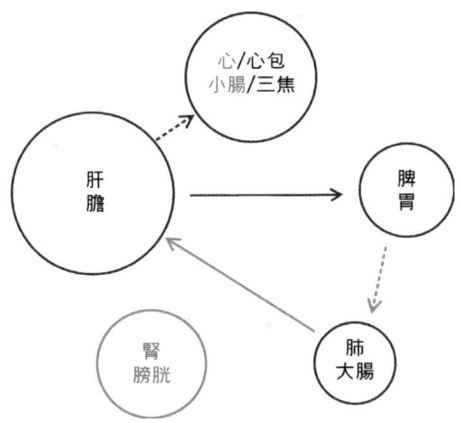

그림 58. 태음인 오행 장부도

　태음인의 기본적인 장부 대소는 肝大肺小가 되고, 肝木이 커서 心包火를 생함이 강해 心包大의 생리적 특성이 형성되고, 肝木이 脾土를 극하여 脾小의 생리적 특성이 형성된다.
　생리적 특성으로 인해 병리적 특성도 肝의 木氣의 유여함과 肺의 金氣의 부족, 心包의 火氣의 유여함과 脾胃 土氣의 부족함으로 나타난다.

1) 간肝의 목기木氣가 과도함
　肝의 陽氣가 과다함을 밀하고, 변증론치에서의 肝氣鬱滯나 肝火上亢에 해당한다.

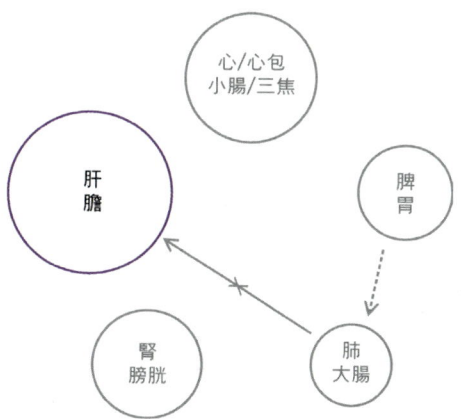

그림 59. 태음인 - 간의 대기 과다

증상

❶ 노여움이 쌓이거나 억제하게 되면, 肝의 疏泄기능이 손상된다. 마음이 우울해지고, 자주 한숨을 쉬거나 가슴이 답답하여 진다. 이러한 상태가 계속되면 肝氣가 鬱滯되고, 신경질이 나게 된다.

❷ 가슴부위 옆구리 혹은 젖가슴에 통증을 느끼게 되면 肝經에 氣가 울결되어 있음을 나타낸다. 또한, 氣가 역류하게 되어 위로 올라감으로, 가래가 뭉치거나, 목구멍에 이물이 걸려 막힌 감을 준다.(梅核氣)

❸ 氣가 停滯하면 血流不利가 오고 血瘀를 형성한다. 이렇게 생긴 氣血瘀滯는 복부에 적취를 이루기도 하며, 또는 여성의 생리불순을 일으키기도 한다.

❹ 肝氣가 정체되거나 울결이 되면, 이 肝氣는 火로 변하게 된다. 이 火가 위로 올라가게 되고, 肝火가 머리를 범하게 되어 두통, 현기증 혹은 귀울림을 일으키게 하며, 때로는 귀가 먹게 하기도 하고, 뺨이나 귀가 빨갛게 되기도 한다. 때로는 고혈압을 유발한다.

❺ 肝火가 脾에 작용하면, 입안이 마르거나 쓰게 느껴지게 한다.

❻ 肝火는 신경질, 분노 혹은 광기를 유발시키며, 정신을 흥분시켜 잠을 방해하

며 가위 눌리는 증세를 일으키기도 한다.
❼ 肝火는 血을 흩어지게 만들어, 상체 부위에 혈행을 방해하게 되어, 코피를 쏟게 하고 피가 섞인 가래를 토하게 하며, 喀血을 유발시킨다. 또, 뇌혈관 장애를 일으키기도 한다.(中風)
❽ 변비가 되거나 오줌이 진한색을 나타내면 진액에 火가 침범한 증세이다.

질 환
- 노이로제
- 만성간염
- 간확대증 간염
- 만성담낭염
- 월경통 및 월경불순
- 인후염
- 전염성 급성 간염
- 메니엘씨병
- 고혈압
- 급성 담낭염
- 급성 췌장염
- 결막염
- 상부 소화기 출혈
- 갑상선 기능 항진증
- 조증, 우울증, 조울증

침술치료
❶ 중의변증침법

肝氣를 풀어주고, 肝火를 식혀줌
치료혈 : 膈兪 肝兪 膽兪 殷門 行間 太衝 期門 風池 陽陵泉 聽會 俠谿 乳根 梁丘 足三里 內關 三陰交 通里 下脘 百會

❷ 체질오행침법
오행원리에 따라서 肝이나 膽의 木氣를 瀉하여 줌
行間- 少府- 陽輔- 陽谷- 經渠+ 中封+ 竅陰+ 商陽+

2) 폐肺의 금기金氣가 부족함

肺의 陰津이 결핍된 상태를 말하며 증치의학의 肺陰虛에 해당한다.

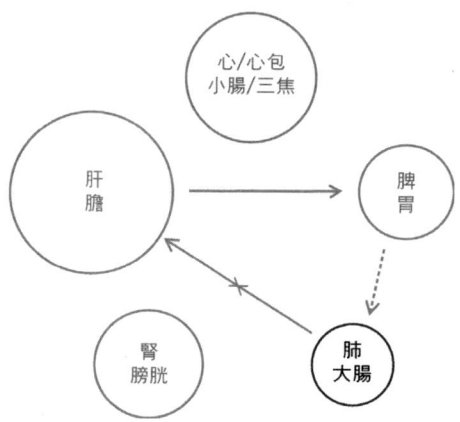

그림 60. 태음인 - 폐의 금기 부족

▪ 증 상

❶ 肺의 陰液이 결핍되므로, 肺의 肅降기능이 제대로 되지 않아서 목구멍이 마르게 되고, 목소리가 잠기고, 마른기침이 나고, 침이 마르게 되고 가래가 진하게 된다.

❷ 熱이 肺의 絡을 범하여서 가래에 피가 섞여 나오게 된다.

질환
- 폐결핵
- 폐렴
- 기관지염
- 기관지 확장증
- 백일해
- 고열 후유증
- 알러지성 기관지염 및 알러지성 비염
- 천식

침술치료
❶ 중의변증침법
  陰을 攝養시키고, 肺를 적셔줌
  치료혈 : 공최 태연 어제 태계 양강 폐수 신수 삼음교
❷ 체질오행침법
  오행원리에 따라 肺金을 補
  태연+ 태백+ 어제- 소부-

3) 간기肝氣의 과다가 비위脾胃 억제

肝의 陽氣가 과다하여 脾胃의 陽氣를 억누르게 되므로, 결과적으로 脾胃의 陽氣의 결핍현상을 일으키게 한다. 肝脾不交, 肝氣犯脾, 肝胃不和, 肝氣犯胃 등이 해당한다.

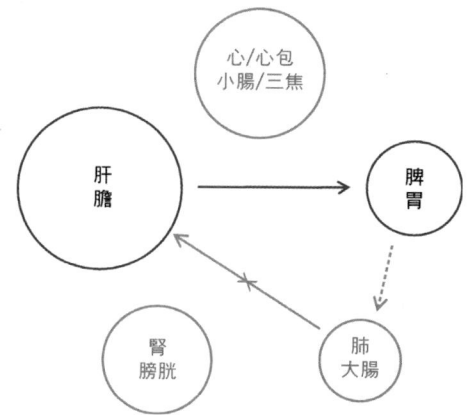

::: 그림 61. 태음인 - 간기 과다가 비위를 억제

증상

❶ 肝과 脾의 기능이 화합하게 되면, 氣가 정상적으로 흐르고 순환하게 된다. 반면에 肝氣가 정체하거나 막히게 되면 脾의 소화운반기능을 혼란케 한다.

❷ 肝氣의 막힘은 경락의 흐름을 정체시킨다. 肝經이 충만하여지면, 옆구리나 가슴부위에 통증을 느끼게 한다.

❸ 肝氣가 흐르지 못하므로, 정신이 위축함을 받게 되거나 흥분하게 만든다.

❹ 脾氣가 허하게 되면, 식욕감퇴, 가스로 인한 복창만, 대변이 심하게 묽거나 혹은 되게 하고, 대변불순을 일으키고, 아랫배가 부글거리고 아프고, 트림을 많이 나게 한다.

❺ 肝의 氣가 정체되면 肝의 疏泄기능을 방해하므로 위의 納穀기능이 방해받는다.

❻ 氣가 정체되고 경락을 따라 순환치 못하게 되므로 가슴부위와 옆구리가 아파진다.

❼ 결함된 소화기능은 상복부 창만을 일으키고, 트림이나 딸꾹질을 일으킨다.

❽ 胃에 氣가 쌓이면 胃에 熱이 발생되므로, 가슴앓이, 배의 부글거림을 일으키

고 혀에 黃苔가 앉게 만든다.
❾ 肝氣가 그 능력을 발휘하지 못하고 저절로 흩어지므로 정신에 작용하여 마음을 불안하게 하고 우울하게 한다.

■ 질환
- 만성간염
- 장염
- 소화기능 장애
- 십이지장 위염
- 만성 위산과다증
- 간경변증

■ 침술치료
❶ 중의변증침법
　肝을 疏散시키고 脾를 補함
　치료혈 : 脾兪 足三里 中脘 太衝 中封 合曲 陽陵泉
❷ 체질오행침법
　오행원리에 따라 肝을 瀉하고 脾胃를 補함
　中封+ 經渠+ 解谿+ 陽谷+ 大都+ 行間- 隱白- 陷谷- 臨泣-

4) 간목肝木으로 커진 심포心包가 폐금肺金을 억압
　肝氣의 과다함은 肝의 陽氣가 과다함을 말하는 것이니, 肝火가 변하여 厥陰의 心包火를 되며, 이 후자는 肺金을 견제하여 肺氣의 부족함을 위압하게 된다. 장부론에 의하면 肝火犯肺에 해당한다.

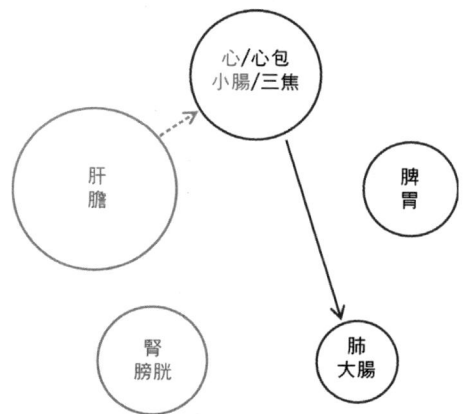

::: 그림 62. 태음인 - 간목으로 커진 심포가 폐금을 억압

■ 증상

❶ 肝氣가 성해지면, 肝火가 너무 강해져서 肺의 肅降기능을 저해하게 된다.
❷ 경락 안의 火가 옆구리나 가슴부위에 타는 듯한 통증을 일으킨다.
❸ 肝이 柔軟하게 확장하는 능력을 잃게 되면 성질이 성급해지고 화를 잘 내게 된다. 火가 肺의 진액을 상하게 하여, 마른기침을 유발하고, 폐포가 상하게 되면 피가 섞인 가래를 토하게 한다.
❹ 현기증이 나고 눈이 충혈 되는 것은 肝火가 上焦로 올라와서 염증을 일으킨 것을 말한다.

■ 질환

- 고혈압 심장비대증
- 기관지염
- 기관지확장증
- 폐결핵
- 폐기종

316 부록 - 복합체질 참고자료

◆ 폐원성 심장병
◆ 호흡곤란증
◆ 천식

침술치료
❶ 중의변증침법
   肝을 疏散, 淸凉시키고, 肺를 흩어지게 함
   치료혈 : 中府 太衝 天突 足臨泣 行間 肝兪
❷ 체질오행침법
   오행원리에 따라 肝과 心包를 瀉하고 肺를 補함
   太淵+ 中府+ 曲澤+ 大陵- 行間- 魚際-

4. 소음인

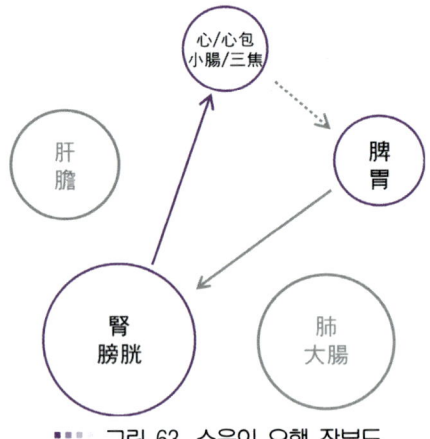

그림 63. 소음인 오행 장부도

소음인의 기본적인 장부 대소는 腎大心小가 되고, 心火가 적어 心包火도 적게 되어 心包小의 생리적 특성이 형성되고, 心火가 脾土를 생하지 못해 脾小의 생리적 특성이 형성된다.
생리적 특성으로 인해 병리적 특성도 心의 火氣의 부족함과 腎의 水氣의 유여, 心包의 火氣의 부족함과 脾胃 土氣의 부족함으로 나타난다.

1) 신腎의 수기水氣가 과도함

腎의 陰氣가 과다함을 일컬으며, 腎陽虛에 해당한다.

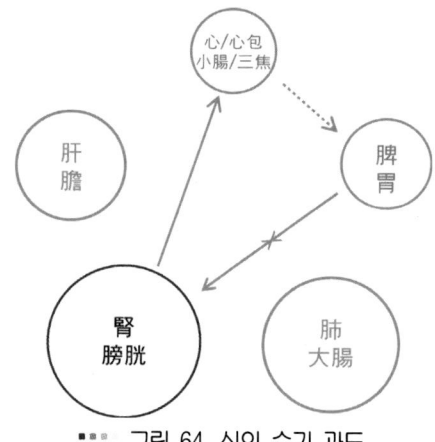

그림 64. 신의 수기 과도

증 상

❶ 腎의 陽氣가 허하게 되어 腎의 거처 즉 허리가 허약해진다.
❷ 命門의 火가 쇠약해져서 불임증이나 성교불능 등을 유발한다.
❸ 체온 조절이 불가능하게 되어 몸체나 사지가 차가워진다.
❹ 水가 넘치게 되는 것을 막지 못하여, 水腫이나 복수증을 일으키게 한다.
❺ 방광의 기능 활동이 상하게 되어 뇨폐증을 일으키게 한다.

❻ 水가 과다해지는 것을 막을 수 없으므로, 心과 肺가 침해받게 되어 호흡곤란, 천식성 기침을 유발하고, 쉿소리 내는 숨을 쉬게 되며, 가슴이 두근거리는 증세를 일으킨다.

질 환
- 폐기종
- 천식
- 만성 심장기능 부족증
- 부종
- 만성 혹은 급성 신우염
- 장염

침술치료
❶ 중의변증침법
  腎陽을 보강해줌
  치료혈 : 關元 氣海 腎兪 復溜 築賓 命門 大椎 懸鐘
❷ 체질오행침법
  오행원리에 따라 腎水를 瀉함
  치료혈 : 湧泉- 大敦- 太白+ 太谿+

2) 심화心火의 부족
心의 陽氣가 결핍된 상태를 말하며 心氣虛, 心陽虛 心血瘀에 해당된다.

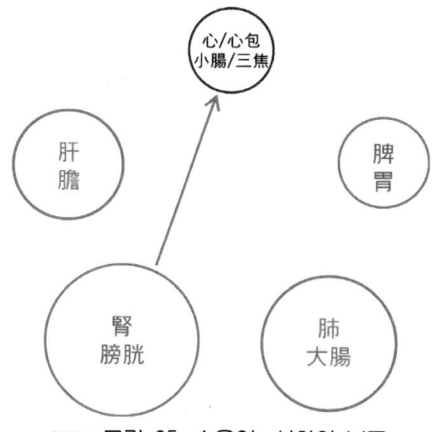

그림 65. 소음인- 심화의 부족

증 상

❶ 心氣가 부족하게 되면 심장 박동력과 行血작용이 약하게 되면서, 피의 순환이 느려지며, 피가 얼굴로 원활하게 올라가지 못하게 되므로, 안색에 핏기가 없게 되며, 혀가 창백하게 되고, 맥박이 가늘고 약하게 된다.

❷ 가슴이 두근거리고 숨이 차고, 쉽게 피곤해진다.

❸ 체표의 조절능력을 잃게 되어, 自汗이 많이 나게 된다.

❹ 맥박의 조절 능력이 저하되어, 結脈이나 代脈이 나타난다.

❺ 心陽이 극도로 허한 상태가 되면, 찬 것을 싫어하고 더운 것을 좋아하며, 안색이 검어지고 가슴이 무겁고 답답해진다. 심장부위에 통증을 느끼며 虛汗이 계속되고, 손발이 차고 입술이 파래지고 호흡이 약해진다. 혀는 습하고 자색을 띄고 맥은 미세하며 정신혼란이 오며 심하면 기절한다.

❻ 心陽이 허하여 血行이 원활하지 않게 되면, 가슴이 두근거리며 심장의 앞부분에 톡톡 쏘는 것 같고, 누르는 것 같은 통증이 나타나게 된다. 이 통증은 胃脘, 胸中에서 시작하여 팔로 내려오게 되며, 대개는 왼팔 중간 부분이 제일 심하며, 계속되지 않고 멈추었다 다시 오곤 한다.

❼ 혓바닥이 진한 자색을 띠며 보라색 반점이 나타난다.
❽ 병이 더 심해지면, 통증이 격심해지고, 견딜 수 없을 정도로 격렬하게 된다. 사지가 차가워지며, 입술이 푸르스름하게 되며 감각을 잃게 된다.

질환
- 심장질환
- 심장신경증
- 심부정맥
- 노이로제
- 관상동맥질환
- 협심증
- 심근경색

침술치료
❶ 중의변증침법
　心氣를 보강하고, 陽氣를 순환시킴
　치료혈 : 心兪 厥陰兪 膈兪 膻中 巨闕 內關 通里 少衝
❷ 체질오행침법
　오행원리에 따라 心火를 補함
　치료혈 : 少衝+ 大敦+ 陰少海- 陰谷-

3) 비위脾胃의 토기土氣가 부족함
　脾胃의 陽氣가 결핍된 상태를 말하며, 脾胃氣虛와 脾胃虛冷에 해당한다.

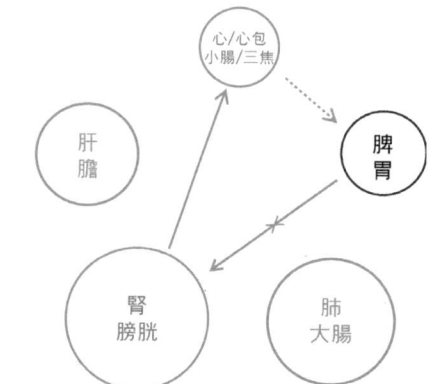

::: 그림 66. 소음인 - 비위의 토기가 부족

■ 증 상

❶ 음식물을 받아들이고 운반하는 기능이 장해를 받으므로, 식욕이 없어지고, 식후 위확장증을 일으키게 하고 물설사를 유발한다.

❷ 氣血의 생산에 이상이 생기면, 몸이 여위게 되고, 사지가 피로하기 쉽고, 숨이 가쁘게 된다. 또 호흡곤란으로 말하기조차 귀찮아지고, 얼굴색이 창백해지며, 맥에 힘이 없어진다.

❸ 脾陽이 줄어들면 寒氣를 발하게 된다. 이로 인해 음식물을 운반시키고 변화시키는 기능이 장해를 받게 된다. 식욕을 잃게 되고, 복창만, 물설사, 수종, 백대하를 유발시키는데, 이것들이 虛冷의 징표이다.

❹ 陽虛가 생리작용의 하나인 열발생을 부족하게 하고, 榮衛를 신체 말단까지 운반치 못하게 되므로, 사지가 차가워진다.

■ 질 환

◆ 위장기능장해
◆ 만성위염
◆ 만성위장염

- 만성설사
- 장결핵
- 만성간염
- 간경변증

침술치료

❶ 중의변증침법

益氣 補脾시킨다.

치료혈 : 脾兪 胃兪 梁門 足三里 三陰交 陰陵泉 關元 章門

❷ 체질오행침법

오행원리에 따라 脾胃를 補해준다.

大都+ 解谿+ 隱白- 陷谷-

4) 신기腎氣의 과도함이 심기心氣를 강하게 억제하여 부족하게 함

心과 腎의 陽氣가 결핍된 상태를 말하며, 腎心陽虛症에 해당된다.

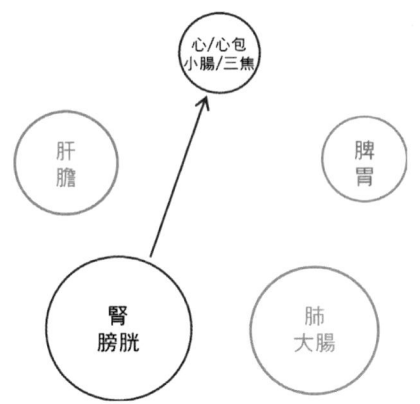

그림 67. 소음인 - 신의 과도함이 심을 강하게 억제

증상

❶ 心과 腎의 陽氣가 조화되면, 중부가 서로 도와서 血의 순환이 순조롭게 되고, 氣를 생기 찬 진액으로 전환시킬 수 있게 된다. 心과 腎의 陽氣가 虛하게 되면, 임상적인 승세로 몸의 陰寒이 과다하거나 血行저하나 水氣의 축적현상이 나타나게 된다.
❷ 만성 질환이나 체력소모로 인한 내상은 심신양허를 일으키게 한다.
❸ 陽氣가 쇠약해지면, 몸을 덥게 할 수 없게 되고 체력을 유지할 수 없게 된다. 왜냐하면 몸과 사지가 차기 때문이다.
❹ 心腎陽虛가 되면 힘이 아주 없어진다. 차가워진 水氣가 변화를 일으키지 못하기 때문이다.
❺ 水氣는 심장을 차게 하기 때문에 가슴 두근거리는 증세를 일으키게 된다.
❻ 水氣가 체내에 축적되어 근육과 피하에 퍼지게 되어서, 水腫이나 소변감소증을 일으키게 한다.
❼ 陽氣가 虛해지면, 피를 덥게 할 수 없게 되고, 또 혈관을 따라 순환할 수 없게 하므로, 血行저하가 일어나고, 입술이나 손톱의 색깔이 푸르스름하게 되고 혓바닥이 창백한 보라색이 나게 된다.

침술치료

❶ 중의변증침법
  心과 腎을 溫補
  치료혈 : 腎兪 次髎 命門 關元 間使 心兪
❷ 체질오행침법
  오행원리에 따라 心을 補하고 腎을 瀉함
  少衝+ 太谿+ 太白+ 湧泉- 陰少海-

5) 비토脾土가 신수腎水의 과다함을 억제하지 못함

脾土의 부족함이란 脾의 陽氣가 결핍된 상태를 말하는데, 한편으로는 腎水의 과다함은 腎의 陰氣가 넘치고 腎의 陽氣가 부족함에 기인한다. 脾腎陽虛에 해당한다.

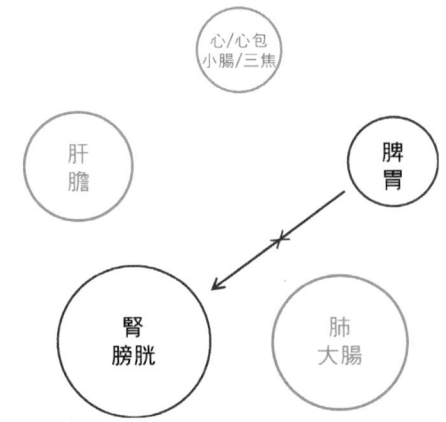

그림 68. 소음인 - 비토가 신수를 억제하지 못함

증상

❶ 腎의 陽氣가 불충분한 경우에는 脾陽도 같이 부족해진다. 또 반대로 脾陽虛는 腎의 陽氣를 보강시키고 완전하게 만들지 못한다. 결국에는 脾腎陽虛가 되고, 脾와 腎의 양기가 약해지면, 陰氣가 우세하게 되어 병의 양상은 음식물의 동화작용, 진액의 신진대사 작용 및 체온조절 작용 등의 실조로 파급된다.

❷ 체내가 차가워지고, 해당되는 경락의 氣순환이 지장을 받게 된다. 골반, 허리 옆구리, 무릎 등이 차가워지고 통증을 느끼게 한다.

❸ 음식물의 소화, 대사, 운반 등이 장해를 받게 되기 때문에 소화되지 않은 음식물의 설사를 일으키며 때로는 五更泄瀉를 유발시킨다.

❹ 水氣와 濕氣의 순환과 신진대사 작용에 방해를 받아서 水氣가 온몸에 흩어지게 되어서, 水腫을 일으키고, 배뇨곤란이나 腹水症을 일으킨다.

■ 침술치료
❶ 중의변증침법
  脾와 腎을 溫補
  치료혈 : 中脘 關元 腎兪 三陰交 委中
❷ 체질오행침법
  오행원리에 따라 腎을 瀉하고, 心과 脾를 補함
  少衝+ 大都+ 太谿+ 湧泉- 隱白- 陰少海-

6) 신수腎水의 과다함과 심화心火의 부족함이 폐금肺金을 과다하게 함
  肺氣와 腎氣의 陽虛陰盛을 말하며, 혹은 腎陽과 肺陽의 결핍함을 일컫는다. 肺腎陽虛(陰盛)이나 心肺陽虛에 해당한다.

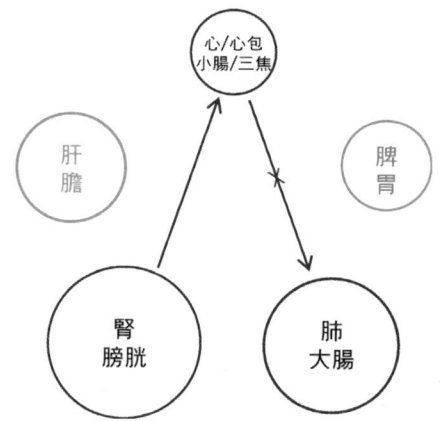
::: 그림 69. 신대심소가 폐금을 과다하게 만듦

증상

❶ 肺나 腎의 陽氣가 허해지면, 氣가 關元에 이르지 못하게 되고, 또 腎이 氣를 攝納할 수 없게 된다. 따라서 숨을 내쉬는 양이 많아지고, 들이마시는 양이 적어지게 된다. 호흡이 빨라지고 힘이 들게 된다. 호흡 곤란, 가슴 두근거림, 천식성 기침이 나게 되고, 목소리가 약해지고, 불안 초조해진다.

❷ 肺氣가 허해지면 宗氣의 생성이 불충분하게 되어, 혈액 순환을 가능하게 하는 힘이 약해지게 된다. 또 心氣가 약해지면 혈액순환을 충분히 못하게 하므로 肺의 기능인 肅降작용을 방해하게 된다.

❸ 衛氣가 허해져서 自汗이 발생한다.

❹ 腎陽虛로 방광이 조절능력을 잃게 되면 소변을 저절로 흘리게 되고, 기침을 할 때 失尿를 하게 된다.

❺ 心肺가 陽虛가 되면, 사지가 차가워지고, 얼굴이 창백하고, 혀에 핏기가 없어지게 된다.

❻ 陽氣가 부족해지면, 식은땀이 흐르고, 氣가 외부에 흐르게 되면 虛脈이나 浮脈이 나타나게 되고 脈의 근본을 찾을 수 없게 된다.

질환

- 천식, 폐기종, 폐원성 심질환
- 만성기관지염, 심부정맥, 신혈관질환

침술치료

❶ 중의변증침법
  腎, 心 및 肺의 陽氣를 補해줌
  치료혈 : 天突 腎兪 太谿 氣海 魚際 列缺 太淵 陽綱 肺兪 豊隆 神門 少衝 足三里 心兪

❷ 체질오행침법
　오행원리에 따라 肺와 腎을 瀉하고, 心을 補함
　少衝+ 太谿+ 太谿+ 湧泉- 陰少海- 尺澤-

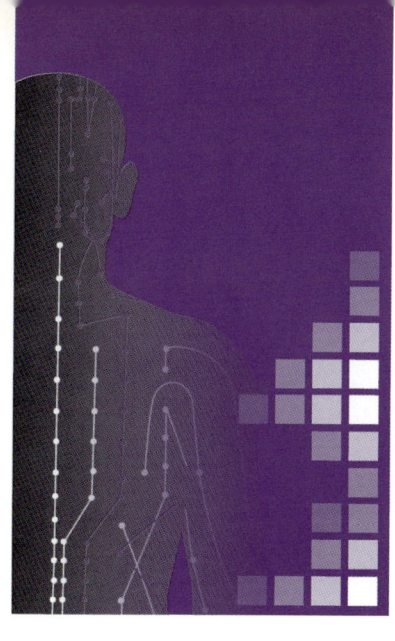

복합체질과 성정 性情

경락이 보여주는 인체의 복합체질의 특성은 성정 혹은 심리학적 유형론에도 그대로 적용되는 것으로 보입니다. 경락의 허실은 분별이 상대적으로 쉽지만, 사람의 성정이나 심리학적 유형을 구분하는 것은 쉬운 듯 하면서도 매우 어려운 문제입니다.

근현대의 인간 본성에 관한 많은 이론들은 빈서판(Blank Slate) 이론에 근거하고 있는 경우가 많습니다. 빈서판 이론은 중세의 왕권과 신권에 대한 반발과정에서 자연스럽게 발생하고 성장한 이론이며, 인간이 선천적으로 타고나는 것에 의해서보다 후천적인 교육과 노력에 의해서 더 많은 변화를 가져올 수 있다는 생각의 근본이 되는 이론입니다.

빈서판 이론은 현대 민주주의 사회의 평등이라는 이념에 근본 바탕이 되기 때문에 우리는 부지불식간에 빈서판 이론에 세뇌되어 있는 경우가 많습니다.

우리가 체질에 관한 논의를 심도 있게 진행하다보면 체질이 과연 존재하느냐 존재하지 않느냐에 대한 과학적인 규명이나 논의보다는 체질을 인정할 경우 그 이후의 여러 가지 발생 가능한 문제들에 매몰되는 경우를 자주 보게 되는데, 이러한 편견에는 대개 빈서판 이론에 근거한 다양한 지식들이 잠복해 있는 경우가 많습니다.

현재 복합체질과 성정에 대한 이론은 여러 심리학적 이론을 참고하여 지속적인 연구가 진행 중이지만, 융(C.G. Jung)도 심리학적 유형이 존재한다는 사실을 깨닫고 4가지 유형을 정립하는데 20여 년간의 임상 결과가 필요했듯이, 쉽게 정리될 내용은 아닙니다.

다만 도암선생이 복합체질이라는 관점에서 정리한 일부 내용을 참고하여 성정이론 연구에 참고가 되기를 바랍니다.

이하 글은 도암선생의 저서 『인간 세상, 그리고 체질의학』에서 프롤로그와 사대사상체질론을 발췌한 것입니다.

『인간, 세상 그리고 체질의학』

프롤로그

나는 어떻게 이 책을 쓰게 되었나?

 필자가 체질에 관한 책을 쓴다는 이야기를 전해들은 친구가 전화를 해 왔다.
 "체질에 관한 얘기는 그 동안 너무 우려먹어서 이미 바닥난 소재가 아니냐? 언젠가 매스컴에서 체질 붐이 나면서 쏟아져 나온 체질 관련 책들이 10여 권이 넘는다는 언론보도가 있던데, 그거 이미 포화 상태라 더 이상 독자도 없는 땡친 얘기니 잘 생각해봐!"라고…
 친구의 고마운 충고를 듣고 나서 필자는 더욱 열심히 이 책을 썼다.
 그것은 체질에 대한 새로운 해석과 진단법을 통해서 무언가 체질의학의 진수를 보여 주려던 당초의 기특한 생각에서만은 아니었다.
 필자는 문득 '체질'이라는 두 글자에 홀린 채 혼자서 헤매고 살아온 지난 세월이 좀 한심스럽다는 생각이 들었기 때문이다.
 흔히 환자들이나 주위로부터 듣는 소리가 있다.
 "선생님은 한의사도 아닌 양의사인데 왜 그렇게 체질에 관심이 많으세요?"
 질문을 받을 때마다 대답하기가 쉽지 않아 그냥 웃고 마는 때가 많았다.
 이제는 이 책을 통해서 그런 주위 분들에서 평소에 할 수 없었던 이런 저런 지난 이야기도 좀 해볼까 한다.

 필자가 처음으로 체질과 인연을 맺은 것은 벌써 26년 전 일로서 69년 박 대통령 3선 개헌 반대 학생 데모가 한창일 무렵이었다.

당시 서울대 공대 화공과에서 재학 중이던 필자는 데모를 주동한 혐의로 모처에 끌려가게 되었다. 조사를 하던 놈이나 받던 놈들 둘 다 머릿속에 든 것도 없었으나 말은 꼬리에 꼬리를 물고 서로 지지 않으려는 듯 계속 이어졌다.
급기야는 조사하던 놈이 벌떡 일어나며 핏대를 올렸다.
"야! 너는 애초에 생겨 먹은게 데모 체질이야. 도저히 말로 타일러서 들을 놈이 아니다…"
마침내 무차별 구타가 시작되었고 필자는 체질 값을 하느라 그대로 버틸 뿐이었다.
그런 일이 있은 후 필자의 체질이 바뀌었는지는 잘 모르겠으나 허리에 병을 얻게 된 것만은 확실해졌다.
허리가 쑤시고 아픈 것이 마치 척추 뼈마디에 무언가 이상한 것이 낀 것만 같았다.
앉으나 서나 늘 불편하고 누워서 잠을 잘 때도 통증은 계속되었고 책상에 앉아서 10분만 책을 보더라도 허리는 물론 어깨와 목까지 당기고 정신집중이 어려웠다.
서울대, 연대 등 여러 대학병원과 용하다는 한약, 침, 뜸, 척추 교정 등을 백방으로 찾아다녔다. 심지어는 곰의 쓸개부터 시작해서 소, 돼지 쓸개즙 날 것을 그대로 여러 차례 마셔 보기도 했다.
허리 병을 고치려고 문자 그대로 '와신상담'한 것이다.
그러나 나의 아픈 허리는 현대의학도 전통의학도 별 볼일 없이 세월만 흘렀다.
말 못할 암담함이 계속되던 중, 친지의 소개로 마지막 찾은 곳은 당시 서울대 의대 해부학 교수로 계시던 이명복 박사님의 연구실이었다.
이 교수님은 다른 의사들과는 달리 아픈 허리는 검사할 생각도 않고 나의 외모를 관찰하시고서는 맥을 짚어 보셨다. 그리고 태양인 체질이라 하시면서 손과 발에 몇 군데 침을 놓는 것이었다.
치료를 받으며 문득 이런 생각이 들었다.

"전에 누구는 네모 체질이라면서 병을 주더니 이번에는 나를 태양 체질이라면서 약을 주는 구나. 그 놈의 체질이 도대체 뭐 길래…"

놀랍게도 이 교수님의 체질침 치료는 한 달이 지나면서 나의 아픈 허리를 거의 정상으로 돌려놓으셨다. 또 나는 그 곳을 오가며 다른 많은 환자들이 기존의 한의학이나 서양의학에서 못 고쳤다는 난치병들을 고쳐 나가는 것을 볼 수 있었다.

그 모든 환자들이 '사상체질'로 나뉘고 음양 오행에 맞추어 손발에 몇 개의 침을 놓는 것만으로 치유가 된다는 기적 같은 사실에 신비함을 금할 길 없었다.

그것은 대학에서 배운 하이젠베르크의 불확정성 원리나 열역학의 엔트로피 법칙보다 훨씬 더 재미있고 실감나는 진리였다.

지금은 TV나 매스컴을 통해서 체질 연구로 널리 알려진 이명복 교수님이시지만 20여 년 전 당시에는 주위 동료들로부터 비난을 받으면서까지 교수 연구실에서 체질침을 연구하시며 임상에 응용을 하셨던 것이다.

나는 이 교수님의 특별한 배려로 체질침을 배울 수 있었으며 마치 내가 전생에서라도 했던 일처럼 이상하게도 쉽게 잘할 수 있었다.

졸업 후 대학교 동창들이 취직을 하거나 학업을 계속하려 유학을 떠날 즈음 나는 돈화문 비원 앞에 열 평 남짓한 사설 무허가 침술원을 차리고 돌팔이 원장님이 되어 있었다. 환자 치료를 곧잘 하면서 체질침을 다른 사람들에게 가르쳐 주기도 했고 현대의학이 못 고치는 병을 내가 고칠 수 있다는 희열을 맛보며 그 인체의 오묘한 신비에 전율을 느꼈다.

내게는 무한히 재미있고 즐거운 일이었으나 가족과 주위 친지들의 시선은 그리 고운 편이 아니었다. 전도유망한 서울대 화공과를 나오고서 돌팔이 침쟁이가 되더니 아예 본업으로 나선 듯한 내 꼴을 보고서는 딸 주겠다고 하던 사람들도 쏙 들어가고 급기야는 나의 정신 건강을 의심받기에 이를 지경이 되었다.

한의학이 지금은 인기학과로 둔갑하고 사회적인 인식이 대단하나 그 당시 70년대 초만 하더라도 한의학의 전반적인 위상이란 보잘것없었다.

필자는 당시 K대 한의과 대학에 학사 편입을 시도해 보았다. 그러나 온 가족의 반대도 문제려니와 K대 학사 편입이란 것도 용이한 일이 아니었다.

때마침 브라질 상파울로 공대에 계신 선배 교수님으로부터 후배 화공과 졸업생을 하나 보내 달라는 요청이 온 것을 알게 되었다.

어렵게 해를 넘기며 수속은 마쳤으나 출국하는데도 문제는 많았고, 데모 체질로 분류된 전과로 인해 이사관급 공무원 2인이 신원보증을 세우고서야 간신히 비행기를 탈 수 있었다.

막상 브라질에 도착하니 지도 교수님은 부인의 건강 문제로 서둘러 귀국하시는 바람에 대책 없이 홀로 남게 되었다.

지도 교수도 장학금도 없는 대학원은 미련 없이 휴학원부터 제출하고 상파울로 시내 한복판에 셋집을 빌려서 침술원을 하나 차리고 보았다.

남은 돈을 모두 털어 보니 상파울로 일간지에 지하철 승차권 크기만한 광고를 낼 수 있었다.

"…코리아에서 침술도사가 오셨으니 요통, 관절염, 신경통 등으로 고생하는 사람들은 신비한 동양의 침술로 구제 받을 지어다!"

조상님 덕분인지 하느님 은총인지 다행히도 하나 둘 씩 찾아오는 브라질 사람들을 치료했고 점점 소문이 났다.

상파울로는 세계 3대 도시 중 하나로 인종의 전시장이라 할 수 있는 곳이다.

환자들 중에는 이태리계, 독일계, 포르투갈계, 유태인, 아랍인, 흑인 그리고 동양인들이 두루 섞여 있었고 그들을 사상체질에 따라 분류하여 치료하면 모두가 일정한 반응을 보이는 것이었다.

그들은 비록 언어와 종족은 다르지만 '사상체질'이라는 울타리 안에서는 서로가 만난다는 엄청난 사실을 발견하게 되었다.

개업 반년이 지날 무렵 나의 월수입은 수천 불을 웃돌게 되었다.

1977년 당시 한국의 기술자 월급이 200불이 못되던 시절이었으니 나는 브라질에서도 졸지에 고소득층이 된 셈이었다.

밤거리의 나이트클럽을 전전하면서 사람 팔자 시간문제라는 말이 참으로 진리임을 온몸을 통해서 깨닫기도 했고, 그리스의 조각상처럼 잘 다듬어진 서양 미녀들의 아름다운 육체를 볼 때마다 여자란 결코 원숭이에서 진화된 것이 아니고 위대한 하느님이 남자 혼자 있는 게 딱해서 손수 만들어 주셨다는 이야기가 진짜 같다는 생각도 갖게 되었다.

상파울로에서 오렌지족의 효시가 될 뻔했던 생활이 1년쯤 될 무렵 어느 날, '밤생활의 즐거움보다는 체질의 신비가 진정 더 매력 있다.'는 결론을 내리게 되었다.

"그래, 체질을 제대로 연구해 보자. 그러려면 먼저 인체를, 아니 의학을 알아야 한다. 서양의학이 나의 체질 연구에 얼마나 도움이 될지는 몰라도 한번 공부나 해보자.…"

나는 의과 대학에 진학하기로 마음을 먹고 그 달부터 의과대학 입시 참고서를 사 들고는 저녁에 집에 앉아서 1년 씨름을 했다.

마침 산토스[40] 의과대학에서 시험이 있다 해서 연습 삼아 갔었다. 60대1의 경쟁 속에서 나도 시험을 봤다.

다행히도 며칠 후 집으로 합격 통지서가 날아들었다. 그런데 막상 입학 등록을 하려니 브라질 고등학교 졸업장이 없어서 안 된다는 것이었다.

나는 스스로 한국서 브라질에 침술을 보급하러 온 사람이라 설명하고 대학의 특별 배려를 부탁했다. 담당 교수는 내 모습이 기이한 듯 교육부 감독관을 불러서 나를 인사시키고 전후 사정을 설명했다.

---

40) 산토스(Santos) - 축구 황제 펠레가 소속했던 축구팀이 있는 도시이며 남미 최대의 항구

그들은 회의 끝에 나를 받아 주었고 나는 아마도 브라질 역사상 전무후무하게 한국고등학교 졸업장을 제출한 의대생이 되었던 것이다.

이 모든 것이 하늘의 뜻이라 생각하고 고소득과 술집 미녀들을 다 버리고 산토스 의대로 이사를 가던 날, 나는 궁궐을 떠나 수도승이 된 인도의 싯달타를 생각했다.

학교 근처에 오피스텔을 하나 얻어서 침술원 겸 공부방을 마련하고 학교 수업을 받으며 점심과 저녁 시간을 이용하여 환자를 치료하며 밤으로는 시험공부에 날을 새우는 10년의 구도 생활이 시작되었다.

그리고 이때부터 이 책은 조금씩 써지기 시작했던 것이다.

왜 사대사상四大四象인가?

앞서 필자는 학생 시절에 아픈 몸을 주체하지 못해서 절망에 빠졌던 때가 있었음을 말했다.

결국 내 병은 내가 알아서 고쳐 보겠다고 혼자서 한의 서적을 독파하던 중 한국의 의성(醫聖)이라는 허준 선생이 쓴 『동의보감』을 보았다.

그 첫머리에 인간의 몸은 흙(地), 바람(風), 물(水), 불(火)의 사대(四大) 기운으로 이루어졌다는 구절을 읽게 되었다.

그리고 이제마의 『동의수세보원』을 통하여 인간이 사상(四象)으로 나뉘며 태양인, 태음인, 소양인, 소음인으로 이루어진다는 것을 알게 되었다.

그 당시 어린 소견으로는 한국의 대표급 의학자 두 분이 같은 인간을 놓고서 한 분은 '사대(四大)'로 이루어진다 하시고, 또 한 분은 '사상(四象)'으로 구성된다고 하신 말씀이 몹시 이상했던 것이다.

"사대(四大)와 사상(四象)은 무슨 차이가 있을까? 사(四)자는 같은데 서로의 뜻하는 바가 전혀 다른 것일까?…"

당시 나의 이런 의문에 답해 주는 선생이나 책이 없었고 어디 가서 이런 질문을 꺼냈다가는 말 같지 않은 소리라고 망신이나 당하기 십상이었다.

그 후 필자는 우여곡절 끝에 브라질에 가서 의과대학을 다니게 되었다.
한 번은 정신과에서 주최하는 세미나에 참석하여 「정신분석과 점성학」이라는 주제의 강연을 듣게 되었다.
나는 거기서 처음으로 서양의 의학사에서 천문, 점성학(astrology)이 차지하던 비중과 히포크라테스의 어록 가운데 '점성학을 모르는 자는 의사가 될 자격이 없다.'는 말이 있다는 것을 알게 되었다. 또 대영 백과사전 한 권 정도 크기의 점성학 전문 사전이 있음을 처음 보게 되었다.
히포크라테스 이전부터 그리스의 의학뿐 아니라 신화, 점성학 등은 모두가 사대(四大) 에너지(공기, 불, 흙, 물)의 이론에 바탕을 두고 있다는 것도 알게 되었는데 그것은 우주와 인간에 대한 근본 인식의 틀로서 계속 이어져 20세기에 이르러 칼 융(C. G. Jung)의 정신분석학에서 아직 빛을 발하고 있다는 것이었다.

나는 그 강의에서 그리스 신화 속에 나오는 신들이 공기의 신, 불의 신, 흙의 신, 물의 신들로 나뉘는 것을 보고 깜짝 놀랐다.
그 슬라이드를 통하여 불을 하늘에서 훔쳐다가 땅에 전해 주었다는 '프로메테우스'의 사나운 모습이 흡사 '성난 소양인'의 모습과도 같았고, 포도주와 향연의 신이라는 '디오니소스(바쿠스)'가 질탕하게 먹고 마시고 남근을 드러낸 채 퍼지게 잠자는 모습에서 순간 '식색(食色)을 즐기는 태음인'의 모습이 연상되었다.
물위로 솟아오르는 미(美)의 여신 '아프로디테(비너스)'의 수줍은 듯한 아름다운 자태는 '용모 단정한 소음인'을 연상케 했던 것이다.
점성학에서는 하늘의 12좌의 별자리를 각각 공기 기운, 불 기운, 흙 기운, 물 기운에 따라 세 자리씩 나누는데 별자리도 크게 사대(四大) 기운에 의하여 나넌다는 사실을 알게 되었다.

그리고 히포크라테스의 4체액론과 갈렌 이후 4기질론의 생기론 의학(Medicine Vitalist)이 근세까지 서양의학의 근간을 이루다가 해부학과 마취학 그리고 수술의학과 세균을 발견한 미생물학의 발달로 인해 시들해졌다는 것이다.
눈에 보이지 않는 생기(生氣)를 바탕으로 한 생기론 의학은 눈에 보이는 육체를 다루는 외과 의학과 병원균을 다루는 화학요법 앞에 자리를 내주고 말았으나 다행히도 사대(四大)적 생기론(生氣論)의 맥락은 남아서 칼 융의 사대(四大) 심리적 기질론을 태어나게 하는 모체를 이루었다는 설명이었다.
강의에 나온 한 점성학자는 '사대(四大)적 기운에 따른 별자리의 성질과 그 기운과 교감이 되어 태어난 사람들이 어떤 기질을 가지며 어떤 눈으로 세상을 보는가'하는 점성학적 기질론과 인식론을 설명했다.

그것은 내가 한국에서 본 홍순용 선생님이나 노정우 선생님의 사상인(四象人) 설명과 아주 흡사했으며 오히려 어떤 면에서는 더 체계적이고 풍부한 내용이었다. 이어서 점성학에서 보는 정신 병리학적 측면을 설명하였는데, 결론적으로 점성학의 심오한 우주관과 인간관의 이해 없이는 의사 노릇은 고사하고 자신이 누구이며 무슨 생각을 왜 하는지도 모르는 채 눈에 보이는 현상에만 매달려 깜빡깜빡하다가 한 세상 '관광 여행'이 끝난다는 것이었다.
내가 들은 '의학 속의 점성학'이라는 강의는 한동안 잊고 있었던 나의 의문들을 다시금 일깨워 주었다.
인간을, 아니 우주를 네 가지 측면에서 나누어 보고 네 가지 형상을 그려낸 것은 허준이나 이제마뿐만 아니라 서양의학의 출발이 그랬고 2천 년이 지나도록 아직도 그 맥락은 이어져 서양 의과대학 안에서 열띤 강론이 계속되고 있는 것이다.

"허준의 사대와 이제마의 사상은 어떻게 다른가?…"

그 언제부턴가 혼자 갖게 된 의문들이 여러 해가 지난 후 지구 반대편에 있는 나라의 의과 대학생이 된 후 그것도 포르투갈 말로 그에 대한 해답을 듣게 되었던 것이다.

그날 밤 나는 혼자서 이상한 흥분과 희열을 느끼며 학교로부터 산토스 해변으로 나아가 밤바다를 바라보면서 자꾸만 걸었다.

그날 이후 이 책을 내기까지 15년 이상의 세월이 흘렀다.

나의 노력이 게으른 탓도 있었지만 뭔가 좀 더 생각하고 관찰하고 환자를 치료해 보고 또 관찰하고 이 책 저 책 뒤져도 보고 이제마를 생각하고 그러면서 세월이 지나간 것이다.

사대사상체질론의 특징

이제 그러면 사대(四大)와 사상(四象)을 '하나의 개념'으로 정리하여 기존의 사대적 체질론을 이제마의 사상체질론과 한번 융합시켜 본다.

동서 인류사에서 여기 저기 흩어져 있던, 사대(四大)라는 이름으로 인간을 보고 치료해 보려던 노력들을 한데 모아 이제마의 사상의학으로 귀결시켜 본다. 또 반대로 이제마의 사상의학이 '조선 함경도 땅의 한 천재가 만들어 낸 전무후무한 체질의학'이라고 하는 사람들의 주장이 우물 구멍으로 하늘을 보는 듯한 좁은 소견이라는 사실도 한 번 밝혀 본다.

필자는 사대사상(四大四象)을 통해 이제마가 말한 '사상(四象)적 인간관'과 기존의 '사대(四大)적 인간관'이 완전히 동일한 것임을 밝히려 한다. 이렇게 하여 사상의학, 사상체질론은 동서고금을 통한 전 인류의 사대(四大)적 인간관을 통해 재해석되고, 나아가 한국 고유의 체질의학이라는 태생적 한계를 벗어나 세계적이고 보편적인 전 인류의 체질의학으로 자리 잡을 수 있는 것이다.

필자는 사대(四大) 체질론과 사상(四象) 체질론을 융합하는 과정에서 각 체질론이 갖는 구조적 문제점을 보다 깊이 성찰하고 상호 비교 보완한 '사대사상(四大四象) 체질 이론'을 이끌어냈다. 또 그 논리에 따라 경락 시스템을 이용한 수많은 임상 경험을 통하여 이를 확인할 수 있었다.

사대사상체질론에는 인간의 기질론이 발달해 있다. 또 거기에는 사대(四大) 기질이 상호 교차된 복합된 체질이 있음을 인정한다.

따라서 체질 분류가 기본적으로는 네 가지이나 세분하면 더 많아진다.

사상체질론에서는 네 가지 체질 외에 다른 체질은 없고 모든 인간이 반드시 사상체질 중 어느 하나에 속한다고 본다. 이렇게 된 이유는 이제마가 말하는 사상인(四象人)을 놓고서 전혀 다른 네 가지 체질의 인간이 애초부터 구분되어 태어난다는 식으로 해석되었기 때문이다.

그러나 필자의 생각은 다르다.

외형상 피부 색깔에서 인간은 이미 네 가지로 나눠진다. 황인종, 흑인종, 백인종, 홍인종이 바로 그것이다.

언뜻 보기에는 태어날 때부터 피부 색깔이 전혀 다른 별개의 네 종류의 인간들이다. 그러나 피부색이란 본래부터 황색 피부, 백색 피부, 흑색 피부, 홍색 피부가 구별되어 따로 있는 것이 아니다.

그것은 모든 인간들에게 공통적으로 존재하는 몇 가지 피부 색소 가운데 사람에 따라 피부 색소의 구성 비율이 다르기 때문에 전체적으로 다르게 보이는 것뿐이다.

사람의 피부색을 결정하는 색소 물질에는 검은 색의 멜라닌, 붉은 색의 헤모글로빈, 그리고 황색을 띤 지방 색소가 있어 서로 일정한 비율로 피부에 침착되어 있다.

만일 검은 색의 멜라닌 색소가 지배적이고 다른 색소들이 적게 피부에 침착되면 그 사람은 흑색의 피부를 갖게 되고 외견상 '흑인종'이라 불릴 것이다.

또 어떤 사람이 헤모글로빈의 붉은 색소가 주로 피부에 침착되고 검은 색과 황색 색소가 극히 적다면 이 사람은 '홍인종'으로 불릴 것이며, 마찬가지로 황색 빛이 지배적이고 붉은 색이나 검은 색소가 적으면 이 사람은 황색 피부를 가지며 외견상 '황인종'으로 불릴 것이다.

흑색과 붉은 색 그리고 황색의 피부 색소가 모두 적은 사람은 결과적으로 백색 피부를 갖게 되고 '백인종'으로 분류될 것이다.

이렇게 네 가지 종류의 피부색으로 본 네 가지 인종의 분류란 겉보기에는 별개의 인종이지만 그 내용에 있어서는 동류의 피부 색소들로 구성된다. 같은 피부를 가진 사람들로서 단지 어떤 색소의 많고 적음에 따라 별개의 인종으로 호칭되어 왔을 뿐이다.

다시 말하면 모든 인종의 피부색이란 다 같은 색소로 만들어졌으나 색소의 구성비에 따라 상대적으로 다른 네 가지 인종으로 분류된 것이며 한편으로 그 중간 피부색을 갖는 사람도 있다는 것이다.

이렇게 인간이 갖는 네 가지 다른 색의 피부를 지나서 안으로 들어가면 곧 흐르는 것이 붉은 피다.

사람의 피가 네 종류의 혈액형으로 나눠지는 것을 인류가 알게 된 것은 불과 100년 전 일이다.

그 이전에는 사람의 피가 다 같은 줄 알고 부상을 당해서 피를 흘리는 사람에게 다른 사람의 피를 수혈하기도 했으나 그 중에서 어떤 사람은 잘 살아나고 또 어떤 사람은 죽고 말았다. 그 이유를 연구한 끝에 혈액형이 있다는 것을 알게 된 것이다.

사람을 혈액형으로 분류하면 A형, B형, AB형, O형의 네 가지 전혀 다른 혈액형의 인간이 있다고 할 것이다. 그러나 네 가지 혈액형이란 본래부터 생겨먹기를 종류가 서로 다른 네 가지 형태의 피가 있다는 것을 뜻함이 아니다.

인간의 혈액이 네 가지로 나누어지는 근본 원인은 인간 혈액 속에 A항체와 B항체를 누구나 갖고 있다는 공통점에서 비롯된다.

즉 A항체가 많고 B항체가 매우 적으면 A형 혈액형이라 하고, A항체가 매우 적고 B항체가 많으면 B형 혈액형이라 하며, A항체와 B항체가 동시에 많으면 AB형이라고 하고, A항체와 B항체가 동시에 매우 적으면 결국 A형이나 B형과 응고 반응이 없다는 뜻에서 O형이 되는 것이다.

여기서 우리가 알 수 있는 것은 혈액형이 본래부터 네 가지로 다른 별개의 혈액이 있는 것이 아니라는 점이다.

혈액형이란 모든 인간이 갖고 있는 A형과 B형 두 종류의 항체가 어떤 비율로 섞여 있는가에 따른 혈액 응고 반응에 따라 크게 네 가지로 구분되는 것뿐이며, 세분하면 A1형, A2형, 씨스AB형 등이 더 나타나게 된다.

이는 앞서 설명한 피부색과 같이 공통된 피부 색소들이 어떤 비율로 섞여 있는가에 따라 피부색이 크게 네 종류로 구분되는 것과도 유사한 이치다.

사대(四大) 체질론에서는 인간의 근본 기운이 지(地), 풍(風), 수(水), 화(火)의 4대 요소에서 온다고 보고 사람마다 이 4대 기운을 다 갖고 있으며 그 구성 비율에 따라서 체질이 결정된다고 본다. 그러나 사상(四象) 체질론에서는 이러한 체질의 구성과 결정 요인에 대한 이론이 보다 추상적이다.

이제마는 『동의수세보원』에서 다음과 같이 설명한다.

"사람이 장부의 이치를 타고나는데 있어서 서로 같지 않은 것이 네 가지 있으니 폐가 크고 간이 작은 자를 태양인이라 하고, 간이 크고 폐가 작은 자를 태음인이라 하며, 비장이 크고 신장이 작은 자를 소양인이라 하고, 신장이 크고 비장이 작은 자를 소음인이라고 한다.···"

이와 같은 이제마의 논리는 세상 사람들이란 누구나 사상인 네 가지 체질 중 하나를 갖고 태어난다는 식의 해석을 가져올 여지가 많다. 따라서 사상인 이외의 다른 체질, 예를 들면 태음인과 소양인의 중간 쯤 되거나 아니면 양면성을 갖는 그런 복합된 체질을 상정하기가 어려운 것이다.

『주역(周易)』의 계사전(繫辭傳)편을 보면 '역에 태극이 있어 태극이 양의를 낳고, 양의가 사상을 낳고, 사상이 팔괘를 낳는다.(易有太極 是生兩儀 兩儀生四象 四象生八卦)'는 말이 있다.

음양은 태극에서 나오고 음(陰)와 양(陽)이 다시 둘로 나뉘어 태양, 소음, 태음, 소양의 사상(四象)이 된다는 것이다.
인간은 본래 음기(陰氣)와 양기(陽氣)로 구성되며, 음기에는 태음기와 소음기가 있고 양기에는 태양기와 소양기가 있다. 고대 중국의 태극설(太極說)을 보면 양에서 태양과 소음이 나오고, 음에서 태음과 소양이 나온다고 했으니 태양과 소음, 태음과 소양은 각각 한 통속이 되는 셈이다.
주자(朱子)는 태극에서 음양이 나오는 것을 하늘과 땅(天地)으로 보았고, 하늘의 양(陽)은 바람(風)과 불(火)이 되고 땅의 음(陰)은 흙(地)과 물(水)로 나타난다고 『주자어류(朱子語類)』 귀신장(鬼神章)에서 밝히고 있다.

한편 이제마는 다음과 같이 말한다.
"…사상(四象)을 팔괘 팔진의 방위 개념으로 본다면 소음은 서방이요 태음은 북방이다. 이 두 방향은 '땅 기운이 많고(地有餘) 하늘 기운이 부족한(天不足)' 방향이다. 따라서 태양인과 소양인의 하초(下焦)가 부실함은 땅 기운이 부족한 탓이다."
여기서 주자와 이제마를 동시에 엮어 보면 다음과 같다.
"사람은 하늘 기운과 땅 기운으로 이루어지며 하늘 기운에는 태양과 소양이 있고 이를 달리 본다면 바람과 불이다. 한편 땅기운에는 태음과 소음이 있으며 이를 달리 본다면 흙과 물이다."
이렇게 볼 때 '사대'와 '사상'은 별개의 둘이 아닌 하나로 '사대사상'이 된다. 또 이런 관점에서 '인간은 사상인(四象人)으로 구성된다.'는 개념을 바꾸어 '인간은 사상기(四象氣)로 구성된다'고 하는 인식의 전환이 가능한 것이다.

따라서 인간은 누구나 태양기, 소양기, 태음기, 소음기 네 가지의 사상기(四象氣)로 형성되어 있으며 또 그것은 사대(四大)의 지(地), 풍(風), 수(水), 화(火)의 각각 상통하며 이들 네 가지 기운 중 어느 것이 지배적인가에 따라 그 체질이 결정되며 거기에는 이중적인 지배를 받는 '복합 체질'이 있을 수 있다는 것이 사대사상(四大四象) 체질론의 기본적인 구조가 된다.

기존의 체질론들은 우주론으로부터 출발하여 인간론으로 발전했기 때문에 기질론이나 체형 등을 중심으로 체질을 관찰했다. 그렇기 때문에 체질 진단의 기준과 객관성이 모호해지는 단점이 있었다.

그러나 사대사상체질론에서는 '경락 시스템'을 그 진단법으로 도입하여 더욱 새롭고 보다 발전되었다.

필자는 레이저 광선으로 '경락'을 자극함으로써 각 체질에 따른 근력의 변화가 서로 다르다는 것을 발견했으며, 이를 통해 체질 진단법을 객관화시켰다.

더욱 새로운 점은 레이저 경락 자극을 이용한 인체의 좌측과 우측의 경락 시스템에서 '복합체질'이 실재한다는 것이다.

따라서 앞서 밝힌 체질의 복합성과 세분화가 단지 관념적인 이론이 아니라 실제로 좌우 12경락 시스템을 통해 감지된다는 것이고 이것이야말로 사대사상 체질론의 특징이자 장점이라 하겠다.

사대사상체질은 복합체질로 구성된다.

그러면 필자가 어떻게 사대사상체질론에 도달하게 되었는가 하는 그간의 경위를 좀 더 자세히 얘기해 본다.

필자는 사상인(四象人)이 복합되어 있다고 말했다. 이런 복합체질의 대표적인 예가 '태양-소음 복합체질'과 '태음-소양 복합체질'이다.

필자는 이러한 복합체질을 발견하기 전까지 체질 진단과 치료에 있어서 사상인(四象人) 네 가지 중 어느 하나에 전형적으로 해당되지 않는 사람을 만날 때면 내심 당황하고 곤혹스럽기가 이루 말할 수 없었다.

  필자는 밤낮으로 사람을 들여다보고 체질을 진단하고 그에 따른 치료로써 현대의학이 못 고치는 어려운 난치병도 곧잘 치유되는 기쁨에 체질 연구라는 신선놀음에 빠져 살아왔다. 그러나 불혹의 나이가 되도록 가끔 환자를 앞에 놓고서 이 사람은 음인(陰人)인지 양인(陽人)인지 조차도 헷갈리게 되는 경우가 있었으니 이게 무슨 짓인가 하고 심한 회의와 좌절감에 빠지는 일이 한 두 번이 아니었다.

  필자가 겪은 예를 한 번 들어 본다.
  만성 요통을 가진 어느 환자가, 처음 왔을 때는 소양인으로 치료받아 효과를 보고 갔다. 그러나 그 후 다시 요통이 재발되어 왔을 때는 그 전의 소양인 치료가 별 효과가 없고 오히려 태음인 치료를 함으로써 큰 효과가 나타나는 경우가 왕왕 있었다.

  그럴 때마다 필자는 이런 근본적인 의문이 들었다. "내가 지난번에 이 환자 체질을 소양인으로 본 것이 틀렸었나? 그렇다면 그 때 소양인에 맞는 체질 치료를 했는데 어떻게 효과가 있었지? 지금 치료를 해보면 분명 태음인 치료 처방이 소양인 치료 보다 훨씬 더 효과가 좋은데, 그렇다면 이 환자가 태음인이 아니겠는가?
  그럼 이 환자의 체질이 지난 몇 달 전에는 소양인이었다가 그 사이에 태음인으로 바뀌었단 말인가? 체질이 몇 달 사이에 바뀐다면 무슨 놈의 '타고난 체질'이라는 의미가 있겠는가? 근본적으로 인간에게 체질이라는 것이 존재하지 않는 것일까?…
  아니다! 돌이켜보면 수많은 환자들을 여러 해를 두고서 항시 일정한 체질대로 치료함으로써 그 환자의 호소하는 여러 가지 병들을 그 때 마다 모두 해결한 경우도 수 없이 많지 않았던가. 그렇다면 사상체질은 인간 형성의 기본적인 틀로서의 네 가지 꼴이라는 것이 맞는 것이 아닐까?

 혹시 사람들 중에는 사상의 네 가지 기본 틀 가운데 어느 하나만을 소유하는 사람도 있고 네 가지 중에 어느 두 가지 틀을 동시에 소유하는 사람도 있는 것이 아닐까?"

 이러한 의문과 혼란은 그 후 독일 기술진과 함께 레이저 광선에 대한 연구와 레이저를 이용한 경락 자극에 따른 체질적 반응이 각각 특이하게 나타난다는 사실을 발견하기까지 계속되었다.

 필자는 많은 임상 연구 끝에 레이저 경락 자극에 대한 체질적 반응이 좌우 경락이 서로 다르게 나온다는 것을 알게 되었다. 다시 말해서 한 몸 안에 두 가지 체질의 기본 틀이 좌우 경락 상에 각각 자리 잡고 있는 사람이 존재한다는 사실을 발견하게 된 것이다.

 그것은 인종 전시장이라는 상파울로에서 모든 인종을 상대로 한 15년간의 임상 경험 끝에 발견한 사실이라는데 더욱 의미가 컸다.

 결국 필자는 다음과 같은 결론에 이르게 되었다.
 "사상체질은 인종을 초월하는 모든 인간의 기본 구조로서 체질에 따른 네 가지 형태의 불균형을 인체의 좌우 경락을 통해 각각 드러낸다. 좌우 경락상에 각각 다른 체질적 불균형을 가지고 있으나 전체적으로는 어느 한 쪽이 우세하므로 크게 보아서 사상인의 범주에 귀결된다."

 이와 같이 복합체질이 있다는 주장은 아직은 필자의 개인적인 연구 결과일 뿐이다. 이것을 검증해 줄 만한 기관도, 다른 연구자도 없는 현실이었다. 물론 이러한 현실은 지금까지도 그렇다.

 필자는 단지 임상 치료를 통해서 그 전에 혼란스럽던 환자가 복합체질임을 알고 그에 맞추어 치료할 때 과거에 비해 월등한 치료 효과가 있음을 발견했고, 이런 사실들에 나날이 확신을 쌓아 가면서 혼자 흥분하고 혼자 중얼거리며

시간을 보냈다.

 그것은 아무 관중도 없는 무대에서 모노드라마를 제작, 연출에 연기까지 혼자 하는 꼴이었다. 문득 이제마의 글 속에 '독행(獨行)'이라는 말을 떠올려 본다.

인간의 이데아Idea로서의 체질

 플라톤은 그의 인식론에서 다음과 같이 말했다.

 "…사람들은 어떤 사물의 현상을 관찰하고 일정한 규칙성이 발견되면 이것을 하나의 진리라고 생각한다. 한 예로 의사가 한 약초를 써서 병이 나을 경우 그 약초에는 병을 고치는 힘이 있다고 생각한다. 그러나 그것은 단지 그들의 '억측'에 불과할 뿐 진리가 아니다.

 또 사람들은 그러한 일정한 규칙성을 반복해서 발견할 경우 이것을 보다 확실한 객관적 진리라고 생각한다. 의사가 한 약초를 여러 사람에게 써서 모두 효과를 보게 되면 그 약초는 객관적인 효과가 있다고 확신하는 것과도 같다. 그러나 그것은 단지 그의 '신념'일 뿐 객관적인 진리가 아니다."

 플라톤에 의하면 어떤 사물의 현상적인 관찰에서는 그 사물과 그것으로 인한 사건의 참된 이치를 알지 못한다는 것이며, 그 사물의 참모습을 깨달아야만 비로소 그와 관련된 진리를 알 수 있다는 것이다.

 이처럼 플라톤은 '사물 본래의 참모습'이라는 의미로 '이데아(Idea)론'을 폈다.

 필자가 지난 20년 간 인간의 모습을 '체질'이라는 관점에서 알아보려는 노력이 결국은 사상체질에서 더 나아가 복합체질을 발견하기에 이르렀고, 그것을 포괄적으로 '사대사상(四大四象)체질'이라고 이름 짓게 되었던 것이다.

 그러나 이러한 필자의 모든 노력도 플라톤이 보기에는 역시 하나의 억측의 단계나 신념으로 비쳐질지 모른다.

 비록 가설적인 이론이나 그에 따른 실험적인 방법과 수많은 임상 관찰이 뒷받침된다 하더라도 플라톤이 말하는 '이데아'로서의 인간 체질을 깨닫지 못하고는 결국 아무리 설명해 봐야 그것은 진리가 아니고 하나의 억측이던가 개인적인 신념에 불과할지도 모른다는 이야기다.

또 한편 현대의학의 관점에서 체질론을 보는 한 의사 친구는 내게 말한다.
"체질의 규명을 눈에 보이는 구체적인 방법, 즉 생화학적 물질대사의 차이나 분자 생물학 또는 유전자적 차원에서 확실한 차이를 발견해야지 뭐가 되는 게 아닐까요? 사람의 기질이나 체형 혹은 그 존재도 확실하지 않은 경락의 기능에서 체질의 차이를 본다는 것은 좀 우습지 않아요? 엄밀한 의미에서 그건 의학도 아니고 과학도 아닌 그냥 얘기 거리로서 매스컴에서나 흥밋거리로 다룰 만한 대중적인 민간요법 차원 이상의 아무것도 아니라고 말할 수 있지 않나요?"

필자도 현대의학을 공부한 사람으로서 이와 같은 자기비판을 늘 머리 한구석에서 지닌 채로 살아왔다. 그러나 이렇게 아리스토텔레스를 닮은 서양의학자나 과학 하는 친구들을 만나면 막상 대답할 말이 없다. 게다가 지난 세월 주위 사람들로부터 받은 이와 유사한 비난과 이해 부족은 정말 여러 가지로 필자를 힘들게 했다. 지금도 예외가 아니다.
이런 저런 한계 속에서 고민하던 중 필자는 오관의 감각이나 지식을 통하지 않고서도 체질의 실체를 파악하려는 새로운 시도를 해보았다.
우리의 두 눈으로 보고 배운 세상의 지식이란 우리의 의식 세계를 유한하게 만든다. 무엇보다도 우리의 인식 능력을 눈에 보이는 현상 세계로 한정되게 한다.
만일 인간이 무한대를 응시하는 눈으로 세상 사물을 볼 수 있다면 '앎'에 있어서 그 상대적인 유한성의 한계를 벗어날 수 있을 것이다.
이는 생각처럼 쉬운 일이 아니었다. 그러나 필자는 철학 뿐 아니라 의학도 유한의 세계에서 무한의 세계를 볼 수 있어야 비로소 '진리'에 접근할 수 있음을 확신했다.

체질이란 무엇인가?

흔히들 말한다. 체질에는 산성 체질과 알칼리성 체질이 있고 고기를 많이 먹으면 체액이 산성화되고, 산성 체질로 변하고 야채를 많이 먹으면 알칼리성 체질이 되니 어쩌고저쩌고…

그러면 체질이 체액의 산성, 알칼리성을 따지는 생화학적 특성일까?

또 많이 듣는 얘기로는 애들이 코가 막히고 재채기를 하며 콧물이 흐르고 할 때 병원에 가면 이런 저런 검사 끝에 알레르기성 비염이라는 진단을 받게 된다.

호흡이 곤란해지는 천식 증세에도 알레르기성 천식이 있다. 피부에 가려움이나 두드러기 같은 증세도 알레르기라 한다. 왜 알레르기가 생기냐고 물으면 흔히 체질이 나빠서 그렇다고 의사들은 대답하며, 일컬어 '알레르기성 체질' 혹은 '과민성 체질'이라고들 말한다.

그러면 체질이란 알레르기가 잘 생기는 사람의 생리적 특성일까?

한때 음식물을 손에 들고 근력 테스트를 해서 힘이 빠지면 체질에 맞지 않고 힘이 강해지면 체질에 맞는다고 해서 TV, 신문 등에서 요란스레 보도를 하고 실제로 많은 사람들이 자기 체질에 맞는 음식물을 가려먹기 위해 체질 검사를 받기도 한다. 그러면 체질이란 음식을 가려 먹는 식이요법의 기준인가?

사대사상체질론에서 말하는 체질이란 그 의미가 좀 다르다.

사람마다 세상을 보는 눈이 다르고 관심사가 다르다는 데서부터 체질의 개념은 시작된다.

만일 세상 인간들이 세상일을 경험하면서 모두가 똑같은 반응을 보이게 되어 있다면 세상살이란 꽤나 단순하고 재미없을지도 모른다.

그러나 인간의 의식 세계가 제각기 다르기 때문에 내가 좋아하는 것을 다른 이는 싫어할 수 있고 내가 보기에 아름다운 것이 남이 보기에는 추할 수도 있는 법이다. 이처럼 사람은 각자 나름대로 '제 눈의 안경'을 쓰고 세상을 보는 것이다.

　여기에서 '안경'을 후천적으로 배운 세상을 보는 방식이라고 한다면 '제 눈'이라 함은 선천적으로 타고난 스스로의 인식 성향을 뜻한다.

　세상의 수많은 대상 중에서 우선적으로 무엇을 보고 싶어 하는가, 또 그것을 어떤 관점에서 보려 하는가 하는 '타고난 눈'이 사람의 체질을 구분하는 근본이 되는 것이다.

　현대의 행동 심리학에서는 인간이란 누구나 '백지 같은 상태의 의식 세계(tabula rasa)'를 갖고 태어난다고 본다. 단지 어려서부터 어떤 교육을 받는가에 따라, 마치 파블로프의 조건 반사[41]와도 같이 인간의 의식 세계와 행동 방식이 결정된다는 것이다.

　따라서 당근과 채찍을 적절히 사용하여 학습 받은 대로 잘하면 당근이라는 상을 주고, 학습 받은 대로 따라가지 않을 경우엔 채찍이라는 벌로써 다스리면 인간은 누구나 일정한 틀 안에서 정상적인 인간으로 성장한다는 것이다.

　그러나 이러한 행동 심리학은 인간에게 '어떤 안경을 씌워 줄 것인가'하는 데 치우친 나머지 '개인의 타고난 눈 자체가 모두 똑같은 눈'이라고 보는데서 문제가 생긴다.

　이와 달리 프로이트나 융의 성격 심리학에서는 사람들의 타고난 눈을 '잠재 의식이나 무의식'이라는 관점에서 보았기에 그에 대한 해석이 분분했음을 알 수 있다.

　누가 가르쳐 주지 않아도 자연스레 그 쪽으로 가는 관심의 눈길이 사람마다 달리 있다. 흔히 이를 두고 철학에서는 타고난 성향의 의식 작용이라는 의미로 '생득 관념(innate idea)'이라고도 한다.

　거기에서부터 체질의 차이가 시작되는 것이다.

---

41) 러시아의 생리학자 파블로프가 개들을 상대로 종을 치면서 먹이를 주는 것을 반복하니 나중에는 종소리만 들려도 개들이 침을 흘리더라는 이론

체질이란 인간의 인식에서 시작된다.

  체질의학에서 보는 사람의 의식 세계에서는 '어떤 안경을 쓰고 있는가'보다 '어떤 눈을 타고났는가'가 중요하다. 그리고 개개인의 눈을 엄밀히 본다면 모두 다르겠으나 그 중 최대 공약수를 찾는다면 기본적으로 네 가지로 나누어 볼 수 있다는 것이 사상체질론이다.

  체질의학이 이처럼 자신의 타고난 눈에 맞추어 사람들이 세상을 어떻게 보고 이해하고 살아가는가를 첫째로 중요시한다. 왜냐하면 세상을 어떤 관점에서 어떻게 보느냐에 따라 그 이해의 색깔과 폭이 달라지고, 또 어떻게 이해하느냐에 따라 우리의 감정이 좌우되고 바로 이런 생각과 감정의 소용돌이 속에서 우리 몸의 오장육부는 뒤틀리고 병들기도 하고 혹은 바로 서기도 하기 때문이다.

  따라서 사대사상으로 본 체질론이란 재미없게도 인간의 '인식론'에서부터 시작된다.

  중세의 기독교 철학자 토마스 아퀴나스는 '사물의 인식이란 인식하는 자의 인식 방식에 의해서(다르게) 이루어진다'고 했다.

  예수께서 이르시길 '개에게 성스러운 것을 주지 말 것이며 돼지에게 진주를 던지지 말라'고 했다. 이는 바꿔 말하면 '개 눈에는 똥 밖에 보이지 않으며 돼지는 먹을 것 밖에는 모른다'는 우리에게 전래되는 인식론과도 통하는 말이다.

  또 이와 비슷한 서양 속담이 있다. '그릇이란 제 생긴 모양대로 물건을 담는다.'

  우리 몸에는 수많은 효소나 호르몬들이 돌아다니고 있다. 그러나 이러한 효소나 호르몬을 받아들이는 수용체가 있기 때문에 체내의 물질 대사와 생리 정보의 전달이 가능하며 우리가 생각하고 느끼고 움직이며 살아가는 것이다.

  그런데 한 가지 흥미로운 사실은 이들 수용체들은 일정하게 자신만의 생긴 모양이 있어서 자기에게 꼭 맞는 분자 형태를 갖춘 효소나 호르몬만을 선별해서 받아들인다는 점이다. 이는 열쇠 구멍에는 짝이 맞는 모양의 열쇠만이 들어

올 수 있으며 또 그래야만 비로소 문이 열리는 것과 같은 이치다.

이처럼 우리 몸에는 자신이 알아볼 수 있게 생긴 것만을 선별적으로 받아들이려 하는, '경험하면서 동시에 인식'하는 능력이 '선천적'으로 있다고 필자는 생각한다.

현대의학을 통해서 우리 몸의 생리 작용을 분석한 끝에 도달한 결론이란 우연의 일치처럼 우리의 의식 작용 가운데 일부는 '선천성(a priori)'이 있다고 한 철학자를 생각나게 한다.

즉 "세상 사물을 경험한 후에야 그것을 깨닫는 것이 아니라, 경험하면서 동시에 알게 된다"고 한 칸트와 그의 선험적 인식론이 새삼 그럴듯하게 떠오르는 것이다.

서양의 뛰어난 철학자나 의학자들로서 인간의 문제를 깊이 성찰한 사람은 철학이나 심리학을 넘어 '인간의 기질론'을 연구하게 된다는 공통점이 있다.

이제마의 사상(四象) 체질론은 근본적으로 인간의 인식론에 관한 연구이다.

왜 사람들은 똑같은 세상을 두고서 누구는 이 세상이 말세라고 한탄하며 비애와 분노를 금치 못하고 악악대다 병들고 또 누구는 세상은 그런대로 한바탕 살아볼 만한 재미가 있다고 희희덕거리다 병들게 되는가, 이렇게 똑같은 세상 현실을 보면서 서로 다르게 인식하는 차이는 과연 어디에서 기인하는가….

이제마의 사상체질론과 근본은 체질에 따라 인식의 선험성이 다르다는데서 비롯된다는 것이 필자의 견해다.

따라서 칸트의 선험적 인식론과 이제마가 보는 사상인(四象人)의 인식 체계는 너무나도 흡사한 구조를 갖는다.

그러나 이제마는 칸트보다 한 수 위에서 인식의 차이가 우리 몸에 미치는 결과까지도 심리적, 생리적 차원에서 밝힘으로써 철학적 인식론을 전인적인 체질의학으로까지 발전시켰다는 점을 독자들은 이 책을 읽으면서 쉽게 알 수 있을 것이다.

한편 융도 이와 비슷한 맥락에서 인간의 정신에는 그의 사유를 지배하는 미리 형성된 결정 인자가 있다고 말했다.

융은 인간의 의식이란 그 작용이 시작됨에 있어서 백지상태가 아니며 유전적으로 내려온 일정한 인식적 소질을 잠재적으로 갖고 있다고 보았다. 또한 인류의 조상들이 오랜 세월의 환경 적응과 생존 경험을 통해 형성된 대뇌의 의식 기능이 노적되어 있다고 보았다.

그에 따르면 이렇게 누적된 의식 기능이 집단 무의식의 형태로서 마치 유전 정보처럼 전해져 내려온다는 것이다.

따라서 새로 태어난 어린이의 두뇌란 세상을 단지 수동적으로 보는 어떤 것이 아니라 제 스스로 능동적으로 세상 경험을 정리하면서 판단하는 능력이 있다는 것이다. 즉 그것이 이미 오래된 의식의 생명체라는 것이다.

아이들의 행동을 유심히 지켜보라.

어린 아기가 엉금엉금 기어서 계단 쪽으로 간다. 계단에 다다른 아이는 계단 아래쪽을 내려다보는 순간 잠시 멈칫한다.

그중에는 좀전처럼 계속 머리를 앞으로 하고 내려가려는 아기도 있지만(대개는 그러다가 굴러 떨어지기 일쑤나), 대부분의 아기들은 슬며시 가던 방향을 바꾸어 궁둥이를 돌린다. 그리고는 겁이 나는 듯 제자리로 돌아가는 아기도 있고 또 어떤 아기는 한발 끝을 살며시 한 계단 아래로 내려 보아서 바닥에 발이 닿으면 무릎을 마저 내려놓고서는 뒷걸음질 치듯이 엉금엉금 계단을 내려간다.

누가 가르쳐 준 것도 아니다. 난생 처음 보는 계단을 경험하고 이런 저런 판단을 하는 어린 아기의 능력은 어디서부터 오는 것일까?

아기들의 두뇌가 '경험하면서 동시에 알아본다'는 능력은 우연히 생긴 것도 아니고 또 후천적인 경험을 통해서 배운 것도 아니다.

그것은 반드시 우리 의식 속에 태어나면서부터 이미 형성된 '선천적 조건'을 따른다는 것이 융의 생각이다.

융이 말하는 이런 선천적 조건이란 다름 아닌 '기질적 인식 성향'인 것이며 이는 바로 다름 아닌 '체질'이 되는 것이라고 필자는 생각한다.

필자는 이런 관점에서 융의 사대(四大) 심리적 기질론과 이제마의 사상(四象) 체질론을 쉽게 비교해 보았다.

그들이 같은 시대에 지구의 동서에서 태어나 전혀 다른 환경과 교육 여건 속에서 살았음에도 불구하고 어쩌면 그토록 인간 본성에 대한 이해와 묘사가 똑같을 수가 있을까 하는 생각에 감격에 젖곤 하던 기억이 지금도 새삼스럽다.

융와 이제마를 통하여 독자들은 이 세상의 인간들이란 동서를 막론하고 하나라는 사실과 그 하나의 인류는 비유적으로 마치 피라미드의 구조처럼 위로는 하나의 정점이 있고 그것으로부터 시작해서 땅위에 네 모서리의 사방(四方)으로 나눠지는 존재라는 것을 알 수 있을 것이다.

체질의학은 치료의학이다.

체질의학은 인간에서 비롯된 것이지 병에서 출발한 것이 아니다.

이는 본래의 서양의학도 마찬가지였다.

히포크라테스는 이런 말을 남겼다. "세상에 병이란 없다. 단지 병든 인간만이 있을 뿐이다."

이렇게 출발한 서양의학이 현대에 와서 병든 '인간'은 눈에 보이지 않고 인간의 '병'만을 실체로 보고 그것과 싸우고 있는 것이다.

사대사상체질의학은 인간의 기질적 인식과 감정 그리고 섭생의 부조화에서 오는 심신의 불균형을 치료한다.

체질의학은 외부의 스트레스로 인해 인체의 자율 신경계 조화가 무너지고 면역 체계가 흔들리면서 그 결과로 병이 생긴다는 서양의학의 관점과 동일하다.

서양의학은 불균형의 결과인 병 증세를 위주로 치료한다. 반면 체질의학은 그 병의 원인인 불균형 자체를 치료한다.

또한 그 불균형이 생긴 원인을 외부의 스트레스에서 찾지 않고 환자 자신의 병적 소질에서 먼저 찾는다.

물론 서양의학도 환자의 가족의 병력을 조사하여 환자의 병적 소질을 알려고 한다.

'병적 소질(predisposition)'이란 말을 풀어 보면 '기분(disposition)'이라는 말 앞에 '그 이전(pre)'이라는 뜻의 접두어가 붙어 있다.

다시 말해서 환자의 '병적 소질(predisposition)'이란 환자의 지금 기분보다 '앞서(pre) 있는 기분(disposition)'이라는 것으로 이미 타고난 환자의 기(氣)의 분할이 불균형한 상태를 의미한다.

서양의학도 그런 개념까지는 도달했으나 이를 좀 더 깊이 구체적으로 파악하여 병의 원인 치료에는 응용하지 못했다.

체질의학은 서양의학에서 보는 대로 병의 원인이 된 심신의 불균형과 또 그 불균형을 갖게 된 환자의 타고난 병적 소질(predisposition)까지도 받아들여 '체질'이라는 개념 안에 다 녹여 버렸다. 그리고 바로 여기서부터 진단과 치료가 시작된다.

이렇게 '병'을 치료하는가, 아니면 '환자'를 치료하는가 하는 문제는 히포크라테스 이후 의학의 큰 두 줄기 흐름으로 시대에 따라 변해왔다.

동양의학도 예외는 아니다.

중국식 전통의학은 천연 약물과 경락 체계를 이용하고 있으나 체질의학과는 달리 환자를 보지 않고 '병'을 보았다. 따라서 병 증세 위주의 치료의학으로 발전한 것이 오늘날의 중국식 한의학이며 체질의학과 외형은 비슷하나 그 내용이 전혀 다르다.

체질의학에서는 인간의 사고와 감정이 모든 것에 앞선다. 사람이 생각하고 느낀다는 것은 '정신'이라는 공간 속을 잠시 스쳐 지나가는 번갯불이나 천둥소리 같은 것이 아니다. 그것은 인간 의식의 표현이며 인간 생명의 근본적인 질료라는 사실이다.

인간이 생각하고 느낀다는 것은 자연계의 모든 현상과 마찬가지로 정보를 가진 에너지로서 고유한 작용을 갖는다.

인간의 생각과 느낌에는 자신에게 내재된 무한한 가능성을 어떤 특정한 시공간적 사건으로 바꾸어 놓는 힘과 정보가 들어 있다.

흔히 정신과 무관하다고 하는 우리의 육체도 역시 우리의 생각과 느낌이 갖는 에너지와 정보에 의해서 항시 새롭게 변화되고 있는 특정한 시공간적인 사건이고 실체로서 이해되어야 하는 것이다.

이와 같이 우리 몸의 질병이란 '일련의 오도된 균형'으로서 '조화롭고 안정된 의식이 균형을 잃은 것' 이상의 아무것도 아니다. 이러한 마음의 불균형이 우리 몸의 기(氣)의 분할 상태를 부조화로 이끈다.

기(氣)의 분할이 잘못된 상태를 우리는 '기분이 안 좋다'고 말한다. 기분이 나쁜 몸은 곧이어 기능적인 이상을 초래한다.

이것이 지속되면 기질적인 변화로 발전되어 육체상의 변화로 나타나는 것이 질병으로서 실제로는 일차적으로 우리의 의식이 균형을 잃고 병든 것이다.

이처럼 우리 몸은 우리 자신이 어떻게 생각하고 느끼는지 속속들이 알고 있으며 이러한 의식 작용을 벗어난 생리 작용은 없는 것이다.

따라서 우리는 자신의 의식이 어떻게 균형을 잃었는가를 깨달음으로써 체내의 생리 작용을 정상으로 돌려놓을 수 있다.

이것이 바로 체질의학이 우리 의식의 기질적인 선천성을 중요시하는 이유다.

우리의 의식은 스스로를 사념으로 표현할 수도 있고 몸 안의 생리 반응을 일으키는 생화학적 분자상태로 표현할 수도 있다. 또 그것은 우리 몸의 경락 체계를 통해 전자기적인 기(氣)의 반응으로 나타날 수도 있다.

두려움이나 노여움이란 하나의 추상적인 감정이나 생각으로 묘사될 수 있는가 하면 한편으로는 눈에 보이는 아드레날린 호르몬의 분자상태로 표현될 수도 있다. 또 그것은 심경(心經)이나 간경(肝經) 등의 경락 상에서의 생체 전위차를 통해 표현될 수도 있다.

이처럼 우리 몸이란 타고난 기질 위에 살아가며 이루어진 모든 의식 작용과 함께 새겨진 육체적 산물인 것이다.

우리는 단순히 세상일을 수동적으로 보고 듣는, 반사적인 판단의 낙인을 찍는 것이 아니다.

세상 경험을 체질적으로 내화하면서 동시에 우리 몸 자체가 실제로 그러한 생각과 느낌 자체로 변화한다는 사실을 알아야 한다.

따라서 우리가 각자의 체질을 알고서 거기에서 오는 편향된 인식들을 바꿀 수만 있다면 우리의 몸과 마음은 물론 세상과 나의 관계까지도 변화시킬 수 있는 것이다.

여기서 우리는 세상을 새롭게 볼 수 있고 또 세상과 나를 조화시킬 수 있는 무한한 가능성이 있음을 깨달을 수 있다.

그것이 필자가 체질의학을 연구하는 까닭이며 동시에 이 책을 쓰게 된 직접적인 동기라 하겠다.

필자는 지난 93년 귀국했다.

편안한 브라질 생활이 권태롭기도 했고 또 그 동안 연구한 레이저를 이용한 체질의학이 완성 단계에 이르러 지구의 북반구로 옮기고 싶어졌다.

"우선 한국으로, 태어난 고향으로 가자…"

브라질에서 16년을 살면서 '돌팔이' 신세를 면하고 내과 전문의로서의 경험도 쌓았다. 또 인간의 체질에 대한 새로운 연구가 있었고, 침을 찌르지 않고도 경락 자극이 가능한 레이저 치료법도 완성했다. 그리고 브라질에 세 권의 침술 책과 체질침 학회를 남겨 놓았다.

그 해 가을, 나는 강남에 개업을 했고, 청년 한의사 협회의 초청을 받아 레이저 체질침 세미나도 열었다.

철학가 김용옥 선생과 함께 두 차례에 걸쳐 체질침 학술대회 또한 치렀다. 여기에 등록 한의사가 100여 명에 달했다.

필자는 이 책을 정리하면서 지구 저편에서 보낸 16년이란 세월이 그렇게 헛되지 않았다는 생각을 해본다.

부디 이 책을 읽는 독자들이 각자의 체질에 맞는 평화스런 마음자리를 찾게 되기를 간절히 바란다. 또 그로 인해서 모든 사람들의 심신이 건강해지고 보다 행복해질 수 있다면 글쓴이로서, 그리고 고통 받는 인간을 생각해야 하는 의사로서 더 이상 큰 보람이 없겠다.

1996년 5월 선릉 진료실에서

道岩 이 의 원

사대사상체질론

인류 역사 속의 사대론四大論

　동서고금을 통하여 많은 민족들이 그들의 철학적, 종교적 또는 신화적 전통 문화 속에서 사대(四大) 이론을 포함시키고 있다. 대부분의 이런 전통 문화들은 먼저 일차적인 기(氣)의 존재를 가정하고 있으며 그것을 공기(프네우마), 프라나 또는 에테르 등으로 불렀다.

　이러한 일기(一氣)를 피라미드의 정점에 해당한다고 볼 때 일기(一氣)는 하향적 생성 발전을 통해 피라미드의 네 모서리 받침과 같이 우주를 구성하면서 자신을 여러 가지 형태로 드러낸다.

　이와 같이 일기(一氣)는 우주의 생성 변화를 지탱해 나가는 이차적 에너지로서 물, 불, 흙, 바람(공기)이라고 부르는 네 가지 기본 요소가 된다.

▚ 동양의 사대론四大論

　티베트에서는 '스투파(stupa)'라 불리는 거대한 구조물이 우주의 생성을 상징하는 탑처럼 만들어져 있다.

　그 스투파의 밑바닥은 커다란 입방체로서 '흙'을 상징하며 그 위로 둥근 원형체가 '물'을 나타내며 자리 잡고 있다. 또 그 위로는 원뿔 모양의 삼각형 구조물이 '불'을 뜻하며 올라와 있고 맨 위에는 '공기(바람)'를 상징하는 반달 모양의 구조물이 있다. 그 반달 모양의 구조물 위에는 작은 타원형의 구체가 있는데 이는 앞서 말한 4대 요소의 근원이 되는 일기(一氣)로서 '에테르(ether)'를 상징한다.

　스투파는 티베트인들의 우주 철학의 근원을 말해 주고 있으며 각각의 모형

구조물들이 뜻하는 사대(四大) 요소가 우주의 가장 기본적 에너지 형태라고 여겨졌다.

   이러한 사대 요소에 대한 유사한 개념들이 고대 인도의 최고 경전인 『바가바드 깃다(Bhagavad Gita)』와 같은 책에서도 많이 인용되고 있다.

   태초에는 우주가 형태를 갖지 않은 단지 의식의 상태로 존재했다. 그 의식의 상태로부터 우주적인 소리 '옴(Aum)'의 진동이 일어났다. 그리고 그 진동으로부터 맨 처음 나타난 요소가 에테르인 '일기(一氣)'다.

   에테르 운동이 '공기'를 만들었고 마찰을 일으켜 열이 생김에 따라 '불'이 생겼다. 그 불로 인해 에테르의 요소가 녹아 액체가 된 것이 '물'이고 다시 그것이 고체화된 것을 '흙'이라 한다.

   한편 인도에는 전통의학으로서 '아유르베다'라는 체질의학이 있다.

   이들은 에테르와 사대 요소가 만물과 인간에 동시에 내재하며 몸 안에서는 세 가지 기본적인 기질, 즉 바타(vata : 공기+에테르), 피타(pitta : 불+물), 카파(kapha : 물+흙)의 세 가지 기본 체질로 분류되고 또 이들의 복합체질이 나타나게 된다고 한다.

   인도에서 발생된 불교에서는 인간의 육체가 사대(四大)로 구성된다고 보고 천지간의 지(地), 풍(風), 수(水), 화(火)가 서로 화합하여 사람의 몸을 이룬다고 했는데, 뼈대와 힘줄 및 근육은 '흙기운'에 속하고, 눈물, 콧물, 침, 땀, 소변, 혈액이나 정액은 '물기운'에 속하고, 몸을 덥게 하는 열기와 끊임없이 가슴이 뛰고 숨을 쉬는 것은 '불기운'에 속하고, 영혼과 몸의 활동력은 '바람기운'에 속한다고 보았다.

   풍(風)이 그치면 몸에 기(氣)가 떨어지고, 화(火)가 떠나면 몸이 차가워지고, 수(水)가 고갈되어 마르면 혈(血)이 마르고, 지(地)가 흩어지면 몸의 형체가 흩어진다고 했는데 이렇게 사람의 몸을 형성하던 지(地), 풍(風), 수(水), 화(火)가 몸을 떠나 본래의 우주 기운으로 돌아가게 되면 사람은 그 천명이 다하게 된다는 것이다.

우주의 사대(四大)	인체의 사대(四大)
지(地)	근골기육(筋骨肌肉)
풍(風)	영명활동(靈明活動)
수(水)	정혈진액(精血津液)
화(火)	호흡온난(呼吸溫暖)

표 57.

인간의 몸을 형성하던 지, 풍, 수, 화의 사대(四大) 기운은 우주 기운이 되었다가 또 다른 형체로 화현(化現)되어 윤회하며 제 기운을 다시 이어가니 우주 만물이 그대로 인간의 뼈와 살이요, 피요, 열기요, 인간의 영혼임을 알 수 있다.

이러한 사대(四大) 기운의 생성 변화의 이치를 진정 깨달으면 '있는 것이 없는 것이요 없는 것이 있는 것(色卽是空 空卽是色)'이라는 불가의 말씀이 사대(四大)의 조화 안에 있음을 알게 된다.

또 한편 고대 중국의 『상양자(上陽子)』를 보면 인체에 있어서 모발(髮), 치아(齒), 뼈(骨), 손톱(甲) 등은 '흙기운(地)'에서 왔으며, 눈물(涕), 정액(精), 피(血), 액체(液)는 '물기운(水)'에서 왔고, 몸이 따뜻하고 열기가 나는 것(溫暖燥熱)은 '불기운(火)'에서 왔으며, 정신력과 활동의지(靈明活動)는 '바람기운(風)'에서 왔다고 했다. 즉 인체란 '사대(四大)'의 조화로써 이루어진다.

'흙기운(地)'이 왕성하면 근골이 무쇠와 같이 강해지고, '물기운(水)'이 왕성하면 정(精:호르몬)이 잘 분비되어 몸이 옥(玉)과 같이 아름다워지고, '불기운(火)'이 왕성하면 기(氣)가 넘쳐 하늘을 덮은 뭉게구름과도 같은 형세이고, '바람 기운(風)'이 왕성하면 지혜가 총명하기가 신(神)과도 같이 진리에 밝으리라

했다.

 이상은 허준의 『동의보감』에 수록된 상양자(上陽子)에 나온 말씀을 풀어서 적어 본 것이다.

 이와 같이 사대(四大)란 인도의 불가에서 유래하여 중국을 거쳐 조선에 이르기까지 일관된 인체 형성론의 근간을 이루는 전통 학설이다.

 이제마가 말하는 태양, 태음, 소양, 소음의 사상(四象)을 기존의 연구가들은 『주역』의 음양론에서 근거를 찾고 있으나 사상인을 사대신형론(四大身形論)의 관점에서 고찰해 보는 것도 학문의 뿌리를 더듬어 상호 연관성 및 동질성을 찾음으로써 모든 진리가 하나로 통할 수 있다는 것이 필자의 견해이다.

서양의 사대론 四大論

 한편 사대(四大) 개념이 인도에서 서양으로 건너가 이오니아 지방에서 자리를 잡고 그리스에서 사행론(四行論)적 우주관을 형성하는데 지대한 영향을 미친다.

 먼저 고대 그리스의 철학자들은 물, 불, 흙, 공기의 사대 요소를 놓고서 어떻게 우주 생성과의 관계를 보았는가를 살펴보자.

 탈레스는 자연계에서 '물'을 만물의 생성과 변화 요건으로 보았다. 씨앗과 만물을 육성하는 자양분이 물에 젖어 있음을 경험하고 직관에 의해 모든 사물이 물에서 생겼다고 보았다. 그는 우주의 만물이 습기 찬 물 요소의 창조적인 힘에 바탕을 둔다고 말했다.

 아낙시메네스는 '공기'가 만물을 구성하는 근본 질료임과 동시에 만물이 생성 변화하는 근본원리로 보았다.

그에 의하면 공기에는 발산성과 수렴성의 원리가 내재하며, 공기로부터 발산에 의하여 불이 생기고 농축화(수렴)에 의하여 바람과 구름이 된 후 마침내 물과 흙으로 생성, 변화된다고 했다.

아낙시메네스는 "생명은 호흡에 의존하며 호흡이란 바로 공기다. 따라서 공기는 생명을 갖는 원리이며 동시에 질료가 된다. 공기는 이 세상의 조화를 유지하는 궁극적인 힘이다"라고 했다.

헤라클레이토스는 사물을 이루는 본질은 끊임없는 변화와 운동성을 가진 것으로 그것을 '불'이라고 했다. 따라서 모든 사물은 불에서 생긴 것이며 어떤 순간에도 고정됨 없이 변화하는 가운데 근원인 불로 되돌아가는 끊임없는 흐름이 있을 뿐이라 했다.

빅 뱅(Big Bang) 이후 생성 소멸되는 별들의 불꽃놀이를 우주의 본질로서 이미 간파했던 것이다.

헤라클레이토스는 동시에 불을 '로고스(logos)'라 했다.

로고스는 자연에 있어서 이성적 형태를 구성하는 힘이며 모든 조화의 근원이며 또 인간에게서는 이성으로 나타나는 정신이 된다. 따라서 로고스인 '불'은 '인간으로 하여금 자연의 정신에 알맞게 행동하게 하는 힘'이라고 했다.

엠페도클레스는 의사이자 철학자로서 '4원소론'을 제창하였는데, 4원소가 절대적이고 불변하며 영원한 존재라고 보았다.

그의 주장에 의하면 만물을 구성하는 궁극적 원소는 흙, 공기, 물, 불의 네 가지 종류가 있으며 이를 '뿌리(rhizomata)'라고 불렀으며, 만물이 뿌리에서부터 생장하듯 이들 네 가지 뿌리(원소)에서 다양하게 혼합된 사물이 쉴 새 없이 생겨나 세상을 형성한다고 보았다.

엠페도클레스는 이러한 사대(四大) 원소의 뿌리들이 서로 작용하여 사물을 형성 또는 분리하는 원리로서 '사랑과 미움의 원리'가 있다고 했다.

사랑은 사대 원소(뿌리) 사이에 당기는 힘(引力)으로 작용하여 사물을 생성하고, 미움은 사대 원소(뿌리) 사이에 서로 미는 힘(斥力)으로 작용하여 사물을 분해시켜 개개의 사대 원소로 돌아가게 한다는 것이다.

이러한 엠페도클레스의 사대(四大) 원소의 작용 원리로서의 인력(사랑)과 척력(미움)의 법칙은 동양의 음양 원리와도 흡사한 것으로 그의 사대 원소론 안에 음양론이 내재되어 있음을 본다.

한편 아낙시만드로스는 물, 불, 흙, 공기 등의 사대 원소가 우주 만물의 근본적인 요소는 아니라고 했다. 오히려 사대 원소란 그들보다 더 본질적인 어떤 에너지가 여러 가지로 변화해 가는 가운데 나타나는 '현상적 모습'이라고 보았다.

그는 사대 원소를 가능하게 하는 원천적인 에너지를 '무한정자(無限定者)'라고 했으며 그것의 무한성을 암시했다. 따라서 사대 원소인 물, 불, 흙, 공기는 이 '무한정자'가 각각 습하고, 덥고, 건조하고, 찬 모습을 띠고 나타난 특수한 형태라고 보았다.

이러한 그리스의 사대적(四大的) 우주관을 정리하면 다음과 같다.

먼저 우주에 충만한 네 가지 '기초 에너지'는 열(熱, 뜨거움), 한(寒, 차가움), 습(濕, 습함), 조(燥, 건조함)로 나뉘고 이러한 기초 에너지가 서로 만나서 사대(四大) 원소를 이룬다.

즉 열과 습이 만나서 공기(風)를 이루고, 열과 조가 만나서 불(火)을 이루고, 한과 습이 만나서 물(水)을 이루고, 한과 조가 만나서 흙(地)을 이룬다.

공기(風)는 열에서 팽창과 이동하려는 성질이 생기며, 습에서 흐름과 신축성이 오며, 불(火)은 열에서 확산과 이동하는 성질이 오고, 건조함에서 메마르는 성질이 생긴다.

흙(地)은 차가움에서 고착되고 수축하는 성질이 오고, 건조함에서 굳고 단단함을 받으며, 물(水)은 차가움에서 뭉치고 응집하는 성질이 오고 습에서 유동성과 신축성을 받는다.

위에서 본 바와 같이 고대 그리스인들에게도 물, 불, 흙, 공기의 사대(四大) 요소가 보편적인 우주 구성의 원질로서 그들 사이에 자리 잡고 있음을 알 수 있으며 이러한 사대(四大) 원소란 단순한 물질적인 개념만이 아니고 정신적 개념으로도 이해되었음을 알 수 있다.

서양의학의 효시라고 하는 히포크라테스는 자연이나 인체가 이러한 사대(四大) 요소로 구성된다고 보았다.

그는 자연계에서의 사대 요소(공기, 불, 흙, 물)가 인체 내에서는 사대(四大) 체액(혈액, 황담즙, 흑담즙, 점액)으로 나타난다고 했으며, 사대 체액이 상호간에 조화를 이루고 있으면 건강이 유지되고 균형을 잃게 되면 병이 든다고 하는 사대 체액병리설을 주창하였다.

그 당시에 이미 학질을 '말라리아(malaria)'라고 불렀는데 미처 미생물학이 발달되지 않은 때라 학질이 모기에 의해 전염되는 것을 모르고 나쁜 공기에 의해서 전염되는 것으로 보았다.

나쁜(mal) 공기(aer)라는 그리스어가 복합되어 생긴 말라리아라는 병명을 오늘날까지 사용하고 있는 것인데 결국 학질을 '공기 요소에서 온 병'으로 보았던 것이다.

또 '류머티스'라는 병명도 그리스어로 '레우마(rheuma)'라는 말에서 온 것이다. '레우마'란 물이나 가래 같은 끈적끈적한 체액이라는 뜻으로 한의학의 '담음(痰飮)'에 해당하는 말이다. 이런 레우마가 관절에 정체되어 생기는 염증을 류머티스라고 본 것도 '물 요소'에서 온 병으로 이해했던 것이다.

히포크라테스는 '생기(生氣, pneuma)'의 존재와 작용을 말했다.

"생기란 코나 입 외에도 땀구멍을 통해서 출입하는 공기와도 같으며 동시에 영양 공급과 열 조절의 신진대사를 주재하고, 심장의 선천 열기와 상보적인 것이다…"

이러한 그의 의학관은 '생기론 학파(Escola Vitalista)'를 낳게 했는데 발생 장소가 서양이라는 것 외에는 그 기본적 발상이 '기(氣)'를 중심으로 한 동양의학과 너무나도 유사함을 알 수 있다.

히포크라테스의 생기론적인 체액 병리설은 약 500년 후 '갈렌(C. Galen)'에 의하여 사대(四大) 기질설(다혈질, 담즙질, 우울질, 점액질)이 되었으며, 생기론적 의학의 바탕이 되어 중세까지 서양의학을 지배했다. 인류 역사에서 지금부터 불과 400년 전까지만 해도 동서양을 통틀어 사대적(四大的) 우주관과 인체관이 세계의 의학을 지배했던 것이다.

16세기 르네상스 이후 레오나르도 다빈치와 베잘리우스 등의 인체 해부의 연구와 함께 파라켈수스는 당시의 연금술에 기초를 둔 화학적 지식으로 갈렌의 체액 병리설의 비현실성을 공격하기 시작했다.

이리하여 연금술적인 화학파와 생기론적인 체액 병리설파 사이에 200년이 넘도록 계속된 투쟁이 시작된다.

한편 17세기에 이르러 현미경의 발명과 세균의 발견 그리고 해부병리학의 발달은 서양의학을 생기론에서 벗어나게 했으며 그 후 마취술의 발달과 수술 요법의 발달로 인해 생기론적 의학은 더욱 위축되고 서양의학은 기계론적 의학으로 변화하게 되었다.

결국 이러한 사대(四大) 기질론은 의학에서 밀려나 심리학 분야로 그 범위가 좁혀지고 말았으며 20세기에 이르러서야 스위스의 정신 분석학자 칼 융의 사대(四大) 심리적 기질론(직관형, 사고형, 감각형, 감정형)으로 그 맥이 이어지고 있는 것이다.

■ 융의 집단 무의식과 사대론四大論

융에 의하면 어린이는 그의 의식 속에 이미 어떤 구조를 갖고 태어난다고 했다. 그런 타고난 의식 구조가 그가 살아가면서 후천적인 의식 발달의 형태를 결정짓는 제1주요 인자가 된다고 보았다.

즉 인간은 신체적 유전 인자와 함께 정신적인 유전 소인도 함께 갖고 태어난다는 것이다.

이 두 가지 유전적 소인이 훗날 그 사람의 생각과 행동을 결정짓는 가장 중요한 요인이 된다고 했다.

인간의 육체가 오랜 세월을 두고 환경에 적응하려는 진화를 거듭해 온 것처럼 인간의 정신도 조상 대대로 물려받은 과거 기억의 흔적들이 잠재되어 있다. 이는 인간으로서 역사뿐만 아니라 인간 이전의 동물 조상으로서의 과거까지도 포함되는 것이다.

융은 이러한 선조들의 기억이나 경험은 그 자체로는 유전되지 않으나 과거 조상들의 경험을 재현할 수 있는 '가능성'을 전해 받았다고 보았다. 그것은 우리가 외부 세계를 경험함에 있어서 '세상 사물이란 아마도 이러이러할 것이다'라는 일정한 '가상적 관념'을 갖도록 해준다는 것이다.

이러한 가상적인 관념을 융은 그의 정신분석학에서 '집단 무의식'이라고 불렀다.

여기서 필자는 인류 문화 속의 '사대(四大)'를 인류의 집단 무의식과 관련지어 생각해 보려 한다.

집단 무의식이란 개별적인 것이 아니고 그 어디에서나 누구에게나 보편적이고 공통되는 것이다. 이 집단 무의식은 인간 성격 구조의 근본 바탕이 되며 이것 위에 자아가 형성된다.

이러한 집단 무의식을 구성하는 요소로서의 '가상적 관념'을 융은 여러 가지로 이름 지었는데, 사물 본래의 모습이라는 뜻으로 '원형(原型)'이라고 변역되는 '알키타입(archetype)' 외에 '원초적 형상' 또는 '행동양식' 등으로 불렀다.

그러면 이러한 집단 무의식의 구성 요소는 어떻게 해서 생기는 것일까?

융에 의하면 그것은 여러 세대를 통하여 계속적으로 반복되어 온 경험에 의한 인식이 마음속에 영구히 축적된다는 것이다.

한 예로써 헤아릴 수 없이 많은 세대들이 태양이 한 지평선에서 다른 지평선으로 지나는 것을 보아 왔다.

이러한 인상적인 경험의 반복은 태양의 본래 모습(原型)을 강하고, 지배적이고, 빛을 주는 생명의 원천으로서 부각시켰다. 이는 태양신이라는 원초적 형상이 되어 인류의 집단 무의식 속에 고정되었다.

따라서 절대 신에 대한 모든 관념과 이미지는 태양신이라는 '원형(archetype)'에서 비롯된다.

이와 비슷한 방식으로 인간은 살아가면서 지진, 홍수, 태풍, 번개, 산불 등의 거대한 자연의 힘을 겪어야만 했다.

이러한 경험들을 통해 인간은 자연 에너지의 원초적인 형상을 감지하며 경외하는 가운데 이 에너지를 이해하고 조절하려는 의지들을 발전시켜 왔다고 융은 말한다.

필자는 융이 말하는 이러한 원초적 형상들의 개념을 『주역』의 태극팔괘도에 적용시켜 본다.

팔괘 성립은 근본은 양(陽)을 표시하는 양성 부호(—)와 음(陰)을 표시하는 음성 부호(--)이다.

그런데 이 두 종류의 부호를 하나씩 사용하여 두 개의 결합을 만들면 네 가지 변화, 즉 태양(太陽 ⚌), 소음(少陰 ⚍), 태음(太陰 ⚏), 소양(少陽 ⚎)의 사상(四象)이 생기고 다시 그 위에 각각 한 개를 더하면 여덟 가지 변화가 생긴다. 이를 팔괘라 하며 여기에서 비로소 괘(卦)로서의 의미를 갖는다.

이렇게 놓고서 전체의 의미를 살펴보면 팔괘란 다름 아닌 고대 중국인들이 천지자연을 형성하는 '에너지 원형'에 대한 독특한 인식 방법론이었다고 생각된다.

즉 자연을 이루는 에너지 원형은 다름 아닌 하늘(건乾), 바람(손巽), 불(이離), 번갯불(진震), 연못물(태兌), 비(雨)와 물(감坎), 산(간艮), 땅(곤坤)이다. 결국 이들을 이루는 원초적 형상으로서의 에너지 원형은 다름 아닌 땅흙(地), 하늘바람(風), 물(水), 불(火)의 사대(四大)가 되는 것이다.

우주가 이렇게 사대(四大) 에너지로서 구성되었다고 하는 생각은 이미 중국의 주역 외에도 서양의 고대 그리스 철학이나 신화 가운데 또는 동양의 고대 인도철학이나 불교에서도 그 근간을 이루고 있음을 알 수 있었다.

우리 대한민국의 태극기에도 네 귀퉁이에 하늘, 땅, 물, 불의 사대(四大)가 건(乾 ☰), 곤(坤 ☷), 감(坎 ☵), 리(離 ☲)의 형태로 들어 있음을 볼 수 있다.

이는 동서고금을 통하여 모든 인류의 의식 속에 이미 이러한 사대(四大)의 관념이 하나의 에너지 원형으로서(융이 말하는 집단 무의식의 형태로) 그 밑바닥에 깔려 있다고 필자는 생각한다.

따라서 에너지 원형으로서의 사대(四大)는 기존의 한의학적 개념을 넘어서는 존재로서 '세상을 어떤 일정한 방식으로 이해하려는 선천적 의식'이며 동시에 '전체 의식구조의 지배 인자'가 된다.

또 한 가지 중요한 것은 이러한 에너지 원형들은 '독립적으로 작용하는 동시에 때로는 서로 혼합될 수 있다'는 것이다.

융의 연구자 가드너 린제이(Gardner Lindzey)는 다음과 같은 예를 들어 설명한다.

"…용감한 영웅의 용기 에너지 원형과 현명한 철인의 지혜 에너지 원형이 서로 혼합되면 영웅적인 지도자이며 동시에 현철한 선각자로서 능력 있고 존경받는 현군(賢君)이 될 것이다. 따라서 플라톤이 이상으로 여기는 철인정치가 실현될 것이다. 만약 악마의 에너지 원형과 영웅의 에너지 원형이 결합되면 히틀러나 진시황제 같은 극악한 지도자가 될 것이다."

인간을 구성하는 에너지 원형으로서의 사대(四大) 요소란 보편적으로 모든 인간에게 존재하며 그 가운데 한 가지 요소의 지배를 강하게 받는 사람들도 있고, 두 가지 요소의 복합적인 지배를 받는 사람들도 있으며 이들은 두 가지 요소에 따른 특징이 혼합된 의식구조와 신체 조건을 갖게 된다.

체질의학에서 말하는 지(地), 풍(風), 수(水), 화(火)의 사대(四大)라는 개념은 물질 에너지인 동시에 정신 에너지로서의 양면성과 합일성을 갖는다.

즉 사대(四大)는 물질 에너지로서 자연과 인체를 형성하는 물질적 기본 요소가 됨은 물론 동시에 정신 에너지로서 인간의 세상 사물에 대한 인식과 감정을 결정짓는 의식 기능의 가장 중요한 '하부구조(infrastructure of the conscious)'가 되는 것이다.

이상에서 인류의 동서고금을 통해 이어 내려온 사대적(四大的) 우주관과 인간관이 무엇을 의미하는가를 살펴보았다.

필자는 이제 이와 같은 사대론(四大論)이 한국에서 태어난 이제마의 사상(四象) 체질과 어떤 관계 속에 이해될 수 있는가 하는 것을 살펴보고자 한다.

양인陽人 : 바람風 기운 태양인, 불火 기운 소양인

바람風 기운 - 태양기 : 태양인

하늘의 빈 공간에는 보이지도 않고 맛도 냄새도 없는 그 무엇이 있으니 사람들은 그것을 빈 기운, 즉 '공기(空氣)'라고 불렀다.

공기는 그 자체로는 인간이 알지 못하고 그 움직임을 피부로 느끼거나 그 소리를 듣고서야 비로소 '바람(風)'이라는 형태로 인식되었다.

바람은 계절이 지나고 하늘 별자리가 바뀜에 따라 불어오는 방향도 바뀌고 때로는 찬바람 또는 더운 바람이 비나 흙먼지를 동반하여 불어옴에 따라 인간생활의 풍작과 흉작, 질병 등 길흉화복이 바뀐다.

따라서 이러한 바람이란 절기에 따른 하늘의 뜻이 담긴 신령(神靈)한 기운으로 감지되었고 인간은 그 소리에 귀를 기울여 하늘의 뜻을 항시 살피며 살아왔던 것이다.

이와 같이 보이지 않는 공기의 움직임, 즉 '바람'이란 예로부터 영적인 에너지라든지 신령한 생명력의 표현으로 이해되어 왔으며 '바람 소리'를 듣는다 함은 인간이 세상의 변화를 자연의 이치에 따라서 올바로 인식함을 뜻하게 되었다.

성서를 보면 태초에 하나님이 흙으로 사람을 만들고 '생기(pneuma)'를 그 코에 불어넣으시니 사람이 생명을 갖게 되었다고 하였다.

이와 같이 바람이란 호흡과 관련된 생명 에너지로서 고대 그리스에서는 '프네우마(pneuma)'라고 했으며, 보이지도 만질 수도 없는 영적인 본질로서 이루어진 우주적 생명력으로 호흡 작용을 통해 인체와 교감한다고 보았다.

오늘날 호흡기 내과(pneumology)라고 하는 말이나 폐렴(pneumonia)이란 말이 바로 프네우마(pneuma)에서 비롯된 것이다.

한편 고대 인도의 요가(Yoga)에는 이와 흡사한 프라나(prana)라고 하는 말이 있는데 이는 '우주적 에너지'를 뜻하며 역시 호흡을 통하여 우리 몸과 교류한다고 본 것이다.

사상체질 중 태양인은 폐(肺)가 크다고 한다. 이는 태양인이 폐가 크다는 것이 천지간의 공기기운(프네우마 또는 프라나)과 잘 소통하고 바람소리를 잘 듣고 하늘의 법(法)을 올바로 깨닫는 능력을 많이 타고났다는 뜻이다.

이제마는 '태양인의 귀는 천시를 폭넓게 잘 듣고 아는 능력이 제일 많다.(太陽之聽 能廣博於天時[42])'고 했다.

이러한 공기(바람) 기운의 존재 영역은 실제 눈에 보이는 현상 세계보다도 그 이면에 보이지 않는 질서의 세계라고 할 수 있으며, 우주 에너지가 일정한 정신이나 섭리의 형태로 되어 있는 본질의 세계를 뜻하기도 한다. 또한 다가올 미래에 일어날 변화를 감지해 보는 직관의 능력과도 관련이 있다.

이렇게 보이지도 만져지지도 않는 공기가 그 움직임을 통해 바람의 형태로서 인식되는 것처럼 보이지 않는 세계(無)에서 보이는 세계(有)로 무언가를 이끌어내는 '직관력'이나 '창조력'이란 바로 공기 기운이 많은 태양인에게서 강하게 나타나는 능력이 된다.

공기 기운(바람)은 현상 세계의 이면에 있는 원리에 대한 통찰력이 풍부하므로 사람들의 꿈같은 아이디어를 실현 가능한 사고로 변화시키는 힘이 된다.

이러한 바람기운을 통하여 인간은 자연현상 속에서 기하학의 원리와 물리법칙을 찾아내어 인류 문명을 이루었으며 또한 형이상학적인 진(眞), 선(善), 미(美)를 추구하여 예술, 철학, 윤리, 종교 등의 발전을 가져오게 되었다.

따라서 공기 기운이 지배적인 태양인(太陽人)이 제대로 정신 수양을 하면 이들은 사유 세계의 혁신자가 될 수 있다. 때로는 태양인이 비현실적인 몽상가 정도로 보일지도 모르지만 실제 생활에서는 이들의 새로운 생각과 꿈이 수많은 사람들의 삶에 영향을 끼치고 질적인 변화를 가져오는 것이다.

공기란 하늘에 떠 있어 땅 위로 흐르며 한편으로는 흙 속에 스며들어 물이 자라게 되고(이를 위하여 농부는 밭을 가는데), 물속에 녹아들어 생수(生水)가 되며, 불이 타는데 꼭 필요한 존재다. 즉 공기 기운은 다른 요소의 기운과 잘

---

42) 천시(天時) : 하늘에 나타나는 일정한 자연의 이치

교류가 되며 소통한다.

　이와 같이 공기 기운을 많이 타고난 태양인은 다른 기운을 타고난 상대방의 마음 훤히 꿰뚫어 볼 수 있기에 다른 사람들의 생각이나 감정을 이해하고 잘 어울려 주는 반면에 결코 그에 휘말려 들지 않는다. 따라서 그들은 그 어떤 종류의 사고방식을 가진 사람들과도 잘 소통할 수 있으며 능하게 교우를 맺을 수 있다.

　이제마는 '태양인은 소통에 능한 성질이 있고 교우에 능한 재간이 있다.(太陽人 性質長於疏通 材幹能於交遇)'고 했다.

　공기는 더워지면 밀도가 희박한 저기압이 되고 반대로 차가워지면 공기 분자가 촘촘히 모여들어서 밀도가 높은 고기압이 형성된다.
　이렇게 공기층에 저기압 골과 고기압 골이 형성되면 고기압에서 저기압으로 공기의 흐름이 자연히 발생한다. 이 흐름을 '바람'이라고 오늘날 과학은 설명한다.
　이처럼 바람은 항시 전체 공기층이 균일한 기압권을 이룰 때까지 멈춤 없이 불어 대는 속성이 있다. 이렇게 전체가 하나로 균형을 이룰 때까지 스스로 불어 나가는 바람을 그 무엇으로도 막을 길이 없다.

　이제마는 '태양인의 성질과 기운이 항시 나아가려 하고 물러서려 하지 않는다.(太陽人 性氣恒欲進而不欲退)'고 했다.

　또한 바람과 통하는 폐기운이 강한 사람은 세상일(事務)을 처리함에 있어서 자기의 주위 여건이나 이해관계를 떠나 보다 객관적이고 공평무사하게 처리하는 소질을 타고났는데 이제마는 이를 '肺達事務(폐달사무)'라 했다.
　그러나 공기(바람) 기운이 너무 많은 태양인은 지나치게 생동하는 정신력을 갖고 있기 때문에 자기 제어와 규범이 될 스승이나 수련이 필요하다.

이들은 행동보다는 생각에 치우치는 경향이 많다. 따라서 자신의 이상을 실현시키기 위해서는 현실감이 있는 흙(地) 기운이나 추진력 있는 불(火) 기운이 필요한데 이런 기운이 적고 공기 기운만이 커져서 불균형한 경우에는 이렇다 할 결과도 없고 깊이도 없는 호기심에 가득한 각양각색의 공상을 하게 된다.

이들은 흔히 상상의 날개를 펴고 사색의 무아지경을 맛보기도 하지만 때로는 실현성이 전혀 없는 허황된 사고를 하기도 한다.

흔히 '바람잡는 소리'를 한다고 비난을 받기도 하며 극단적인 경우 무기력감이나 과대망상증적(paranoid)인 정신 장애를 겪을 수도 있다.

소설 『돈키호테』가 오랜 세월 사랑 받는 이유도 여기에 있다. 모든 인간의 내부에는 억압된 바람 기운이 잠자고 있기 때문에 누군가가 그 바람 기운의 태양기를 미친 듯이 발휘하는 것을 보면 가슴이 후련해지고 웃음과 눈물과 박수를 함께 보내게 되는 것이다.

공기 기운이 많을수록 상대적으로 흙기운(地)이 부족한 법이다.

흙기운이란 물질세계가 주는 기운으로서 흙에서 나오는 모든 먹거리를 먼저 생각할 수 있다.

흙에서 나온 음식물은 간(肝)을 통하여 해독과 대사 작용을 거쳐 우리 몸에 알맞게 변화되어 기(氣)로써 쓰인다. 우리 몸의 간(肝)은 흙기운과 서로 통한다.

흙기운이 부족하고 공기 기운이 너무 지배적인 태양인은 그의 정신과 영혼은 매우 강하고 예민한 반면 자신의 육체적인 세계와는 교감을 잘 하지 못한다.

이들은 육신의 건강은 물론 생존을 위한 물질적 필요를 잘 고려하지 못한다. 또한 시간에 맞추어 먹고 운동하고 쉰다는 것을 곧잘 무시한다.

따라서 혈색이 좋지 않고 생기가 육체에 강하게 돌고 있다는 느낌을 주지 못한다.

또 이들은 살아가는데 육신이 필요로 하는 의식주와 같은 물질에 자신이 의존한다는 것을 인정하려 하지 않는다. 오히려 자신을 물질적 필요에 맞추도록 강요하는 모든 외적 압력에 맞서 싸우려는 경향이 있다.

현실 세계에 대한 태양인들의 이러한 이해부족은 이들이 사회적 존재로서 일정한 역할을 맡아야 한다는 사실을 잘 깨닫지 못하게 한다.

이들은 자신의 뜻을 실현하는데 있어서 설 땅이 없다고 느끼며 기존의 사회구조 속에서 자신의 소속감을 찾는데 어려움을 겪기도 한다.

이러한 현실 속의 위치 상실과 무소속감으로 인하여 고독과 허무감에 빠지기 쉽다. 이들은 보다 더 진정한 의미의 실재(實在)라고 느껴지는 본질적인 삶의 차원과 교감을 추구하게 된다.

즉 현실을 외면하고 자기만의 '관념의 세계'에 빠져들어 고유한 사유나 탐미의 길을 찾아가기도 하며, 현실을 탈출하려 하거나 그 자체를 부정하고 새로운 이상향을 꿈꾸고 그것을 실현하려고도 한다.

현실과 타협할 수 없어 사표를 쓰고 산으로 들어가 버린 자, TV 출연도 마다하고 날 보려면 직접 찾아오라는 무대 공연파, 방랑시인 김삿갓 무리, 고향을 등지고 무작정 상경한 처녀, 제 살던 땅에 침을 내뱉고 이민 길을 떠난 자, 종교에 미쳐서 가정을 돌보지 않는 부녀자, 종래의 기법을 극복하겠다는 골 때리는 전위예술가 또는 발명가, 새로운 구세주를 자칭하는 부흥사, 오로지 혁명만이 세상을 바로 살릴 수 있다고 믿는 운동권 혁신 세력들, 이러지도 저러지도 못하는 이중 구속의 고통 속에 미치던가 스스로 목숨을 끊은 아웃사이더들….

이들의 행동 뒤에는 현실의 압박으로 인해 내재되었던 바람기운(太陽氣)이 스스로 움직인 것이다.

이처럼 바람(태양기)은 하늘 위에서 땅 전체를 내려다보면 현실을 관망하는 가운데 '왜 세상은 이 모양일까?', '나는 누구이며 왜 사는가?'하는 존재 자체에 대한 비판적이고 회의적인 시각을 갖게 되며 항상 현실이나 자신을 '거듭 태어나야 할 불완전한 그 무엇'으로 보게 된다.
 따라서 공기 기운을 많이 타고난 태양인은 자신과 현실 세계의 불합리와 부조리에 특히 민감하며 세상살이란 서로 속이고 속고 다투며 헐뜯는 것이 더 많다고 보고 이렇게 도덕이 온전하지 못한 세상에 크게 비애를 느끼고 한탄하며 그것이 지나치면 분노의 감정으로 폭발하여 세상을 뒤집어엎고 바로 잡으려는 혁신을 시도하거나 자기 스스로를 변화시켜 새로워지려는 노력을 하게 된다.

 이제마는 '태양인이 세상을 살핌에 있어 사람들이 서로 속이는 것을 보고 슬퍼하고 나를 욕하는 것에 분노하기 쉽다.(太陽之耳 察於天時而哀衆人之相欺也, …怒別人之侮己也…)'고 했다.

 이렇게 태양인들은 사회 변화에 있어서 항시 진보적이고 혁신적인 바람이 되어 왔다. 이 태양기의 바람은 땅위의 흙먼지(風塵)에 소용돌이를 불러일으키고 그 바람이 지난 후 흙먼지는 다시 가라앉아 이 풍진 세상에 새로운 땅 모양의 현실을 이루어 내곤 했다.
 이와 같이 바람 기운(태양기)은 모든 역사 창조와 시대 변화의 보이지 않는 원동력이 되어 왔던 것이다.
 체질의학적으로 보면 태양인이란 천지간 바람 기운과 몸 안의 '폐 기운을 크게(風大, 肺大)' 갖고 태어나고 한편으로 흙기운과 '간 기운을 적게(地小, 肝小)' 갖고 태어난 사람들을 말한다.

■ 불火 기운 - 소양기 : 소양인
 불 기운은 만방을 밝히는 빛 에너지를 말하며 흥분되고 열정에 넘치는 뜨거운 열에너지다.

천지간의 불 기운이 우리 몸에서는 '소양기(少陽氣)'를 이룬다.

불 기운은 빛을 통해 세상에 형태와 색깔을 가져다준다. 우리는 불빛에 반사되어 겉으로 드러난 세상을 눈으로 보고 아는 것이다.

고대 로마 사람들은 불빛에 드러난 현상 세계를 눈으로 보고 아는 것을 '스키엔티아(scientia)'라고 했다.

이것이 오늘날에 '과학(science)'이라는 말이 된 것이다.

따라서 '소양기(少陽氣)'는 인간에게 과학(science)을 할 수 있는 능력, 즉 눈에 보이는 세상을 보고 알 수 있는 인식 능력을 갖게 하며 이를 통해 세상 사물을 관찰하고 분석하고 추리하여 이해하는 사고 능력을 갖게 된다.

이러한 불 기운의 소양기는 자연과학의 수리적 사유로부터 정치, 경제, 법률 등의 사회과학을 할 수 있는 인지 능력을 가져다준다.

이제마는 이런 점을 두고서 '소양인의 눈은 세상일을 널리 잘 보는 능력이 있다.(少陽之目 能廣博於世會)'고 했다.

'불 보듯 명백하다(明若觀火)'는 말이 있듯이 불 기운은 투명성과 진실성, 합리성을 상징한다. 따라서 불 기운이 많은 소양인은 세상일(事務)을 처리함에 있어서 사리 분별이 바르고 공정하다.

객관적인 상황 판단이 빠르고 정확하며 사물을 보고 분석하는 추리력이 매우 발달해 있다. 또한 논리적인 사고력이 뛰어나므로 자신의 생각을 능숙하게 말이나 글로 조리 있게 표현한다.

그러나 자신의 주관이 개입될 경우 부조리하고 의롭지 못한 일을 보면 쉽게 흥분하고 과격해지는 점이 있다.

한밤중에 어둠을 밝히는 횃불을 생각해 보라.

그 불빛은 드높은 정신력, 강한 신념, 열정, 순발력과 함께 밝은 의로움, 정직성, 솔직함을 상징한다.

소양인은 이러한 횃불의 불빛처럼 순발력 있고 열정적이고 화끈하며 동시에 솔직담백하고 정직한 편이다.
　소양인은 자연스럽게 자기 자신을 표현하기 위해서 억압되지 않은 분위기와 많은 자유가 필요하다.
　소양인은 자신이 보는 관점에서 스스로를 자기 삶의 주인으로 만들려는 의지가 강하다.
　그들은 다른 유형의 사람들보다 더 자신이 뜻하는 바를 밀고 나가는 힘이 있으나 항상 일관된 방향으로만 나가지는 않기 때문에 문제가 되기도 한다.
　소양인은 의지를 자유롭게 표현할 수 있는 용기가 있는 반면 그것을 행동으로 표현함에 있어서는 오히려 어린애처럼 철없어 보일 때가 있다. 말하자면 자연발생적이랄까?
　소양인은 정서적으로 '제멋대로'라는 성향을 갖고 있기 때문에 때로는 자신의 혈기를 주체하지 못하고 성급히 어떤 사태에 뛰어들어 남의 감정을 상하게 하거나 앞뒤 안 가리고 분위기를 망쳐 버리기도 한다.
　사람들에게 정감 있게 대하기도 하지만 불 기운이 지나쳐 균형이 깨질 경우 사납게 느껴질 만치 공격적으로 대하는 경우가 있다. 이는 자기 통제의 부족과 남에 대한 배려가 부족하기 때문이다.

　이들은 다른 사람과의 관계에서 종종 문제를 야기시킬 수 있다. 왜냐하면 즉흥적인 충동과 자기중심성이 강하므로 어떤 희생을 치르고라도 직접 행동하고자 하는 '제어되지 않는 불 기운'이 있기 때문이다.
　경우에 따라서는 다른 사람과의 문제 해결에 있어서 극단적으로 거친 방법을 동원하기도 한다.
　이러한 불 기운은 통제 불가능하게 되며 그 영향 하에 있는 소양인들은 거칠고 맹폭하며, 과장을 잘하며, 조심성이 적다. 때로는 자만심과 자아도취에 빠져서 허영심이나 잘난 체함 등이 두드러지게 나타나기도 한다.

이제마는 이러한 소양인을 두고 '어깨에 힘주고 폼잡으려 하고(肩有侈心), 지혜롭지 못하게 굴며 제 잘난 체하는 천박한 자(棄智而飾私者)'라고 했다.

불 기운이 많으면 상대적으로 물 기운이 부족한 법이다.
물 기운이 너무 부족한 사람들은 정서적으로 여러 가지 문제가 나타날 수 있다.
다른 사람의 감정을 사려 깊게 헤아리기 어렵고 또한 자기 자신의 느낌이나 감정적 욕구를 이해하는 것도 어려우며, 물 기운의 부족이 극단적인 경우에는 메마르고 무관심하며 무감각한 사람들처럼 보이기도 한다.
결국 이들은 정서적으로 황폐해지고 다른 사람들과 피상적인 교우 관계만 잘 맺을 뿐 깊은 정과 이해를 나누지 못한다. 또한 자기 기분에 좌우되는 성향이 강하므로 다른 사람들에게 무의식중에 감정을 노출시키며 그 결과 타인에게 정서적으로 유치하고 불안정한 사람이라는 인상을 주게 된다.
불 기운이 많은 소양인은 얌전하고 섬세한 사람, 점잔빼는 사람 특히 물 기운의 소음인이나 흙 기운의 태음인을 싫어하는 경향이 있다. 이는 물이 불을 꺼버리고 흙이 불을 숨 막히게 막아 버리기 때문이다.

한편 바람 기운의 태양인은 불 기운의 소양인이 행동하는데 도움이 된다. 바람 기운은 새로운 아이디어를 제공함으로써 불이 잘 타도록 도와주는 역할을 한다. 이 이유로 인하여 불(소양인)은 바람(태양인)과 잘 조화된다. 그러나 불 기운이 지나친 소양인이 너무나 공격적이고 참을성이 없이 행동할 경우 섬세한 신경계를 지닌 공기 기운의 태양인이 오랫동안 참아 내기는 피곤해 한다.
체질의학적으로 보면 소양인은 물 기운이 부족한데서 신장의 기능이 저하되고 불 기운이 지나쳐 심장이나 위의 기능이 이상 항진되는 건강상의 문제를 갖게 된다.

음인陰人 : 흙地 기운 태음인, 물水 기운 소음인

■ 흙地 기운 - 태음기 : 태음인

 흙(地) 기운이란 인간이 생물적 존재로서 땅 위에 살아남으려는 '생존을 위한 본능적인 힘의 지배'를 뜻한다. 이는 인간의 본성에 깊숙이 은폐되어 있는 까닭에 간과되고 잊혀지는 듯 하나 그것은 인간의 생활 속에 뿌리 박혀 불변하는 하나의 인자(因子)와도 같은 것이다.

 이러한 흙(땅) 기운이 두드러져 세력을 떨치게 되면 사람들은 도덕적 이성을 잃게 된다. 또 반대로 사람들이 도덕적 이성을 잃거나 원리원칙의 법도(法道)가 땅에 떨어지게 되면 이러한 땅 기운은 불현듯 머리를 들고 일어나 세력을 떨치게 된다.

 따라서 법도와 이성을 대신하여 폭력과 탐욕과 색욕의 정념이 한정 없이 세상살이를 휘두른다.

 사람들은 남들에게 속임을 당할까 걱정하게 되고 구태여 자신의 약속도 지키려고 하지 않게 된다. 또 남들이 자신의 재산을 약탈할까 걱정하게 되므로 설령 재물이 남더라도 남에게 자신을 베풀려고 하지 않게 된다.

 남들이 자신을 해치고 생명까지도 빼앗을 것이라고 겁을 내게 되는 나머지 스스로 먼저 나서서 남들을 해치려고 공격하게 된다.

 그리하여 흙(땅) 기운이 지배하는 세상이란 인간들 상호간에 서로가 서로에게 적(敵)이 되는 관계만이 성립하는 무한 전쟁 상태가 된다.

 이를 두고 영국의 경험주의 철학자 토마스 홉스가 '인간은 인간에 대하여 늑대가 된다(homo homini lupus)'고 통찰한 것이 적절한 표현이 될 것이다.

 흙(땅) 기운이 지배하는 세상이란 공포가 떠날 사이가 없으며, 잔인한 죽음이 항시 위협하고 있으며, 세상살이는 외롭고, 가난하고, 더럽고, 잔인하며 그나마 덧없이 짧게 끝나고 마는 것이며, 자신이 살아남기 위해서는 짐승 같은 폭력과 이기적인 모든 수단을 가리지 않고 휘두를 수밖에는 아무런 방도가 없다.

이와 같이 인간이 흙(땅) 기운을 통하여 세상을 보면 인간이 자기 생존을 위해서는 무슨 짓을 어떻게 하든 나쁠 것이 없다. 모든 사람은 자신의 이해(利害)와 욕망 외에는 시비(是非)를 가릴 기준이 없으며 가치를 판단할 척도가 없다.

땅 기운은 모든 이에게 만사에 대한 권리를 부여하였고 각 개인은 만물의 척도가 된다.

살아남으려는 본능적 의지를 갖는 땅 기운을 통하여 인간들은 다음과 같이 외쳐 댄다.

'세상살이에 원칙이 따로 없다. 먼저 먹는 놈이 임자고 꿩 잡는 놈이 매다. 세상은 남도여창(男盜女娼)의 속성대로 뱃속 꼴리는 대로 사는 거다!'

이러한 땅 기운만이 인간을 지배한다면 세상은 먹느냐 먹히느냐 하는 약육강식의 전쟁터와도 같아지고 모두에게 비참하고 어려운 삶이 극에 달하게 된다. 그리하여 사람들은 달리 머리를 써서 새로운 생존 전략을 짜게 된 것이다.

그것은 모두가 모두에게 적(敵)이 되는 무한 투쟁 상태에서 모두가 무장 해제를 약속하고 휴전 상태의 평화를 약속하는 것이다.

따라서 인간은 고립된 개인으로서 이기적인 공격 행위를 중지하고 다른 사람들의 일정한 규범 안에서 정해진 법질서에 따라 평화적이고 제한된 생존 경쟁을 하게 되는 것이다.

그러한 질서가 있는 공동체를 형성하고 살아 나가는 가운데 인간은 땅기운을 통하여 세상살이란 인간과 인간 사이의 관계(이를 이제마는 「인륜(人倫)」이라고 봄)에 의하여 이루어진다는 것을 깨닫게 된다.

또한 그런 인간관계를 잘 엮어서 어떤 큰 동아리(이를 이제마는 「당여(黨與)」라고 봄)속에 들어가는가에 따라 생존의 터울(이를 이제마는 「거처(居處)」라고 봄)을 마련하기가 더 유리해 진다는 것도 터득하게 된다. 이제마는 이를 두고 '태음인의 재간은 거처에 능하다(太陰人…材幹能於居處)'고 했다.

이렇게 질서가 있는 인간관계(人倫) 속에서 큰 공동체(黨與)를 이루며 생활 터전(居處)을 지키기 위하여 각 개인은 남들에게 요구할 준수 사항을 먼저 자기 자신에게 요구하게끔 되어 버렸다.

"…남과의 약속을 지킬 것, 남에게 도움을 받으면 감사의 뜻을 표할 것, 남을 위해 도움이 되도록 할 것, 복수를 삼갈 것, 겸손하고 공정할 것, 폭언과 행패를 삼갈 것 등등"

이를 두고 이제마는 말하기를 '태음인이 세상의 인간관계를 볼 때 서로가 협조하는 것을 보고 기뻐하고 또 남이 자기를 보호해 주는 것을 즐거워한다.(太陰之鼻 察於人倫而喜衆人之相助也, …樂別人之保己也)'라고 했다.

인간은 남들이 자기에게 하기를 원하지 않는 바를 자신도 남에게 해서는 안 된다는 하나의 원칙을 세웠다. 이를 일컬어 「예의(禮儀)」라고 한다.
땅 기운이 강하게 지배하던 살벌한 역사를 지닌 곳일수록 예의를 중히 여긴다.
총이나 칼을 차고 다니던 사람들이 무장해제의 뜻으로 상대방의 손을 마주잡는 것이 오늘날의 악수라고 하는 예의가 되었다고 한다. 따라서 잘 교육된 땅 기운에서 볼 때 얼마나 예의를 잘 지키는가 하는 것이 복잡한 사회의 인륜 속에서 삶의 거처를 지키기 위한 또 다른 노력의 척도가 된다.

자연계에서 흙(땅)이라 하면 우리는 단단한 고형질의 물질로 된 흙덩어리를 연상한다. 모래알 같은 작은 흙 알갱이가 한 알 두 알 모여서 서로 얽히고 맞물려 흙덩이를 이루고 그들이 또 서로 쌓여서 단단한 지반을 이루어 우리가 밟고 사는 땅이 된다.
결국 땅이란 제각기 크고 작은 흙 알갱이들이 이리저리 맞물리고 얽히고 쌓이는 관계 속에서 이루어진 집합체다. 이는 마치 서로 다른 모습과 개성을 가진 인간들이 모여서 이런 저런 인류의 굴레 속에서 집단공동체(黨與)를 이루며 모여 사는 현실 세상과 흡사하다.

땅이란 '지금 여기에 두 발로 디디고 선 현실'을 뜻한다.

따라서 흙(땅) 기운을 많이 타고난 사람들은 현실적 감각이 특히 발달해 있다.

그들은 소양기의 논리적 사고나 태양기의 직관적 인식보다는 오관을 통해서 받아들이는 감각적 인식에 더 의존하려는 경향이 크다.

그들은 몸으로 부딪치는 경험적인 인식 방법을 통해 '겉으로 드러나 보이는 현상 세계가 이 세상의 전부'라고 이해하게 된다.

또 그들은 현실 세상이 어떻게 움직이는가를 알기 위하여 굳이 학교라는 것을 다닐 필요가 없는 사람들이며, 주어진 현실에서 자신이 원하는 바를 얻기 위하여 어떻게 해야 하는지를 이미 알고 태어난 사람들이다.

흙(땅) 기운의 태음인은 일을 처리함에 있어서 '왜' 하느냐 보다는 '어떻게' 하느냐의 방법론에 더 신경을 쓴다. 또한 다른 사람들과의 관계에 있어서 조심성이 있고 관례를 존중하여 남들의 신뢰감을 얻으려고 노력을 많이 하는 편이다.

이러한 흙(땅) 기운은 약간은 수동적이기도 하며 타인을 수용하려는 경향이 있다. 자신에게 이롭다는 판단이 설 경우 꾸준한 인내력과 지구력을 가지고 참고 받아들인다.

자신의 주장을 내세울 경우에도 그렇게 단정적이지는 않으나 만일 그들의 가족이나 재산이 안전을 위협 당하게 되면 거리낌 없이 말한다. 부득이 필요한 경우라면 단지 말로만 하는 것이 아니라 현실적인 방법으로 실력 행사도 마다하지 않는다.

흙(땅) 기운이 지나치게 많은 태음인은 현재의 사실이나 눈에 보이는 현상에 너무 많이 집착하는 경향이 있다. 따라서 세상을 보는데 있어서 미래의 이상보다는 코앞의 현실 사태에 지나치게 연연하므로 상상력이나 통찰력이 빈약하다는 소리를 듣게 된다.

이러한 사람들은 그들의 행동에 대한 미래지향적인 비전이 없으며 생활에 내재된 의미도 별로 찾지 못한다.

또한 직장 일과 돈벌이가 그들의 생활 전체를 지배하여 직무상 예견되지 않은 변화가 있을 때나 자기 위상에 대한 전반적인 위협을 받을 경우 크게 불안해한다.

이들이 새로운 사태 변화에 빨리 적응하지 못하는 경우 신경불안증이나 우울증 증세를 보이기도 한다.

태음인은 자신의 생활이 현실적으로 성공적이지 못한 경우 종종 냉소주의와 회의주의에 빠지기도 하는데, 이는 현실에 대한 불만보다도 스스로가 자기 인생에 보다 더 중요한 의미를 부여할 수 있는 이상이나 가치관이 없기 때문이다.

그러나 흙(땅) 기운의 태음인들은 대부분의 경우 왕성한 실천력과 놀랄 만한 효율성을 가지고 있다.

흙 기운이 많은 태음인은 간(肝) 기운이 항진되며 이로 인하여 상대적으로 바람 기운의 폐(肺) 기운이 적다.

부족한 폐 기운과 지나친 간 기운으로 불균형해진 태음인은 반복되는 일상적인 생활이나 물질적 욕구에 너무 빠지게 되며 스스로는 이것이 문제라고 깨닫지 못한다. 그러한 인식의 결여, 즉 돈벌이와 무미건조한 일상 속에서 자신의 삶의 의미를 깊이 있게 생각하지 못하는 경우 때로는 사이비 종교나 미신스런 생활에 빠지게도 될 수 있다.

새로운 아이디어와 변화에 빨리 적응하게 해주는 공기 기운이 부족한 태음인은 새로운 사고방식이나 새로운 사람들과 잘 적응하는 것이 어렵다. 그들은 진취적이지 못하고 보수적이 되며 과거의 전통과 가치관을 옹호하려는 수구 세력이 되고 반대 의견을 들으려하지 않고 변화하는 시대에 뒤떨어진다는 비판을 받게 된다.

　이런 사람들은 대체로 자기중심적이고 자신의 경험에 의한 주관적인 사고를 하게 되는데 결국 자기 자신을 객관적으로 분석하지 않으려 하며 자기 성찰이 부족해진다.

　심한 경우 이들은 논리적인 사고력이 부족하고 명확한 자기표현이 힘들어지며, 지나치게 논리적으로 분석하며 말을 잘하는 사람들에 대해서 불신이나 불만을 가질 수도 있다.

　이들은 자신의 상식으로 받아들일 수 없는 새로운 아이디어를 듣게 되면 심한 거부 반응을 보이기도 하며 때로는 거칠게 행동을 할 정도로 동요를 일으키기도 한다.

　따라서 그들의 힘을 바르게 실현시키기 위해서는 적절한 윤리관이 필요하다.

　땅 기운의 태음인은 바람 기운의 태양인에게 어느 정도 끌리기는 하지만 태양인들은 비현실적이고 실행 불가능한 이상론에만 집착하여 철없이 행동하는 사람들로 보이기도 한다.

　또한 불 기운이 많은 소양인들은 너무 빠르고 순발력 있게 휘몰아쳐대므로 행동이 느린 태음인에게는 경계의 대상이 된다.

　한편 물 기운의 소음인은 물이 땅 모양(그릇) 생긴 대로 맞추어 흐르듯이 땅 기운 사람의 뜻을 잘 수용한다. 또 물은 마른 땅을 적셔서 생산적인 땅을 만들어 내듯 태음인들에게는 활력소가 되어 주기 때문에 태음인들은 이런 소음인들을 긍정적으로 보게 된다.

■ 물水 기운 - 소음기 : 소음인

우리는 불행한 과거 역사 속에서 제 기운(主氣)이 아닌 객기(客氣)로 대통령이 된 사람들을 기억한다. 그 중에는 '물 대통령'이라 불리던 사람도 있었다.

막강한 권력의 상징인 대통령이란 호칭 앞에 왜 '물'이라는 접두어가 붙게 되었을까? 그 '물'이 의미하는 바는 무엇일까?

물은 액체로서 고형성이나 일정한 자신의 모양이 없다. 그리하여 물은 담기는 그릇에 따라서 그 모양새를 갖게 된다. 둥근 그릇에 담긴 물은 둥근 모양의 물이 되고, 네모난 그릇에 담기면 네모난 모양새의 물이 되는 것이다.

이와 같이 일정한 자신의 형태나 고형성이 없는 물 기운의 지배를 받는 사람들을 소음인이라고 한다.

이들은 스스로의 능동적인 판단과 견해보다는 누군가에 의해서 이끌려지고 남의 생각을 잘 받아들이고 주어진 여건에 안주하려는 경향이 있다.

유동성을 지닌 물은 땅 모양 생긴 대로 흐른다.

경사진 산골짜기에는 폭포가 되고 너른 평야에서는 강물이 되어 흐르다 결국은 바다로 흘러 들어가 거기에서 머물게 된다.

물은 자신이 처한 환경에 맞추어 흐르다가 흐르지 못하게 되면 그곳에 머물 뿐 스스로 그곳에서 벗어나려고 하지 않는 속성을 가졌다.

이제마는 소음인의 성질과 기운을 '항시 들어앉아 있으려 하고 밖으로 나가려 하지 않는다.(少陰之性氣 恒欲處而不欲出)'고 했다.

이와 같이 물이란 땅 모양을 따라 흘러 바다로 가는 지극히 수동적이고 안일한 삶을 가진 것 같으나 잘 살펴보면 꼭 그렇지만은 않다.

물이 바람을 만나면 물결이 일고 물보라고 날리고 동요한다. 물이 불을 만나면 더워서 끓게 되고 물은 수증기가 되어 날아가 버리고 없어진다.

　반대로 찬 공기가 내려오면 물은 얼어붙어 유동성을 잃고 단단한 고체상의 얼음이 되고 만다. 또 물이 마른 흙을 만나면 흙에 흡수되거나 그 흐름이 막히고 만다.

　이처럼 물은 모든 외부의 요소로부터 자신의 존재와 운명에 대해 늘 위협을 느끼며 겁먹은 눈빛으로 주위 세상을 바라보며 조심스레 제 길을 가는 것이다.

　이러한 물 기운 소음기의 지배를 많이 타고난 소음인들에게 세상이란 도처에 적으로 가득 차고 무서운 것이다. 또 자신의 존재가 늘 위험하고 불안하다는 선입견을 가지게 되며 세상을 두려워하며 조심스레 살아간다. 때로는 사람들이 서로 보호(相保)하고 사랑하며 살기도 하고 또 자기를 도와주기도 한다는 경험을 통하여 비록 험한 세상이지만 한 번 살아볼만하다는 즐거운 생각(樂性)과 기쁜 마음(喜情)이 생기게 된다.

　만일 소음인의 여린 마음에 그런 즐거움과 기쁨이 지나치게 되면 심신의 균형을 잃고 병이 될 수도 있다.

　우리는 풀섶에 맺힌 영롱한 이슬방울에서, 또는 하늘에서 떨어지는 빗방울을 보면서 물의 생성(生成)은 외견상 한 방울의 물로부터 그 존재가 시작됨을 알 수 있다.

　일정한 형태가 없는 액체 상태의 물이 하나의 개체로서 물방울의 형태를 유지할 수 있음은 물분자간의 친화력으로 인한 '물의 표면장력' 때문이라고 현대과학은 설명한다.

　표면 장력을 가진 두 개의 물방울이 서로 부딪치면 그들은 두 개의 흙덩이처럼 부서지는 것이 아니고 서로 합쳐서 더 큰 하나의 물방울을 이룬다.

　이와 같이 한 방울의 물은 여리고 불안정해 보이나 물 분자간의 친화력으로 뭉쳐진 수많은 물방울들은 더 큰 덩어리가 되어 힘차게 떨어지는 폭포수가 되고 유유히 흐르는 강물이 되기도 하고 마침내 바다라고 하는 '거대한 물방울'이 된다.

 이처럼 물 기운은 수많은 개체의 물방울로서 태어나 모이고 모여들어 하나의 전체인 바다를 이룰 때까지 함께 흘러가는 '공동체적인 속성'(이제마는 이를 당여(黨與)라 함)이 있다.

 물 기운을 많이 타고난 소음인은 혼자서보다는 여러 사람이 함께 일하고 더불어 살아가는 것을 좋아한다.

 그들은 혼자서는 못할 것을 남들과 더불어 하면 용기를 얻을 수 있고 더 재미있다는 것을 스스로 감지한다.

 그들이 함께 뭉쳐서 사는 데는 같은 이념이나 가치관을 갖는 것보다 한 지방(地方)에서 태어나 한 동리에 산다던가 또는 같은 학교를 다니며 한솥밥을 먹고 살았다던가 하는 구체적인 사실에서 동질성을 느끼고 쉽게 한 동아리가 되는 것이다.

 이제마의 표현을 빌린다면 '소음인은 당여에 능하고(少陰人 …材幹能於黨與), 소음인의 입은 지방을 잘 살피어 서로가 돕고 사는 것을 기뻐한다.(少陰之口 察於地方而樂衆人相保也)'고 했다.

 물은 수소 원자 결합으로 인해 많은 물질을 용해시키는 능력이 있다.

 땅 위를 흐르는 물은 흙 속의 광물질을 녹이고 대기 중의 공기를 용해한다. 그리하여 산소와 미네랄이 풍부한 생명력이 있는 물이 된다.

 이처럼 물 기운은 어떤 물질에 깊이 스며들어 그 에센스를 녹여 내는 힘이 있다.

 물 기운은 인간에게 깊은 정서와 섬세한 감수성이 되어 사물을 인식할 때 그 속에 녹아들어 그 진수를 음미하는 깊은 통찰력을 갖게 한다.

 그리하여 상식적으로 보이는 세계뿐만 아니라 그 현상의 벽을 뚫고 나아가 보이지 않는 세계의 요소까지도 감지하게 되는 것이다.

이와 같은 물 기운의 미묘하고 섬세한 감성적 직관은 이 세상 사물의 진선미(眞善美) 가운데 특히 아름다움(美)을 잘 감지한다. 물 기운의 소음인은 심미적 추구와 발현이 자신의 고유한 역할이라는 것을 자연스럽게 깨닫게 된다.

 그리스 신화에 나오는 미(美)의 상징인 아프로디테(비너스)의 탄생이 물에서 솟아난 것으로 그려진 것도 원래 물이란 아름다움을 내포한다고 보아 온 그들의 전통적인 고유 관념에 의한 까닭이다.

 물 기운을 많이 타고난 소음인은 신체적인 용모와 체격이 균형 잡히고 잘 생긴 경우가 많다.

 이러한 외적인 미모와 다정다감한 섬세한 내면세계가 잘 조화되면 이들은 사랑스럽고 매력이 풍부한 아름다운 사람이 된다. 그런 아름다움은 그들의 입을 통해 노래와 시가 되며, 그들의 몸을 통해 춤과 연기가 되며, 그들의 손끝을 통해 고운 수공예품과 맛깔스런 음식으로 나타나게 된다.

 땅 위에 흐르는 물은 항시 아래로 내려가려는 속성을 가지며 결국 바다에 이르러 안정된다. 그러한 물의 속성을 막을 수가 없다는 것을 자연은 우리에게 보여준다.

 물이 흐르다 산불을 만나면 수증기로 변해 날아가고 물의 형태는 소멸된 듯싶다. 그러나 수증기는 다시 모여서 물이 되지만 한 번 물에 젖은 불은 다시 타오르지 않는다.

 흐르는 물을 흙더미가 막으면 물은 슬그머니 옆으로 비껴 돌아가기도 하고 흙더미 밑으로 스며들어 계속 흐른다. 오랜 세월이 지나면 그 흙더미는 물에 씻겨 더 이상 보이지 않게 된다.

 또 물이 바람과 만나면 기압 차이로 물은 쉽게 증발하여 대기 중에 구름으로 가득 차게 된다. 구름이 가득 차면 바람은 조용히 잠든다.

 물이란 겉으로는 겸손하고 나약한 듯 다른 요소들 앞에 굴복하지만 그 어떠한 힘도 물을 결코 지배할 수 없다. 물이 바다로 흐르는 것을 막을 수는 없는 것이다.

　물은 양보함으로써 모두를 이긴다. 물은 결코 공격적이 아니지만 항상 마지막에는 승자가 되고 만다.

　이처럼 소음인은 물 기운이 일정한 균형을 유지하는 한 건강하고 즐거운 삶을 살 수 있다.

　그러나 물 기운이 너무 지나쳐 균형을 잃은 소음인들은 자신이 마치 바다 한가운데 조각배를 타고 삿대도 없이 표류하고 있는 것처럼 느낄 수 있다.

　이들은 사소한 일로 영향을 너무 쉽게 받으며 때로는 감정을 제어하지 못해 흔들거리며 불안해한다. 만약 감정을 통제하지 못하면 습관적으로 근심하고 자기 방어에 집착하게 된다.

　이런 소음인들은 막연한 두려움과 반사적인 소심증 등으로 쉽게 활력을 잃을 수 있다.

　일상생활에서 쉬 지치고 생활의 스트레스에 대처하지 못한다는 느낌이 들게 된다. 따라서 자신의 내면세계로 은둔하고 삶의 도전으로부터 도피한다.

　물 기운이 많은 소음인에게는 상대적으로 불 기운이 부족한 법이다.

　소음인이 불 기운이 너무 약하면 생기가 부족하고 소화력도 약해진다. 자신감이 부족하여 의기소침의 경향이 있으며 삶의 요구에 대한 적극적인 대응도 부족하다.

　도전적인 일들이 종종 이 사람들을 겁나게 하며 전직이나 이혼 등의 주요한 인생 문제를 극복하는데 오랜 시간이 걸린다.

　소음인에게는 격렬한 육체적 운동이 부족한 불 기운을 보충해주기 때문에 많이 권장된다.

　이들은 특히 식단도 주의 깊게 살펴야 한다. 왜냐하면 이들은 부담이 가는 음식을 소화시킬 소화 능력이 없기 때문이다.

　체질의학적으로 볼 때 물 기운의 지나침은 신장의 기능 항진을 가져오고, 불

기운의 부족함은 위장과 심장의 기능 저하를 가져온다.

태양-소음 복합체질, 태음-소양 복합체질

태양-소음 복합체질

공기와 물 기운의 복합적 지배를 받는 체질의 사람들은 일상생활의 문제를 풀어 나감에 있어서 이성적인 접근과 감성적인 접근의 두 갈래 길에서 동시에 양쪽으로 다 끌리는 것을 느낀다.

이러한 복합체질이 이상적으로 두 기운이 잘 조화를 이룬 경우 이성적이고 동시에 감성적인 면에 양쪽 다 조율이 잘 된 인간을 만들어 낸다.

그 결과 사고에 깊이를 부여할 수 있고 스스로의 감정이나 바람으로부터 초연할 수 있다. 동시에 그러한 자신을 돌아 볼 수 있는 관조의 능력을 가질 수 있다.

이러한 복합체질은 다른 체질보다 육체적으로나 심리적으로나 예리하고 민감한 유형이다. 또 그러한 민감성으로 인해 때로는 현실에 대한 불평불만 자가 되거나 또는 환상에 끌리기 쉬운 현실 도피자나 몽상가로 만들기도 한다.

그러나 물과 바람의 태양-소음 복합체질이 현실을 살아 나가는데서 겪는 부조리와 폭력적인 상황에서 가장 민감하게 고통을 느낀다는 것이 항시 이들에게 부정적인 요소가 되는 것만은 아니다.

때로는 이를 잘 극복하여 눈이 부시도록 풍부한 상상력과 독창력을 모든 예술 분야와 학문에서 발휘할 수 있으며 사람을 대하는 상담 분야와 치료 의술의 분야에서도 훌륭한 전문가가 될 수도 있다. 또한 사회 부조리에 가장 민감한 이들이 용기 있게 사회 참여를 할 경우엔 시민운동이나 문화 운동을 통해 질적인 의식의 변화를 이끌어 가는 중심이 되기도 한다.

이들은 사회 현상 가운데 눈에 보이지 않는 문제들에 대하여 보다 섬세하게 파악할 수 있으며 또한 그런 것을 정확하게 언어로 표현할 수 있기 때문이다.

태양-소음의 복합체질은 이러한 능력이 가장 뛰어난 유형의 인간이며, 임상적으로 볼 때 여러 유형의 복합체질 중 가장 수가 많고 그 동안 전통적인 사상의학에서 태양인이 극히 적다고 보아 실제로 임상적 가치를 주지 않아 왔다.

많은 태양인들이 실제로는 태양기(風)를 주(主)로 하고 소음기(水)를 부(副)로 하는 복합체질로서 상당수 존재한다.

그들 중에 소음기가 주(主)가 되고 태양기가 부(副)가 되는 복합체질은 기존의 전통 사상의학에서 단순히 소음인으로 간주되어 치료되어 왔으며, 태양기가 주(主)가 되고 소음기가 부(副)가 되는 복합체질은 기존 사상의학에서 태양인의 가능성을 사실상 배제하는 잘못된 선입견으로 인해 흔히 소양인으로 간주되었다.

이렇게 소음기와 태양기의 복합성을 모르고 단순히 소음인으로 치료할 경우 더운 기운의 열성 약재(인삼, 향부자, 황기, 건강 등)를 중심으로 장기 복용할 경우 처음에는 곧잘 약효가 좋으나 시간이 경과함에 따라 점차 치료 효과가 떨어지고 더운 열감이 머리 쪽으로 올라오는 듯한 상열감(上熱感)이 생기고 머리가 무겁고 가슴이 답답하고 때로는 소화가 안 되고 위가 아픈 듯한 느낌을 갖고 온몸에 힘이 빠지는 피로감이 가중되는 것을 볼 수 있다.

또 반대로 태양기와 소음기의 복합체질을 소양인으로 보고 치료할 경우 소양인의 약인 냉성 약재를 주로 써서 장기간 치료할 때 치료 초기에는 곧잘 좋은 반응을 나타낸다. 그러나 장기간 치료할 경우 이런 복합체질은 소음기가 한편에 있어서 찬 기운의 약물을 계속 소화 흡수할 능력을 잃게 된다.

처음에는 곧잘 듣던 소양인 치료약이 시간이 흐름에 따라 점차로 부작용을 나타내게 되며 약을 마신 후 배가 더부룩하고 아랫배가 살살 아프기도 하며 대변이 묽어지고 다리나 손이 붓기도 하며 전신 피로감과 함께 병이 더 호전되지 않고 답보 상태에 머물게 되는 것이다.
 필자는 이러한 태양기와 소음기의 복합체질에 대한 인식 부족에 의하여 너무도 많은 오류가 생기는 경우를 임상에서 보아 왔으므로 환자 K씨의 경우를 예로 들어서 설명하고자 한다.

 K씨는 170cm 정도의 키에 적당히 벌어진 어깨, 상체와 하체가 골고루 발달한 체격의 소유자로서 가만히 입 다물고 앉아 있으면 단정한 용모에 조용하고 침착해 보이나 일단 말할 때 보면 자연스러우면서도 스스럼없이 의사 표현을 잘하고 문득문득 눈빛이 빛날 때도 있어 예리한 인상을 주기도 한다.
 K씨는 수년 간 만성 소화 불량과 전신 권태, 신경증세로 오랜 기간 고생 중이었으며 이미 여러 군데 한의원에서 치료를 했던 경력이 있다.
 간추려 보면, K씨는 먼저 A라는 한의원에서는 소양인이라고 진단을 받고 약을 먹고는 처음에는 기분이 좀 좋은 것 같아서 두 재를 먹다 보니 몸은 좀 가벼워진 것 같은데 소화는 더 안 좋은 것 같아 그 곳을 떠나 다른 B한의원을 찾아갔다고 한다.
 B한의사로부터는 소음인이라는 판정을 받고 소음인 약을 먹게 되었다. 그 소음인 약이 처음 며칠은 탈 없이 소화도 잘되며 기분도 괜찮은 듯하므로 약을 계속 들게 되었으나 처음 한재를 먹을 때는 그런 대로 좋았고, 두 재를 먹을 때부터는 좀 별로다 하는 느낌을 받았고, 한 달이 넘어서부터는 약을 먹으면 속이 쓰리고 열감이 머리로 오르는 듯이 열에 취한 듯한 기분이 들었다고 한다.
 아침에 약을 먹고 곧 출근하고 움직이면 모르는데 저녁 잠자리에 들기 전에 약을 마시고 자려고 누워 가만히 있으면 더운 기운이 머리 쪽으로 오르면서 잠드는데도 지장이 있었다는 것이다.
 약을 냉장고에서 꺼내어 데우지 않고 차가운 채로 그냥 마시기도 하면서 머리 위로 솟는 상열감을 조절해 보기도 했으나 별로 도움도 안 되고 해서 결국

B한의원도 도중하차했다고 한다.

또 한 번 K씨는 C한의원이 체질의학 전문이라고 소개를 받고서 가보았다고 한다.

그간의 경위를 죽 설명하고 진단을 받은 즉 C한의사 말씀이 K씨의 체질이 소양도 소음도 아니고 태음인이라면서 태음인 중에도 열(熱)태음인과 한(寒)태음인으로 나누어 치료를 한다고 했다 한다.

열(熱)태음인 경우 외견상 성격이 급해 보이기도 하고 과격한 면이 성난 황소를 연상케 하므로 잘못 보면 소양인으로 착각하게 되고 또 한(寒)태음인으로서 음기(陰氣)가 많이 있어 보이므로 그쪽으로 보면 소음인으로 착각할 수 있다면서 사실은 태음인이라면서 태음인 약을 지어 주었다는 것이다.

그러나 C한의원의 태음인 약을 먹으니 배에 가스가 많이 차고 변이 나빠지고 전신에 힘이 빠지고 맥이 하나도 없는 것을 며칠 만에 느낄 수 있었고, 그 전에 소음인 약이나 소양인 약을 먹던 때와 같이 처음에는 그런 대로 기분이 좋던 것과는 달리 좋은 느낌이란 전혀 없었다는 것이다.

결국 이 환자는 세 군데 한의원에서 각각 다른 진단을 받고는 별 효과를 보지 못한 채 한약의 효과나 체질의학에 대하여 크게 불신과 회의를 갖게 되었다.

필자가 이 환자의 체질 진단을 해보니 좌측 경락에서는 태양기가 지배적이고 우측 경락에서는 소음기가 지배적으로 나타났고, 태양기가 지배적인 복합체질임을 알 수 있었다.

나는 K씨에게 '당신은 소음기와 태양의 복합체질로서 태양인에 더 가까운 소음성 태양인'이라고 말해 주었다.

K씨는 처음에는 잘 이해를 못했으나 나의 설명을 듣고는 '자기도 자신의 성격을 스스로 이해하기 어려웠다'고 하면서 평소에는 소음인처럼 조용하고 소극적으로 제 앞가림이나 하고 나대지 않는 편이나, 회사 일을 처리하다가 너무

부당한 처사를 보거나 사리 판단에 어긋나는게 너무 틀렸다 싶으면 곰곰이 생각해 본다는 것이다.

그러다가 도저히 용납할 수 없다는 판단이 서면 평소의 소심한 모습과는 달리 머리를 꼿꼿이 세우고 동료나 상사의 눈치도 보지 않고 따질 것은 따지고 밝힐 것은 밝혀서 잘못된 점을 시정한다고 했다. 그렇지 않고서는 스스로 편치 않아 밤잠 못 자고 고민하는 스타일이라는 것이다.

그래서 주위 사람들이 저 사람이 언제 저렇게 발끈하고 들이받는 면이 있었나 하고 깜짝 놀라고, 자기 자신도 일을 저질러 놓고서야 나에게 이렇게 엉뚱한 면이 있었나 하고 스스로 놀라곤 했다는 것이다.

나는 이렇게 말해 주었다. "당신은 타고나기는 소음인보다 태양인에 가까운 체질로 원래가 과감하고 남이 미처 못 생각하는 부조리한 현실에 보다 민감하고 과감히 비판할 수 있는 태양 기운을 타고난 체질이나, 한편으로는 소음기가 선천적으로 동시에 작용하므로 행동에 앞서 한발 물러서서 생각하는 침착함이 있다. 또한 후천적으로 교육이나 직장 생활을 통하여 경솔히 앞에 나서서 남의 눈에 띄지 말라든지, 아는 체하지 말고 조용히 실속을 기하라는 등의 소극적인 처세술에 익숙해진 까닭일 것이다…."

K씨는 무척 공감하는 눈치였고 자신을 보다 잘 이해하게 된 것 같다고 말했다.

필자는 이러한 태양기와 소음기의 복합체질을 '백로 체질'이라 부르곤 한다.

세상이라는 연극의 무대 중앙에 서지 못하고 무대 뒤편에서 기획이나 감독 또는 극본이나 평론을 쓰는 지성인 집단들, 직접 구멍가게 하나도 경영해보지는 않고 경영학을 말하고 경제를 가르치는 교수들, 정치판에 뛰어 들어가서 몸소 정치는 해보지 못하고 시사평론을 쓰거나 강단에서 정치학을 가르치는 지식인들, 기존의 제도권 안에서 전통적인 룰에 따라 잘 헤쳐 나가며 출세도 못하고(또는 거부하고) 자기 나름의 가치 판단에 의해 살아가는 제도권 밖의 재야

운동가, 무소속 정치인, 사림(士林)의 학자들, 그리고 무교회적 기독교인들, 아무 때고 사표를 던질 자세로 일하는 조직 속의 똑똑한 비주류들, 한 집단에서 실세가 되기보다는 건전한 비판 세력으로서 머물기를 자처하는 자들, 이런 부류의 아웃사이더들이 대체로 태양-소음의 복합체질 유형이 많다.

이들에게 가장 어려운 것은 불합리하고 모순투성이의 현실을 긍정하고 현실에 적응하는 일이다.

자신의 가치 판단과 이상 하는 바가 현실에 비추어 거리가 크면 클수록 이들은 현실에 맞추어 자신을 자기의 이상세계로부터 끌어내리려는 노력이 힘들기 마련이다. 그것은 그들 자신의 이상과 가치관을 접어 두고 현실을 인정하고 그 속에 몸을 담기에는 스스로 자존심이 상하기 때문이다.

공기 기운의 태양기는 자존심이 상하는 것 자체를 용납하기 어렵고, 물 기운의 소음기는 자존심이 상하여 받을 고통을 미리 두려워하기 때문이다.

이들은 대체로 변화하는 현실 세계와 영원한 가치를 가진 이상세계 사이에서 늘 갈등을 느끼고 방황하기 쉬우며 비교적 일정한 원리 원칙을 세우고 그에 따라 일관된 삶을 살려는 도덕적이고 감성적인 원칙론자가 되기 쉽다.

때로는 현실 변화에 따라서 시류를 재빨리 탈 줄 모른다거나 타협을 잘하지 못하여 현실 경쟁에서 도태되기 쉬운 약점도 있으나, 일관된 자세로 만난(萬難)을 해체 나가는 이상주의자가 되기도 한다.

태음-소양 복합체질

불과 흙 기운의 복합체질은 모든 체질 유형 중 가장 활동적이고 생산적인 기운을 가진 체질이다.

현실에서 무언가 이루어 내고야 마는 실천력을 가장 많이 타고난 사람들로서 불의 소양기가 가지는 순발력과 적극성 그리고 흙의 태음기가 주는 지구력과 세상일을 이러 저리 잘 엮어 내는 실현성을 동시에 지닌다. 따라서 이런 복합 체질은 어떠한 어려운 상황에서도 세상을 헤치고 나아가는 끈질긴 저력이 있다.

　세상 모든 사람이 지쳐서 길옆에 주저앉을 때도 이들은 끝까지 전진하며 마치 탱크와도 같이 힘차고 끈기 있게 밀고 나간다.

　이들은 이론보다 실전에 능하나 밀어붙이는 추진력이 지나칠 경우 종종 무리수를 두기도 한다.

　3공화국 시절 서울시 개발과 건설이 한창이던 때 우리는 '불도저 시장'으로 불리던 이를 기억한다. 과감하게 밀어붙이고 쉬지 않고 부지런히 건설 현장을 뛰면서 많은 것을 올려 세우는 강한 실천력과 높은 생산성으로 붙은 별명이리라.

　그러나 불과 흙기운이 조화를 유지 못하고 급히 서두르는 바람에 와우 아파트가 무너져 버리는 참사로 이어져 불도저 시장의 생명은 다하고 말았다.

　한편 최근에 무너져 내린 성수대교를 지은 건설업체 주인이나 삼풍백화점 주인 또한 그들의 짓거리를 보나 TV에 비친 모습으로 보아도 모두가 밀어붙이는 불도저 스타일들이다.

　이들 모두가 타고난 체질이 불과 흙 기운으로 된 화산(火山)같은 사람들이다.

　제 사정이 급하면 주위 사람 사정은 안보고 시뻘건 불을 뿜어 댄다.

　"공사 기간 내로 어떻게 하든 끝내야 한다. 자재가 없으면 없는 대로, 시멘트가 덜 말랐으면 덜 마른대로 좌우지간 모양새 갖추어서 제때에 납품하라. 뒤탈을 생각하면 지금 할 수 있는 일이 어디 있겠는가? 기업이란 이윤을 추구하는 것이지, 사회 정의를 논하는 도덕 단체가 아니다!"

　이처럼 불기운과 흙 기운의 조화를 잃고 균형이 깨진 상태에서 징검다리 뛰어 건너듯 무리수를 두며 일해 온 결과가 붕괴 사고로 이어지는 것이다.

　이런 사람들의 깊은 내면에는 흙 기운에서 오는 실질적인 가치판단이 항시 자리 잡고 있다.

　이 흙 기운의 기준은 그들이 불 기운의 에너지를 항상 생산적으로 또 실리적으로 쓰는가를 무의식중에 점검하고 넘어간다는 사실이다.

　따라서 그들이 갖고 있는 불 기운의 큰 활동력을 통제할 수 있는 흙 기운의 절제력이 한편에 있으므로 그들의 에너지가 구체적인 사업 목표로 향하도록 일정한 줄기를 잡아 줄 수 있는 것이다.

　그러나 앞서 본 바와는 달리 불 기운과 흙 기운이 잘 조화된 경우 흙 기운의 태음기는 불 기운의 소양기에게 더 많은 인내력과 굳건함을 보태주며 불의 소양기는 흙 기운의 태음기에게 결핍되기 쉬운 신뢰감과 자신감을 갖도록 해준다.

　이런 불과 흙의 복합체질은 매우 일하기를 좋아하고 지칠 줄 모른다.

　자신이 일하는 것에 따라 구체적인 성과가 드러나는 것을 보고 크게 성취감을 느끼고 만족하기 때문이다.

　이들은 이미 설정된 사회적 기득권이나 엘리트 교육 방식에 의해 쉽게 성공하는 것에 비중을 두지 않으며, 그보다는 직접 바깥 세상에 뛰어들어 온갖 도전을 맞이하여 스스로의 힘으로 그것을 헤쳐 나가며 야전군 사령관 식의 승리를 맞을 때 가장 큰 즐거움을 맛보는 것이다.

　맨손으로 자수성가한 사업가들이나 소기업에서 출발하여 마침내 대기업체를 이룬 많은 사람들은 대부분 이러한 불과 흙의 복합체질이다.

　이들은 소양인처럼 꽤 벌어진 어깨와 넓은 가슴팍을 갖고 있으며 동시에 태음인처럼 든든한 허리와 하체를 갖고 있다.

　전형적인 소양인과 같은 가는 허리와 작은 엉덩판, 가는 장딴지를 갖지 않으며, 태음인과 같이 좁은 가슴과 빈약한 어깨를 갖지 않는다는 것이다.

　하체와 상체가 골고루 발달되고 몸통과 다리의 길이가 알맞고 보기 좋게 균형을 이루어 전형적인 태음인처럼 몸체가 길고 엉덩이가 아래로 처지고 다리가 짧은 듯한 느낌을 주지 않는다.

이들은 대체로 잡식성이며 대식가들도 많으며, 체력이 좋고 지칠 줄 모르는 활동가들이다.

그러나 소양인의 약점인 신장의 음기(陰氣)가 부족하고 태음인의 약점인 간의 양기(陽氣)가 지나치기 쉽고 이러한 불균형으로 인하여 동맥경화, 고혈압, 당뇨, 간염, 중풍, 심장질환 등 성인병으로 고생을 하게 된다.

이러한 태음기와 소양기의 복합체질이 원만하게 조화된 경우는 자기 본위와 겸손함 또는 자유분방함과 보수성 사이에 훌륭한 균형을 이루고 있는 경우가 많이 있다.

이런 사람들이 일반적으로 갖는 가장 큰 문제점은 거칠음과 무감각함이다.

이른바 불도저 스타일의 밀어붙이는 타입의 이런 사람들은 자신을 돌아보며 한가히 반성하는 일이 없다.

그들이 가고자 하는 곳에 도달하기 위해서는 누군가를 밟고 넘어가더라도 그다지 신경 쓰지 않는다.

큰일을 하는 데는 약간의 희생이 따르는 것을 당연하다고 보며 생산성과 효율성을 높이기 위해서는 강압적인 수단도 불사하는 편이다.

새 길을 닦고 큰집을 짓기 위해서라면 길가에 서 있는 아름드리 고목이나 여러 세대째 살고 있는 고 가옥을 단지 거치적거리는 장애물로 보고 거리낌 없이 밀어내 버린다.

개발 붐을 타고서 큰 주거 단지나 관광 농장을 조성한다고 팔지 않겠다는 서민들의 집과 땅을 반강제로 사들이던 기업가들이 바로 이 체질들이다.

그들은 물질주의자이지 정신주의자가 아니다. 또한 친문명적이며 대개는 비문화적이다.

만일 이들이 자신의 내적인 삶을 관조하고 인생에 있어서 좀 더 신비스럽고 오묘한 측면이 있다는 것을 알게 된다면 인간적으로 성숙하게 된다.

이들이 우주적인 섭리에 보다 더 관심을 갖고 세상을 바라보고 자신을 가꾸어 나간다면 더할 나위 없이 완전한 삶이 될 것이다.

이렇게 소양기와 태음기가 복합된 체질이 성숙하여 남들과 더불어 사는 사회라는 인식과 그에 대한 봉사적인 삶으로 나가게 되면 그 사람은 타고난 리더쉽과 실천력으로 크게 신뢰받게 된다.

이들은 정치나 사회의 지도자로서 현실 속의 이상향을 꿈꾸며 보다 정의로운 사회를 이루어 나갈 노력을 아끼지 않을 것이다.

자기 재산의 사회 환원을 실천하는 기업가들이나 부정 부패를 몰아내고 개혁을 시도한다는 정치인들 중에 이런 불 기운 소양기와 흙 기운 태음기가 잘 조화된 복합체질이 적지 않음을 볼 수 있다.

이들 태음-소양 복합체질은 주(主)를 이루는 기운이 태음기인가 또는 소양기인가에 따라 분류되지만, 궁극적으로는 사상인에 귀결된다.

태양-태음 복합체질, 소음-소양 복합체질

태양-태음 복합체질

공기와 흙 기운의 복합체질은 추상적인 관념성과 실용적인 효율성을 함께 가지고 있다. 이 두 성향은 얼핏 잘 충돌할 것처럼 보이지만 사실은 그렇지 않다.

이 두 성향이 조화를 이루면 지적인 인식과 관념적 인식이 조합되어 구체적인 사물들에 대하여 잘 대처해나갈 수 있게 된다. 이 때문에 공기와 흙 기운을 가진 사람은 자신의 생각이 구체적인 현실에 기반하고 있으면서도, 진취적이고 발전적인 전망을 가지고 일처리를 해나갈 수 있게 된다.

태양과 태음의 복합체질은 선견지명과 초연함, 실용적인 지성과 공정한 논리를 가지고 있으며, 충동이나 감정적으로 일처리를 하지 않는 특성을 가지고 있고, 충동이나 감정에 의해 일처리를 하는 사람을 신뢰하지 않는 경향이 있다.

태양과 태음의 복합체질은 위와 같은 특성으로 인해 관료적인 문화나 번문욕

례(繁文縟禮), 즉 번거롭고 까다로운 규칙과 예절 속에서 평온함과 안심을 느끼는 특성을 가지기도 한다. 이 특성 때문에 세밀하고 절차가 많은 일도 곧잘 수행하게 되며, 다른 체질처럼 일이 번잡하다해서 신경질적으로 변하지 않게 되어 사업의 수행이나 복잡한 업무처리에 적절한 타입이다.

소양-소음 복합체질

불과 물 기운의 복합체질은 모든 일을 감정적으로, 흥분한 상태로 표현하는 경향이 강한 타입이다. 그렇다고 이들이 충동적이라는 의미는 아니다.

이들은 논리적이고 체계적인 사고와 체계적인 과정이 부족한 편이라 침착하지 못하고 주관적인 주장이 강한 편이다. 또한 남들이 자신에 대해 어떠한 생각을 갖고 있는지에 대해 민감하게 반응한다.

이들은 완벽주의 성향을 가지고 있지만, 자신 스스로에 대한 구속력이나 자제력이 적은 편이다. 이 때문에 극단적인 감정의 변화가 잘 나타나는 경향이 있다.

소양-소음의 복합체질은 약간 긴장된 상태로 있는 경우가 많고, 일반적으로 외부환경의 도전이 있을 때에 최선을 다하게 되는 특성이 있다. 이 체질의 사람들은 내면적으로 자유와 집착, 미래에 대한 진취성과 보수적인 안정성, 이기주의와 이타주의가 늘 투쟁을 일으키는 경향이 강하다. 하지만, 그들만의 열정과 감수성으로 다른 사람들의 감정을 어루만져주는 역할을 하기도 한다.

소양-소음의 복합체질은 때로는 감정이 폭발하여 예측할 수 없게 되어, 조울증 환자와 같이 쾌활한 상태와 우울한 상태가 교대로 나타나는 상태가 되기도 한다.

이 체질의 사람들은 따뜻하고, 정감 있고, 옹호하면서 다른 사람들을 보호하기도 한다.

저자약력

의사 **이의원**

서울대 화공과 졸업
브라질 산토스 의과대학 의학과 졸업
의사 자격증 취득
내과전문의 취득
한의학 연구소 자문위원 역임
現 도암CL의원 원장

한의사 **이중길**

1991년 원광대 한의과대학 입학
1998년 원광대 한의과대학 졸업
1998년 한의사 자격 취득
한의학 침구학술(신침대요) 연구
現 도암 한의원 원장

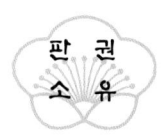

神針大要

2008년 5월 20일 초판 발행
공저자 : 이의원 · 이중길
발행인 : 김　　대　　경
발행처 : 도서출판 의 성 당
서울특별시 강서구 화곡8동 159-40
1969. 12. 19. 제11-45호
TEL : (02)2666-7771~5 (02)2607-7771~3
FAX : (02)2607-6071
e-mail : esdang@hanmail.net
홈페이지 : www.esdang.com(의성당)
ISBN : 978-89-88676-80-6-93510
정 가 : 55,000원

※ 이 책은 저작권법에 따라
무단복사, 전재 또는 인용하실 수 없습니다.